ELEKTROCHIRURGIE AM AUGE

VON

PROF. DR. KARL SAFAR
VORSTAND DER AUGENABTEILUNG AM KRANKENHAUS
DER STADT WIEN-LAINZ

MIT 56 ZUM TEIL FARBIGEN TEXTABBILDUNGEN
(116 EINZELBILDERN)

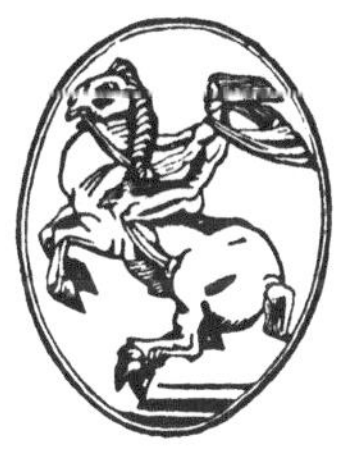

WIEN
SPRINGER-VERLAG
1953

ISBN-13 :978-3-7091-7822-5 e-ISBN-13: 978-3-7091-7821-8
DOI: 10.1007/978-3-7091-7821-8

SOFTCOVER REPRINT OF THE HARDCOVER 1ST EDITION 1953

DEM ANDENKEN
AN MEINE ELTERN

Οκόσα φάρμακα οὐκ ἰῆται, σίδηρος ἰῆται·
ὅσα σίδηρος οὐκ ἰῆται, πῦρ ἰῆται·
ὅσα δὲ πῦρ οὐκ ἰῆται, ταῦτα χρὴ νομίζειν ἀνίατα.

Krankheiten, die Arzneien nicht heilen, heilt das Messer,
die das Messer nicht heilt, heilt das Feuer,
die das Feuer nicht heilen kann, muß man als unheilbar bezeichnen.

Aphorismen des Hippokrates.

Vorwort.

Nach über zwanzigjähriger Anwendung der Elektrochirurgie am Auge schien mir dieses Verfahren mit seinen Vorteilen, Erfolgen, aber auch mit seinen bei nicht entsprechender Anwendung vorhandenen Risken zu einem gewissen Abschluß gelangt zu sein. Im Vergleich zu jenen vor 20 Jahren noch tastenden Versuchen mit der Anwendung der Elektrochirurgie am Auge und besonders bei der Netzhautabhebung sind wir heute gerade auf diesem Teilgebiete zu einer gewissen Stabilität gelangt. Auf anderen Gebieten wieder ist noch manches im Flusse, wie bei der Anwendung der Elektrochirurgie beim Glaukom, bei intraokulären Geschwülsten u. a. Wenn sich auch in Zukunft noch manche andere Anwendungsmöglichkeiten der Elektrochirurgie am Auge ergeben, scheint es mir doch einmal an der Zeit, dieses Verfahren, das so wie in der großen Chirurgie auch in der Chirurgie des Auges ein gewisses und nicht geringes Eigenleben gewonnen hat, in einer eigenen Abhandlung zusammenfassend und übersichtlich darzustellen.

So entschloß ich mich, auf Grund meiner persönlichen Erfahrungen und des im Schrifttum niedergelegten Wissens, ein für den Augenarzt bestimmtes Buch über diesen Gegenstand zu schreiben. Selbst Geschaffenes und Geübtes wird gründlicher behandelt sein als nur Gelesenes, Wohlfundiertes wird neben einigem Neuen stehen und vielleicht auch manchmal ein Weg in die Zukunft gewiesen werden können.

Es soll dieses Buch den allgemein und chirurgisch ausgebildeten Augenarzt in das Spezialgebiet der Elektrochirurgie einführen und ihn befähigen, selbst nach diesem Verfahren zu operieren. Es soll Mißerfolge durch exzessive Anwendung und Dosierung vermeiden, aber auch eine durch unvollkommenes Wissen und Können auf diesem Spezialgebiete erklärliche Scheu vor der Anwendung der Elektrochirurgie am Auge überwinden helfen.

Die physikalischen Grundlagen der Elektrochirurgie sind nur soweit einleitend dargestellt, als es für das Verständnis des elektrochirurgisch arbeitenden Operateurs notwendig schien. Für den weiter an diesem Gegenstand Interessierten seien die großen Lehrbücher über Diathermie und allgemeine Elektrochirurgie von NAGELSCHMIDT, KEYSSER, v. SEEMEN u. a. empfohlen, und das als Einführung ausgezeichnete Buch von KOWARSCHIK über die Diathermie.

Das Schrifttum über die Elektrochirurgie am Auge ist besonders seit ihrer Anwendung für die operative Behandlung der Netzhautabhebung im Jahre 1930 lawinenartig angeschwollen und kaum mehr voll zu übersehen. Dazu kommen die Schwierigkeiten der Einsichtnahme in viele Arbeiten, die mir nur dem Referat nach zugänglich sind, das teilweise Fehlen ausländischer Literatur, wodurch die Zusammenstellung eines lückenlosen Literaturverzeichnisses nicht möglich war. Wenn daher manche Arbeiten nicht genannt sind, möge man dies entschuldigen und darin nicht eine böse Absicht sehen. Für Hinweise und Verbesserungen im Literaturverzeichnis werde ich nur dankbar sein.

Bei der Abfassung der Kapitel über Glaukom und Netzhautabhebung hat mein Assistent Dr. H. VIT durch die Zusammenstellung und Sichtung der operierten Fälle mitgearbeitet, bei den Reinschriften und Korrekturen meine Frau Dr. VINZENZIA SAFAR mit Verständnis und Fleiß mitgeholfen.

Die farbigen Abbildungen und Zeichnungen sind zum Teil von Herrn Prof. W. DIETZ, zum Teil von meiner Laborantin Frau M. BEIER, die auch die meisten Photos angefertigt hat.

Ganz besonders ersprießlich war in der Behandlung der Augengeschwülste die Zusammenarbeit mit dem Vorstand der Radiumstation im Krankenhaus Wien-Lainz, Herrn Dozent Dr. E. MAIER. Es war beabsichtigt, einen Beitrag von ihm meiner Arbeit anzuschließen. Leider ist er zu früh an einem Tumor gestorben. Seinem Assistenten Herrn Dr. K. WASSERBURGER danke ich für die Zusammenstellung und Überlassung der Bestrahlungsdaten.

Dem Springer-Verlag Wien danke ich sehr für die Übernahme meines Buches und seine großzügige Ausstattung.

Allen, die mir geholfen haben, danke ich herzlich.

Wien, im Frühjahr 1953.

K. Safar.

Inhaltsverzeichnis.

I. Einführung in die physikalischen Grundlagen.

Die *Elektrochirurgie* ist die Anwendung des hochfrequenten hochgespannten elektrischen Wechselstromes zu chirurgischen Zwecken. Sie wird auch Hochfrequenzchirurgie, chirurgische Diathermie oder Kaltkaustik genannt, da die Hitze im Gewebe selbst entsteht und in dessen Tiefe dringt, während die Elektrode kalt bleibt, zum Unterschied von der Galvanokaustik und anderen Formen der Hitzeanwendung (PAQUELINscher Benzinkauter u. a.), wobei die Hitze von außen mit glühend gemachtem Metall an das Gewebe herangebracht wird. Andere als durch den Hochfrequenzstrom zu chirurgischen Zwecken gebrauchte Anwendungsformen des elektrischen Stromes gehören nicht zum eigentlichen Begriff der Elektrochirurgie, wie die Galvanokaustik und die Elektrolyse, bei denen der elektrische Gleichstrom angewendet wird. Doch basieren manche Verfahren mit dem hochfrequenten Wechselstrom auf diesen schon früher bekannten Verwendungsarten des elektrischen Gleichstromes.

Unter *Galvanokaustik* versteht man bekanntlich die Anwendung der mit elektrischem Gleichstrom durch Verengerung des metallischen Leiters glühend gemachten Metallschlinge, wobei der Strom nicht durch den Körper geht. Sie ist eine Weiterentwicklung des alten Glüheisens und des PAQUELINschen Benzinkauters. Sie trägt so wie diese die Hitze an das Gewebe heran und arbeitet mit sehr hohen Hitzegraden, bis über 1000° C. Der Galvanokauter wurde und wird auch noch ab und zu verwendet (GONINS Ignipunktur des Netzhautrisses, Behandlung des Ulcus serpens u. a.). Doch ist heute, besonders für die Behandlung der Netzhautabhebung, die Elektrochirurgie mit dem Hochfrequenzstrom an seine Stelle getreten.

Unter *Elektrolyse* versteht man die Anwendung des elektrischen Gleichstromes, jedoch nicht zur Wärmeerzeugung, sondern um chemische Veränderungen im Gewebe zu erzielen, durch Ionenwanderung bedingt. Der von der positiven zur negativen Elektrode ziehende Gleichstrom erzeugt im Gewebe durch Ionenwanderung chemische Zersetzungen, besonders an der Stelle der nadelförmigen Elektroden: Am Pluspol (Anode) kommt es zu Sauerstoff- und Säurebildung, am Minuspol (Kathode) zu Wasserstoff- und Laugenbildung. Auf diese Weise können durch Anwendung nadelförmiger Elektroden feine Gewebsschädigungen erzeugt werden (Verwendung zur Epilation). Die Elektrolyse wird in neuerer Zeit auch in besonderen Fällen von Netzhautabhebung verwendet, wenn es auf die Erzeugung besonders zarter Narben ankommt (Makulaloch).

Sonst ist die Elektrolyse in der Augenheilkunde heute vielfach durch die *Elektrokoagulation* mit dem hochfrequenten Wechselstrom ersetzt, da diese viel mehr Anwendungs- und Variationsmöglichkeiten bietet. Der hochfrequente Wechselstrom löst bei entsprechend hoher Frequenz keine chemischen Wirkungen mehr aus, im Gegensatz zum Gleichstrom, da für Ionenwanderung keine Zeit bleibt, auch keine neuromuskulären Reizerscheinungen im Gegensatz zum niedrig frequenten Wechselstrom gleicher Spannung, sondern nur Hitzewirkung im Gewebe, entsprechend dem Gewebswiderstand, und zwar dadurch, daß elektrische Energie in Wärme umgewandelt wird nach dem JOULEschen Gesetz. Nach diesem Gesetz ist die gebildete Wärmemenge beim Durchfließen des elektrischen Stromes durch einen elektrischen Leiter

direkt proportional dem Quadrate der Stromstärke (i),
direkt proportional dem Widerstand des Leiters (w),
direkt abhängig von der Dauer des Stromflusses (t).

Da also die erzeugte Wärmemenge im *Quadrat* zur Stromstärke wächst, ist die Stromstärke, besonders bei unseren Operationen am Auge, entsprechend niedrig zu halten, um Schädigungen durch Überdosierung zu vermeiden.

Fließt der hochfrequente Wechselstrom durch den Körper zwischen zwei annähernd gleich großen Plattenelektroden, so wird eine mehr gleichmäßige Erwärmung entstehen, etwas variierend entsprechend dem Gewebswiderstand (nicht chirurgische, sondern zu medizinischen Zwecken angewendete Diathermie). Wird aber die eine Elektrode groß, die andere klein gewählt (Nadel, kleine Kugel und dergleichen), kommt es zu Verdichtung der Stromlinien zu dieser kleinen Elektrode hin und das Gewebe in ihrer Nähe wird besonders erhitzt. Diese sogenannte aktive Elektrode wird damit chirurgischen Zwecken dienstbar gemacht werden können, während die andere große, meist plattenförmige Elektrode inaktiv bleibt.

Je nach der Art des Hochfrequenzstromes (Frequenzzahl, Spannung, gedämpfte oder ungedämpfte Schwingungen) entsteht an der aktiven Elektrode Eiweißgerinnung im Gewebe, das ist *Elektrokoagulation* (woran Gewebsaustrocknung durch Wasserverlust, das ist *Dessikation,* sich anschließen kann), oder Gewebstrennung, das ist *Elektrotomie.*

Durch entsprechende Umstellungen im Apparat und Anwendungen verschiedenartiger Elektroden können diese verschiedenen Anwendungsmöglichkeiten erfolgen, je nachdem, ob wir koagulieren oder schneiden oder durch Austrocknung das Gewebe zusammenziehen wollen, auch kombiniert am gleichen Falle. Es kann natürlich auch das elektrochirurgische Verfahren mit der üblichen mechanischen Chirurgie kombiniert werden, was oft geschieht.

Der Bau der elektrochirurgischen Apparate basiert auf folgenden physikalisch-technischen Grundlagen: Hochfrequenzströme sind Wechselströme, die im Gegensatz zum Gleichstrom dauernd hin- und herfließen. Der gewöhnliche Netzwechselstrom ist niederfrequent (50 Perioden Hin- und Hergang in der Sekunde). Er bewirkt also wegen noch zu niedriger Frequenzzahl starke elektrolytische und Schockwirkungen. Erst durch sehr große Steigerung der Frequenzzahl (auf mehrere 100.000 Perioden in der Sekunde) können diese schädlichen elektrischen Nebenwirkungen ausgeschaltet werden (D'ARSONVAL).

Die Hochfrequenzströme werden in Schwingungskreisen erzeugt, deren Schwingungen durch einen Generator erregt werden. Als solche unterscheidet man:

1. *Den elektrischen Lichtbogen.* Durch den Netzstrom wird ein Lichtbogen wie bei der Kohlenbogenlampe erzeugt. An diesen werden ein Kondensator und eine Selbstinduktionsspule angeschaltet. Es entstehen kontinuierlich andauernde Schwingungen, die man als ungedämpfte Schwingungen bezeichnet (POULSEN-Lampe). Wegen Abbrauches der Kohlenelektroden nicht mehr gebräuchlich.

2. *Die Funkenstrecke.* Sie besteht aus zwei flachen Metallelektroden (Klötzen) aus wärmewiderstandsfähigem Metall (z. B. Wolfram) in einem

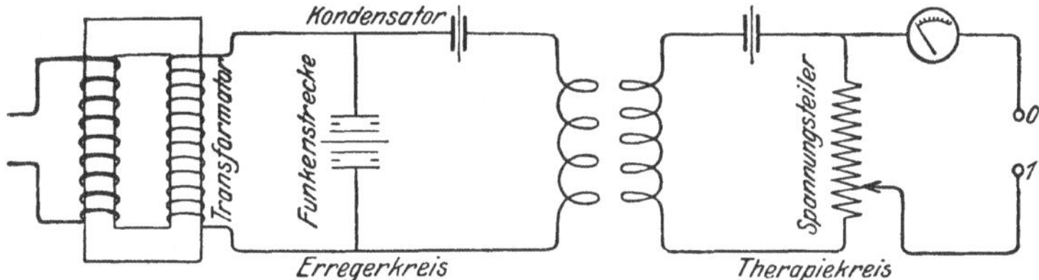

Abb. 1. Schaltbild eines Diathermieapparates mit Funkenstrecke. (Aus *J. Kowarschik,* Die Diathermie, Wien und Berlin, 1930.)

Abstand von 0,1 bis 0,2 mm voneinander, die nach dem aus dem Netzstrom aufgeladenen Kondensator in die Selbstinduktionsspule eingeschaltet wird. Da jede Schwingung während des Schwingungsvorganges an Stromstärke abnimmt, bezeichnet man diese Schwingungen als gedämpfte Schwingungen. Durch genügend hohe Spannung und Stromstärke kann eine genügend hohe Schwingungszahl (Frequenz) pro Sekunde erreicht werden, die medizinischen und chirurgischen Zwecken genügt.

3. *Die Elektronenröhre.* Sie ist eine Vakuumröhre mit Glühkathode, Anode und dazwischenliegender Steuerelektrode, die ähnlich der Gitterelektrode in der Rundfunktechnik hochfrequente ungedämpfte Schwingungen erzeugt.

Der Kranke wird in alle diese, durch Lichtbogenlampe, Funkenstrecke, Elektronenröhre erzeugten Schwingungskreise nicht direkt eingeführt, sondern erst in einen zweiten Schwingungskreis, der durch Selbstinduktionsspule abgeleitet wird. Dadurch wird der Patient gänzlich gegen den vom Straßennetz abgenommenen gefährlichen hochgespannten Niederfrequenzstrom abgeschirmt (Schaltschema Abb. 1).

Elektronenröhrenapparate erzeugen regelmäßige ungedämpfte Schwingungen, das heißt der Höchstwert der elektrischen Schwingungen nach beiden Richtungen bleibt immer der gleiche, so wie beim gewöhnlichen Netzwechselstrom. Diese Apparate sind besonders für die Elektrotomie geeignet, sie sind aber sowohl in der Anschaffung wie im Gebrauch durch Empfindlichkeit und Verschleiß teurer, so daß sie sich, wenigstens bei uns, gegenüber den robusteren, mit Funkenstrecke arbeitenden Apparaten nicht recht durchsetzen konnten, die gut koagulieren und heute auch für eine gute Elektrotomie ausreichend konstruiert sind. Die modernen Typen dieser Löschfunkenstrecken-Apparate sind sehr betriebssicher, leiden wenig unter Verschleiß und können, wie z. B. der von mir seit 20 Jahren verwendete „Thermoflux A" der „Siemens-Reiniger-Veifa", auf Koagulation und durch Erhöhung der Funkenanzahl auf Kaustik gestellt werden (Elektrotomie), so daß er sich für alle augenärztlichen Zwecke voll bewährt hat. Er kann auch auf verschiedene Spannungen des Straßennetzes (150, 180, 220 Volt Wechselstrom) umgestellt werden. Ich habe diesen gut transportablen Apparat auch an verschiedenen Orten benützt, ohne daß durch den Transport ein Schaden erwachsen wäre. Nach längerem Gebrauch, nach etwa einem halben bis einem Jahr, ist eine zeitweise Nachkontrolle und Neueinstellung der Funkenstrecke durch die Firma notwendig geworden, sonst keine Reparatur. Auch den „Ophthalmotherm" der „Sanitas" habe ich mit bestem Erfolge benützt, besonders zur Operation der Netzhautabhebung, wobei sich seine Einstellung auf mittlere Koagulation voll bewährte. Gegenüber dem Thermoflux besitzt er aber nicht die Einstellung auf Elektrotomie, was bei der Vornahme von elektrochirurgischen Eingriffen an den Lidern zur Umschneidung von Geschwülsten von Nachteil ist, besonders wenn nach der elektrochirurgischen Abtragung der Geschwulst eine Plastik folgen soll. Die Wundränder sind bei der Elektrokoagulation verschorft und nicht so glatt wie bei richtiger Elektrotomie, wodurch die primäre Wundheilung gefährdet ist. Sind die Wundränder zu stark koaguliert, muß man sie nachträglich, vor ihrer Vereinigung durch Nähte, mechanisch-chirurgisch mit dem scharfen Messer auffrischen, um eine primäre Wundheilung zu erzielen. Dabei geht natürlich mehr vom umgebenden gesunden Gewebe verloren als bei direkter Elektrotomie, die näher an der Geschwulst durchgeführt werden kann.

Zum Verständnis und vor allem zur richtigen Ausnützungsfähigkeit des Diathermieapparates, den man zu chirurgischen Zwecken benützt, ist es, besonders am Auge, wo es auf feinste Dosierbarkeit ankommt, notwendig, die Eigenschaften und im wesentlichen die Konstruktion seines Apparates zu kennen. Die Apparate, die für die Allgemeinchirurgie und für die medizinische Diathermie verwendet werden, eignen sich nicht für die Elektrochirurgie am Auge.

In der Nachkriegszeit mit den oft wesentlich schwankenden Spannungen im Straßenstrom war man oft genötigt, zur Erzielung eines entsprechenden Koagulationseffektes am Variometer höher einzustellen, das heißt durch Erhöhung der Strommenge die niedere Spannung auszugleichen. Die Wirkung ist aber nicht die gleiche. Möglicherweise sind auf diese höheren Strommengen die häufiger aufgetretenen postoperativen Reizerscheinungen und Nachblutungen zurückzuführen gewesen. Um Schwankungen in der Netzspannung gleichbleibend für den Apparat abzunehmen, kann man einen Spannungsregler zwischenschalten.

Wir selbst haben, wie gesagt, durch mehr als 20 Jahre den von der „Sanitas" erzeugten „Ophthalmotherm" verwendet, diesen besonders bei Operation der Netzhautabhebung, und den „Thermoflux A" von „Siemens-Reiniger-Veifa". Dieser Apparat ist im Laufe der Jahre weiterentwickelt worden als „Ophthalmologen-Thermoflux-Spezial" mit eingebautem Phantomwiderstand und variabler Funkenstrecke und „Thermoflux-Spezial“ ähnlicher Bauart, alles Funkenstreckenapparate, mit Einstellung auf „Normal“ zur Koagulation und „Verstärkt“ zum Schneiden oder bei Großkoagulationen. (Diese Apparate sind auch für die medizinische Diathermie anwendbar.) Die gleiche Firma „Siemens Werke AG. Erlangen“ erzeugt jetzt einen Röhrenapparat „Radiotom“. In den letzten Jahren wendet sich auch bei uns sowie schon früher im Ausland die Elektroindustrie mehr und mehr dem Bau von Röhrenapparaten zu, die mit ungedämpften Schwingungen gleichmäßiger arbeiten und die besonders für Elektrotomie geeignet sind. Wir hatten von diesen Röhrenapparaten Gelegenheit, den „Ergotherm“ der Firma Schulmeister in Wien bei äußeren Augenaffektionen auszuproben und können seine gute Schneidewirkung bestätigen. Bei der Netzhautabhebung haben wir uns noch nicht entschließen können, von unseren gewohnten alten Funkenstreckenapparaten mit guter Koagulationswirkung abzugehen. Es erscheint uns überhaupt sehr wichtig, sich mit den Eigenschaften *seines* Apparates vertraut zu machen und sich vorwiegend bei Beurteilung seiner Leistung an den sichtbaren Koagulations- beziehungsweise Schneideeffekt zu halten. Dann wird man mit seinem gewohnten Apparat besser auskommen als bei Wechseln des Instrumentes. Es empfiehlt sich, durch Vorversuche an der Hornhaut des enucleierten Tierauges, wo der Koagulationseffekt gut sichtbar ist, die richtige Einstellung des Apparates für die Elektrokoagulation auszuproben und an einem Stück Fleisch die für die Elektrotomie beste Einstellung. Um auch den Körperwiderstand mit zu berücksichtigen, kann man zur Sichtbarmachung des gewünschten Koagulationseffektes, z. B. bei der Netzhautablösungsoperation vorerst außen an einer Stelle der Bindehaut mit der zu verwendenden Elektrode ein Probekoagulat setzen, das keinen Schaden für das Auge macht. Bei den neueren Thermofluxapparaten ist ein dem Körperwiderstand entsprechender Phantomwiderstand eingebaut, der nach Bedarf eingeschaltet werden kann. Man kann damit durch Ablesen am eingebauten Amperemeter die gewünschte Stromstärke durch entsprechende Drehung am Variometer einstellen. (Amperemeter auf 150 und 1500 mA durch Schalthebel umstellbar.) Die Ein- und Ausschaltung des Stromes erfolgt durch Knopf am Elektrodenhalter oder durch Fußschalter.

Als inaktive Elektrode verwenden wir die Bleiplatte nach KOWARSCHIK; diese wird entweder unter das nackte, mit Seifenspiritus angefeuchtete Gesäß gelegt oder an dem Unterschenkel durch umgewickelte Binde befestigt. Es ist darauf zu achten, daß die Elektrodenklemme dabei nicht direkt an der Haut anliegt, sondern isolierendes Material (Gummi oder Gaze) dazwischengelegt wird, um Verbrennungen durch Kanten- oder Spitzenwirkung zu verhüten; doch besteht diese Gefahr nur bei großen Koagulationen mit hohen Stromdosen. Bei kleinen Koagulationen, wie bei Epilation von Haaren und Wimpern und dergleichen kann sogar auf die inaktive Elektrode verzichtet werden. Bei diesem unipolaren Arbeiten wird die besondere Zartheit der Elektrokoagulation gerühmt. Der Patient wird dabei sozusagen elektrisch aufgeladen, was aber bei den geringen Dosen nichts ausmacht. Die Steckbüchse für die inaktive Elektrode soll dabei mit der Wasserleitung verbunden werden. Auch sonst ist eine Erdung des Apparates selbst notwendig, die durch einen dritten, im Kabel des Apparates laufenden Leitungsdraht erfolgt; Stecker und Steckdose, aus der der Straßennetzstrom entnommen wird, müssen dreipolig sein.

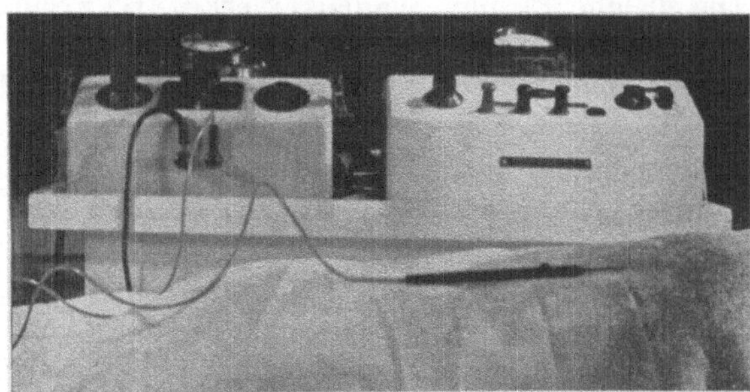

Abb. 2a. »Thermoflux«-Diathermieapparat vorbereitet: inaktive Bleiplattenelektrode am Bein angebunden oder unter das Gesäß gelegt. Aktive Elektrode im Handgriff mit Druckknopf zum Ein- und Ausschalten des Stromes. Stellung auf »Kaustik« bei Schneiden (Elektrotomie), auf »Koagulation« bei Elektrokoagulation. »Ophthalmotherm«-Diathermieapparat in Reserve.

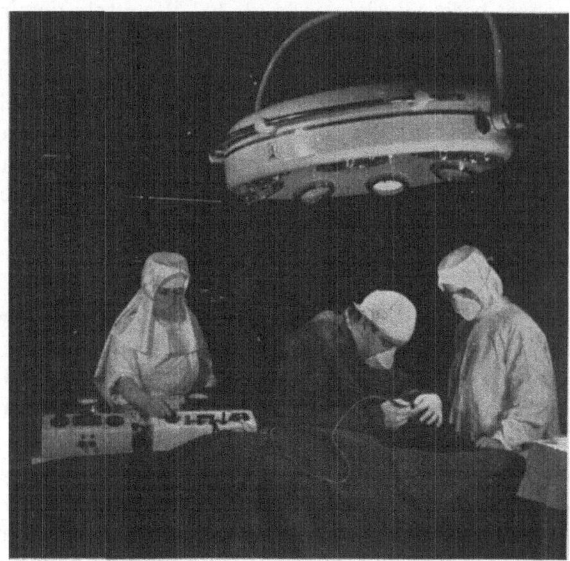

Abb. 2b. Elektrokoagulations-Operation bei Netzhautabhebung. Dunkle Operationswäsche zum Vermeiden von Reflexen beim Augenspiegeln, Hilfsschwester bedient den »Ophthalmotherm«-Apparat (Einstellung der Stromstärke am Variometerknopf). »Thermoflux« in Reserve. (Assistent weggelassen, da er das Bild verdecken würde.)

Diese Erdung ist notwendig und vorgeschrieben, um einen Elektrounfall zu verhüten, der bei schadhaftem Apparat erfolgen könnte infolge direkter ungewollter Verbindung zwischen dem sonst streng getrennten Primär- und Sekundärstromkreis im Apparat, wenn der hochgespannte, niedrig frequente gefährliche Straßennetzstrom durch den Patienten hindurchginge (Abb. 2).

II. Geschichte der allgemeinen Elektrochirurgie.

Die Anwendung von Hochfrequenzströmen für chirurgische Zwecke geht ebenso wie die für die medizinische Diathermie auf NIKOLA TESLA zurück. Seine Arbeiten, die auf den Untersuchungen von HERTZ über den objektiven Nachweis elektrischer Wellen basieren, waren der Ausgangspunkt für die Anwendung hochfrequenter und hochgespannter Wechselströme zur Erwärmung im Körper (1891).

Auch D'ARSONVAL, der diese Ströme bereits zu Heilzwecken anwendete, hatte schon deren Wärmewirkung im Körper erkannt (1892), hielt diese aber für eine unerwünschte Nebenwirkung und sah eine spezifisch elektrische Wirkung der Hochfrequenzströme als das Wesentliche an. Beide hatten aber die therapeutische Anwendungsmöglichkeit dieser vorerst als TESLA-Ströme bezeichneten elektrischen Hochfrequenzströme erkannt. Deren Anwendung in besonderer Form zu medizinischen Zwecken wurde dann als *Arsonvalisation* bezeichnet.

Das Fehlen der Reizwirkung dieser hochgespannten hochfrequenten Wechselströme von mehr als einer Million Perioden in der Sekunde wurde von NERNST physikalisch begründet. Das nach ihm benannte Gesetz besagt: Die elektrische Reizwirkung im Körper (R) ist direkt proportional der Stromintensität (I) und indirekt proportional der Wurzel aus der Frequenzzahl (n). Die Formel lautet $R = \frac{I}{\sqrt{n}}$. Aus dem NERNSTschen Gesetz erklärt sich das Fehlen von Elektrolyse bei hochgespannten Strömen, wenn die Frequenzzahl so hoch ist, daß eine Ionenwanderung zeitlich nicht erfolgen kann.

Die Wärmewirkung im Gewebe konnte D'ARSONVAL bei Durchströmung des Tierkörpers mit derartigen Strömen thermoelektrisch nachweisen, BORDIER und LECOMTE konnten sie experimentell im Tierkörper bis zu tödlicher Überhitzung steigern. Vorerst dachte man aber nicht daran, diese Wärmewirkung für Heilzwecke am Menschen auszunützen. Erst v. ZEYNEK, der im Laboratorium von NERNST arbeitete und auch die Wärmewirkung der Hochfrequenzströme nachweisen konnte, hat die Bedeutung dieser Entdeckung wirklich erkannt und in eindeutiger Form den Gedanken ausgesprochen, diese Art von Wärme zu Heilzwecken anzuwenden (1898). Er hat auch die Natur dieser Wärme richtig als Widerstandswärme im Sinne JOULES erkannt.

In weiterer Verfolgung dieser Gedanken wurden schon auf seine Anregung bessere Apparate für diese Art von Durchwärmung konstruiert. V. ZEYNEK nannte diese Durchwärmungsart *Thermopenetration.*

Auch NAGELSCHMIDT hatte die Wärmewirkung von Hochfrequenzströmen erkannt und angewendet und das Verfahren später als *Diathermie* bezeichnet. Dieser Name hat sich in der Zukunft fast ausschließlich, wenigstens im deutschen und englischen Sprachgebiet, durchgesetzt, während die in Frankreich übliche Bezeichnung *Endothermie* (DELHERM und LAQUERRIÈRE), die sehr zutreffend ist, weniger Verbreitung gefunden hat. Diese beiden Bezeichnungen werden aber auch als *chirurgische Diathermie* und *chirurgische Endothermie* für die chirurgische Anwendung des Hochfrequenzstromes verwendet, neben der nun von uns vorgezogenen Benennung als *Elektrochirurgie* mit ihrer Unterteilung in *Elektrotomie* und *Elektrokoagulation.*

Diese Anwendungsmöglichkeit des Hochfrequenzstromes zu chirurgischen Zwecken wurde ebenfalls schon frühzeitig erkannt. So verwendeten schon D'ARSONVAL und seine Mitarbeiter die aus einem Hochspannungstransformator von TESLA oder OUDIN gewonnenen elektrischen Funken zur Gewebszerstörung, PARSONS zur Krebsbekämpfung, OUDIN bei gutartigen Geschwülsten und Hauterkrankungen, RIVIÈRE bei Geschwülsten und Hauttuberkulose durch *Siderose.* Ihm folgten weitere französische Autoren.

In Deutschland empfahl STREBEL 1904 die Funkenbehandlung, doch verwendete er im Gegensatz zu den oben genannten Franzosen nicht lange Funken, sondern kurze (1 bis 2 mm) Funken, die von einem Apparat sehr hoher Frequenz, aber geringer Spannung geliefert wurden, die er aber länger einwirken ließ (10 bis 25 Sekunden) als sogenannte Funkenströme.

Die Krebsbehandlung mit langen Funkenbüscheln *(Sideration)* fand besonders durch DE KEATING-HART 1906 weitere Verbreitung und durch POZZI 1907, der ihr den Namen Fulguration gab. DE KEATING-HART erklärte die Wirkung der auf das Gewebe überspringenden Funken rein mechanisch, durch Zellzertrümmerung. Die als mehr unangenehme Nebenwirkung angesehene Hitzebildung suchte er durch einen gleichzeitig auf das Gewebe gerichteten Kühlstrom von Kohlensäure auszuschalten. Im Gegensatz zu ihm wurde aber von STREBEL, FREUD, CZERNY u. a. die thermische Wirkung der Funken als mindestens ebenso wichtig angesehen wie die mechanische (STREBELS molekulare Zertrümmerung, zusammengesetzt aus elektrischen, mechanischen und thermischen Wirkungen).

Während die ursprünglich angewendeten ARSONVAL-Ströme wegen ihrer hohen Spannung nur einpolig verwendet wurden, entwickelte die Technik verbesserte Apparate mit niedriger Spannung und hoher Frequenz, die nicht nur zur bloßen Durchwärmung von Gewebe, sondern auch zu chirurgischen Zwecken zweipolig gebraucht werden können, hier mit inaktiver und aktiver Elektrode, die den Stromkreis durch den Körper schließen. DOYEN hat als erster dieses zweipolige Verfahren zur Zerstörung bösartiger Geschwülste angewendet und es *Voltaisation bipolaire* genannt, die Gewebszerstörung *Electrocoagulation* (1909). Zu gleicher Zeit hat DE FOREST durch Verwendung ungedämpfter Schwingungen hoher Frequenz mit Anwendung einer lanzettförmigen Elektrode erstmals eine Schneidewirkung durch den auf das Gewebe überspringenden Funken erzeugt und damit Krebsoperationen durchgeführt.

In Deutschland wurde diese Art des elektrischen Operierens *(Forestisation)* von COHN, CZERNY und seinen Schülern, vor allem von WERNER, übernommen. Da vorerst ungedämpfte Hochfrequenzströme, durch elektrischen Lichtbogen erzeugt (POULSEN-Lampe), verwendet wurden, nannte man diese Art des Schnittes *Lichtbogenschnitt.* An Stelle des elektrischen Lichtbogens als Schwingungserzeuger trat dann die Löschfunkenstrecke

(WIEN), die eine wesentliche Steigerung der Funkenzahl im Apparat und damit der Frequenzzahl ermöglichte und die auch dann in unseren Landen vorwiegend bei der Herstellung von Diathermieapparaten zu medizinischen und chirurgischen Zwecken verwendet wird. Durch diese Apparate konnten nun Wechselströme sehr hoher Frequenz bei verhältnismäßig niedriger Spannung erzeugt werden. Die Anwendung erfolgt meist bipolar. NAGELSCHMIDT und CZERNY haben sich besonders für die Anwendung und Verbreitung der Elektrochirurgie mit diesen Apparaten eingesetzt.

CZERNY und sein Schüler WERNER erwähnen auch schon die Verbindung der Elektrokoagulation mit Röntgen- und Radiumbestrahlung bei sonst inoperablen Krebsgeschwülsten. Vorerst aber fanden diese Pioniere der Elektrochirurgie unter den Großchirurgen nicht viele Nachahmer. Dagegen fand die Elektrokoagulation kleiner Geschwülste an der Körperoberfläche bei den Dermatologen Anhänger, daneben in der Laryngologie und in der Urologie (BEER).

In die große Chirurgie verschafften ihr nach dem ersten Weltkrieg die grundlegenden Mitteilungen der Schweden GUNNAR HOLMGREN und BERVEN über die Elektrokoagulation beim Oberkiefer- und Wangenkarzinom wieder Eingang. Mit weiterer Verbesserung der Apparatur durch die deutsche Technik (Siemens-Reiniger-Veifa, Sanitas u. a.) und durch den Ausbau von Funkenstreckenapparaten, geeignet für Elektrotomie und Elektrokoagulation, erwachte das Interesse der Chirurgen neuerlich für das Elektrochirurgieverfahren. Dessen weitere Verbreitung wurde besonders durch die Arbeiten und Erfolge von DYROFF, WUCHERPFENNIG, v. SEEMEN, HEYMANN, KIRSCHNER, KEYSSER u. a. gefördert.

Da die modernen Diathermieapparate praktisch frei von Faradisation sind, konnte die Elektrochirurgie auch in die Neurochirurgie Einlaß finden (CUSHING, 1928).

III. Geschichte der Elektrochirurgie am Auge.

Die Anwendung der Elektrochirurgie am Auge, genauer gesagt, am Augapfel selbst, erfolgte verhältnismäßig erst spät und mit deutlicher Zurückhaltung, was zumindest in der Zeit, da die Apparatur noch nicht so genaue Dosierung gestattete, aus der Scheu, dieses so vulnerable Organ schädigen zu können, durchaus begreiflich ist.

Bis 1930 sind verhältnismäßig wenige Veröffentlichungen über Elektrochirurgie am Auge erfolgt und diese betreffen vorwiegend deren Anwendung an den Anhangsgebilden (Lider, Tränenapparat), seltener am Augapfel selbst, und da nur an dessen Oberfläche. Immerhin erwähnt schon SALOMON 1914 die gute kosmetische Wirkung, die bei sekundärem Ektropium nach Lupus vulgaris mit chirurgischer Diathermie erzielt werden konnte, und die Zartheit der Narben. Bei fehlendem Auge wird die Diathermie zur Durchtrennung von Narbensträngen benützt, um eine prothesenfähige Augenhöhle zu schaffen. ROURE rühmt die Weichheit der Narben, die nicht zu Schrumpfung neigen. Bereits NAGELSCHMIDT hat die

Elektrokoagulation zur Beseitigung des Xanthelasmas angewendet und auch ein epibulbäres Sarkom damit zerstört. Aber erst LARSSON gibt 1926 ein umfassenderes Indikationsgebiet für die Elektrochirurgie bei verschiedenen Krankheitszuständen des Auges an: Dermoid, Cancroid, Lepra der Cornea und Sklera, Ulcus serpens, retrobulbäres Sarkom. LARSSON hat schon damals systematisch die Elektrokoagulation am Auge mit Kugelelektrode angewendet, und zwar auch am Augapfel selbst, allerdings damals nur an dessen Oberfläche.

In den nächsten Jahren hat eine Reihe französischer Autoren über die Anwendung der Elektrochirurgie am Auge berichtet. MÉRIGOT DE TREIGNY weist 1927 auf den Wert der Hochfrequenzströme für die Therapie von Augenerkrankungen hin. Er verwendet die Nadelelektrode für die Epilation von Wimpern und Haaren (unipolar und bipolar), verwendet die Elektrokoagulation bei Lidtumoren und beseitigt mit Elektrochirurgie Narbenverhärtungen. Anschließend berichtet er über gute Beeinflussung von Trachom, Frühjahrskatarrhen, Papillomen der Bindehaut, Symblepharon, Gefäßanomalien mit der Hochfrequenzbehandlung. Er sieht für die Zukunft durch Verbesserung der Apparatur große Möglichkeiten für die Anwendung der Elektrochirurgie am Auge. MONBRUN und CASTÉRAN nennen 1927 unter den Anwendungsmöglichkeiten das Chalazion, besonders das des Lidrandes (MÉRIGOT dagegen warnt davor, wegen der Gefahr, Kerben des Lidrandes zu erzeugen), Lidgeschwülste, Xanthelasma, Pterygium, Ulcus corneae, Epilation, Zerstörung von Narbenkeloiden, Schaffung eines prothesenfähigen Sackes. Vor der Anwendung der Elektrokoagulation der knöchernen Tränenwege wird aber wegen der Gefahr der Knochennekrose und Sequesterbildung gewarnt. MONBRUN spricht von Heilung des Trachoms durch chirurgische Diathermie, die aber bei akut entzündlichem Zustand nicht angewendet werden soll.

MAWAS betont die guten Erfolge der Elektrokoagulation, besonders bei den strahlenrefraktären melanotischen Geschwülsten (Cancers melanotiques) des Auges und seiner Anhangsgebilde und verwendet die bipolare Elektrokoagulation mit nadel- oder knopfartiger Elektrode in mehreren Behandlungen mit etwa einer Woche Pause. Er betont die gute Verträglichkeit der diathermischen Arsonvalisation bei deren Anwendung zur Zerstörung epibulbärer Geschwülste, auch wenn sie am Hornhautrande sitzen, und das Fehlen von Nebenerscheinungen an Glas- und Ciliarkörper, Vorzüge der Elektrokoagulation, die ABADIE bestätigt. DANTRELLE hat in weiterer Ausarbeitung der Elektrokoagulation nach WORMS und BLANCHARD sowie MONBRUN das Trachom mit eigens konstruierter Elektrode behandelt: mit einem in einer Glashülle isolierten Draht, der nicht ganz bis zum Ende der Hülse reicht, so daß umschriebene Schorfbildung an der gelegten Stelle durch kalten Funken (étincelle froide) entsteht. COPPEZ gibt 1929 eine Übersicht über die damaligen Anwendungsmöglichkeiten der Elektrochirurgie am Auge (Trennung von Symblepharon, Entfernung von Papillomen, Angiomen, Trachomgranulationen). Für die Entfernung von Wimpern bei Trichiasis wird die unipolare Elektrokoagulationsmethode von MONBRUN empfohlen.

Auch in der amerikanischen Literatur erscheinen zu dieser Zeit Berichte über die Anwendung der Elektrochirurgie am Auge, so von KALLOCH über die erfolgreiche Behandlung des im Kaukasus sehr verbreiteten Trachoms durch Elektrokoagulation der Körner mit punktförmiger Elektrode. Sehr bemerkenswert ist, daß schon zu damaliger Zeit die Bedeutung der kombinierten Behandlung des Lidkrebses mit Elektrokoagulation und nachfolgender Radiumbestrahlung erkannt wurde. Nach BENEDICT und KNIGHT-ASHBURY besteht die beste Behandlung des Lidkrebses in operativer Ausrottung des krankhaften Gewebes durch Fulguration oder Exzision mit Diathermieschlinge und nachfolgender Radiumbestrahlung. Diese allein hatte nur bei kleinen Basalzellentumoren vollen Erfolg.

Auch GALA (Bratislava) empfiehlt auf Grund eigener Erfahrung bei Lidkarzinom die Elektrokoagulation als ein Verfahren, das leicht durchführbar und gut dosierbar ist und bei genügender Einwirkung Rezidiven sicher verhütet.

So hatte sich die Elektrochirurgie bis 1930 vorerst noch auf die Anhangsgebilde des Auges und auf die Augapfeloberfläche beschränkt. Dann aber wurde das Interesse für die chirurgische Diathermie am Auge rasch allgemein durch die epochalen Erfolge, die mit ihrer Anwendung bei der Netzhautabhebung erzielt wurden und in weiterer Folge durch ihre erfolgreiche Anwendung auch bei anderen intraokulären Erkrankungen, vor allem bei Geschwülsten.

Die Leistungen der Elektrochirurgie am Auge von diesem Zeitpunkt an sollen in jedem Kapitel historisch und faktisch behandelt werden.

IV. Anwendung der Elektrochirurgie am Auge.

Vorteile der Elektrochirurgie am Auge.

1. Verschluß der kleinen Blut- und Lymphgefäße, dadurch unblutiges Operieren (Blutungen viel seltener als bei anderen Operationsmethoden).

2. Verminderung der Metastasierungsgefahr bei Tumoren durch die Operation.

3. Asepsis (bei vielen Hunderten von Augenoperationen habe ich kein Auge an Infektion verloren und es ist nach meinen Operationen niemals eine sympathische Ophthalmie aufgetreten).

4. Gute Dosierbarkeit, Verwendungsmöglichkeit verschiedenartiger Elektroden, die ein rasches und schonendes Operieren gestatten. Anwendung pyrometrischer Elektroden, zur Messung der erzeugten Temperatur im Gewebe (L. COPPEZ und MEESMANN).

5. Schmerzlosigkeit im operativen (Lokalanaesthesie) und postoperativen Verlauf bis auf kurzen und geringen Nachschmerz (Analgetica).

6. Der durch die Elektrokoagulation gesetzte Reiz führt bei niederer Dosierung durch Eiweißgerinnung zu adhaesiver Entzündung, die man als Elektroschweißung bezeichnen könnte. Aus diesen Gewebsverklebungen werden solide, zarte und vor allem nicht schrumpfende Narben (wichtig bei der Netzhautabhebung!).

7. Bei hoher Dosierung kommt es zur Gewebszerstörung (wichtig bei Tumoren).

8. Durch Exsikkation wird das Gewebe zusammen- und zur Elektrode hingezogen (wichtig bei Netzhautabhebung, Iridodialyse, Linsenextraktion).

9. Sitz und Wirkung der Elektrokoagulation sind nicht nur äußerlich, sondern, vor allem bei perforierender Anwendung, auch im Augenhintergrund mit dem Augenspiegel kontrollierbar (wichtig bei Netzhautabhebung, intraokulären Tumoren).

10. Etwa notwendig werdende Nachoperationen sind nicht allzu schwer durchzuführen.

Demgegenüber stehen folgende *Nachteile* der elektrochirurgischen Operationen:

1. Die Vernarbung erfolgt langsam (mehrere Wochen), daher ist lange Ruhigstellung oft beider Augen und des Kranken (bei der Netzhautabhebung) nötig.

2. Bei Überdosierung oder zu starker Hitzeeinwirkung können Katarakt und Makulaschädigung eintreten, doch treten diese Komplikationen bei zunehmender Erfahrung kaum mehr auf.

3. Ein gewisser Nachteil liegt in der Abhängigkeit von der Apparatur (Fehler im Kontakt, in der Funkenstrecke u. a.).

A. Lider.

Die Elektrochirurgie wird an den Lidern bei den verschiedensten Affektionen angewendet, von der Epilation bis zu bösartigen Geschwülsten.

a) Gutartige und entzündliche Geschwülste, Erkrankungen der Bindehaut, Epilation, Stellungsanomalien der Lider.

Bei kleinen gutartigen Geschwülsten, wie Warzen, Papillomen, Cornua cutanea, Cysten, Haemangiomen u. a. genügt meist die einfache oder wiederholte, in einer oder mehreren Sitzungen durchgeführte Nadelstichelung (Einstellung des Apparates auf Elektrokoagulation beim Thermoflux, Stromstärke 50 bis 150 mA, was ungefähr einer Variometerstellung 1 bis 3 entspricht).

Bei flachen Geschwülsten beläßt man die durch das Koagulat gesetzte Kruste bis zum Abfallen, dabei ist auf Trockenhaltung des Koagulates zu achten, um feuchte Nekrose zu vermeiden. Bei stark prominenten Geschwülstchen (Cornua cutanea) trägt man die Geschwulst an der Basis mit der Diathermienadel ab und koaguliert noch den Grund nach. Eine stärkere Koagulation des Grundes ist auch dort ratsam, wo die Gutartigkeit der Geschwulst nicht eindeutig ist. Hier wird man auch besser primär mit Elektrotomie die Geschwulst umschneiden, um Material zur histologischen Untersuchung zu gewinnen, und dann erst nachkoagulieren. Bei diesen kleinen Geschwülsten ist meist eine nachfolgende Deckung durch Plastik nicht notwendig, weil die Narben nach Elektrotomie zart und nicht schrumpfend sind, also die Gefahr eines Narbenektropiums gering ist.

Auch größere gutartige Geschwülste können in ähnlicher Weise, nur in mehreren Sitzungen, beseitigt werden, vor allem das *Haemangioma cavernosum* der Lidhaut. CARAMAZZA empfiehlt zuerst Umstichelung solcher Geschwülste in mehreren Sitzungen mit Elektrokoagulation, um die Gefäße zu veröden, dann Abtragung oder Ausschälung mit elektrischem Messer. Er rühmt das vorzügliche kosmetische und funktionelle Ergebnis.

Ich habe derartige Haemangiome mit Nadelstichelung in mehreren Sitzungen zur Verödung gebracht. Der Vorteil der Elektrochirurgie gegenüber der einfach-chirurgischen Operation ist das unblutige Vorgehen. Bei unter der Lidhaut gelegenen kavernösen Haemangiomen konnten wir unter Anwendung einer gut schaftisolierten Nadel (Abb. 3 d) die Haut schonen und durch Elektrokoagulation mit der blanken Spitze Thrombosierung der Gefäßneubildung erzielen und in ein bis mehreren Sitzungen die Geschwulst auf unblutigem Wege veröden.

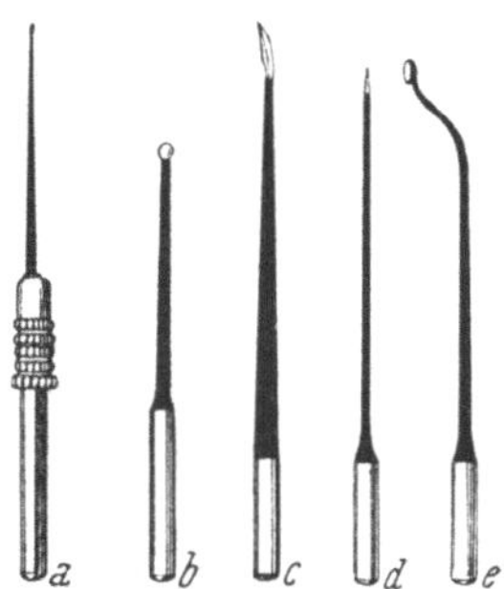

Abb. 3. a Epilationsnadel (in Zwischenstück). b kleine Kugel, schaftisoliert. c Diszissionsmesserchenartige Elektrode, schaftisoliert. d Nadel, schaftisoliert. (Isoliermantel nicht vorstehend, um beim Vorschieben nicht zu hindern.) e Patschenartige Elektrode. (Zwei Drittel der wirkl. Größe.)

Beim *Xanthelasma* wurde die Elektrokoagulation von NAGELSCHMIDT zuerst angewendet, später von WEVE, MONBRUN und CASTÉRAN u. a. besonders empfohlen. Ich ziehe die Exzision der befallenen Hautstelle der Elektrochirurgie im allgemeinen vor, besonders dann, wenn das Xanthelasma gut umschrieben und die Haut stärker pigmentiert ist, da nach der Elektrochirurgie die Narbe wohl zart, aber unpigmentiert ist und dadurch von der Umgebung abstechen und den kosmetischen Erfolg beeinträchtigen kann. Bei kleinen multiplen Xanthelasmaflecken, die primär oder nach Exzision wiederaufgetreten sind, wenden wir aber doch gerne die diathermische Nadelstichelung an. Bei heller Haut gibt auch bei größeren Plaques die Elektrokoagulation, zart durchgeführt mit der Nadel- oder Kugelelektrode, primär gute kosmetische Erfolge. Sollte sie nicht ausreichen, kann in einer weiteren Sitzung immer noch nachkoaguliert werden (Abb. 3 b, d).

Besondere Vorsicht ist bei *Elektrokoagulation am Lidrand* geboten, da bei zu starker Koagulation eine dauernde Kerbe entstehen kann. Die Elektrokoagulation kommt bei kleinen gutartigen Geschwülsten, wie *Papillomen, Cysten der* MOLL*schen Drüsen,* in Betracht.

Auch entzündliche Geschwülste des Lidrandes, wie das *Molluscum contagiosum,* können mit vorsichtiger Elektrokoagulation zerstört werden. Es ist verblüffend, wie schlagartig nach der Verödung des Molluscum die begleitende, oft schwere Conjunctivitis verschwindet.

Während das Chalazion des Tarsus selbst mit der üblichen Excochleation, beziehungsweise Ausschälung des Balges, meist gut beseitigt werden kann, läßt sich beim *Lidrandchalazion* das Granulationsgewebe auch nach intermarginalem Schnitt nicht immer sauber entfernen, so daß dann doch noch eine Verdickung des Lidrandes zurückbleibt. Hier läßt sich primär oder nach dem intermarginalen Schnitt (mit Lanze oder Skalpell) das Granulationsgewebe mit der Diathermienadel stichelnd elektrokoagulieren. Dies muß zart geschehen, um nicht ein Ausfallen von Wimpern oder ein Kolobom des Lidrandes zu erzeugen. Eine in den ersten Tagen nach der Elektrokoagulation eintretende Aufquellung des Lidrandes durch Imbibition des Koagulates mit Tränenflüssigkeit pflegt nach zwei bis drei Wochen ganz abzuklingen. Die Elektrokoagulationsbehandlung des Lidrandchalazions wurde schon von MONBRUN und CASTÉRAN empfohlen, während MÉRIGOT DE TREIGNY vor dieser Operation zuerst warnt wegen der Möglichkeit von Kerben am Lidrand, sie aber später doch auch empfiehlt.

An der *Lidbindehaut* gibt das Chalazion manchmal Veranlassung zur elektrochirurgischen Behandlung, und zwar dann, wenn das Granulationsgewebe, nach innen durchgebrochen, als ein meist flachgedrücktes glattes Geschwülstchen mit pilzartigem Stiel im Bindehautsack liegt. Dieses entzündliche Geschwülstchen kann mit Vorteil mit Elektrokoagulation abgetragen werden, da es dann kaum blutet und da meistens keine neuerliche Blutung auftritt. Karzinome der Bindehaut und der MEIBOMschen Drüsen können in einzelnen Fällen zur Verwechslung mit Chalazien Veranlassung geben. Eine blumenkohlartige höckerige Oberfläche einer solchen Geschwulst erweckt den Verdacht auf *Karzinom.* Bei solchem Verdacht ist sorgfältig zuerst mit Elektrotomie im Gesunden vorzugehen und der Grund mit Elektrokoagulation zu behandeln. Ergibt die histologische Untersuchung Karzinom, so ist intensiv nachzubestrahlen (Radium, Röntgenkontakt). Diese Karzinome pflegen bösartiger zu sein als die Hautkrebse. Sie kommen auch bei Jugendlichen vor.

So sah ich vor vielen Jahren ein von der Bindehaut ausgegangenes Karzinom bei einem zwölfjährigen Knaben, der ein Trachom hatte, das zuerst als Chalazion behandelt worden war und das, rapid gewachsen, das ganze Oberlid infiltriert hatte.

Auch *Granulome* der Bulbusbindehaut, die postoperativ auftreten können (z. B. nach Schiel- oder Netzhautabhebungs-Operationen), pflege ich nach Abtragung mit der Schere zart zu koagulieren, um Rezidive zu vermeiden. Natürlich muß eine etwa zurückgebliebene Naht, die das Granulom veranlaßt hat, entfernt werden.

Auch bei *Trachom* wurde die elektrochirurgische Behandlung in der Zeit vor Einführung der Sulfonamidtherapie von verschiedenen, besonders französischen Autoren als wirksam empfohlen, als Nadeldiathermie der Trachomkörner in verschiedenen Formen und als Elektroperitomie des Pannus. (Die Franzosen WORMS und BLANCHARD, MONBRUN und CASTÉRAN, DANTRELLE, JORDAN, PAGÈS, RAGAIN, RAIFAN, der Belgier L. COPPEZ, die Italiener DI MARZIO, SABA und PASCA, SPINELLI, aus den USA KALLOCH, aus Finnland RASKI.) Die elektrochirurgische Behandlung des Trachoms wird nur von PAGÈS beim Trachom in Marokko als weniger wirksam bezeichnet, was er auf die größere Virulenz des dortigen Erregers zurückführt. Wir in Österreich haben kaum mehr Gelegenheit, Trachom zu sehen, da durch die Sulfonamidbehandlung und die allgemein hygienischen Maßnahmen das Trachom, im Frühstadium erfaßt und geheilt, so gut wie verschwunden ist.

Bei *follikulärer Conjunctivitis,* die in schweren Fällen oft anderer Therapie gegenüber resistent ist, hat sich die diathermische Stichelung großer Follikel oft gut bewährt. Sie war von geringerer Reaktion gefolgt als das mechanische Ausquetschen oder Ausrollen der Körner in derartigen Fällen, erscheint also schonender. Man kann auch hier wie beim Trachom mit Sulfonamidbehandlung kombinieren.

Beim *Lupus* der Lidhaut und der *Tuberkulose* der Bindehaut ist von verschiedenen Autoren die elektrochirurgische Behandlung empfohlen worden (GIRANDEAU, MÉRIGOT DE TREIGNY, MONBRUN und CASTÉRAN, LARICCHIA, NAROG u. a.). Bei ektogener Bindehauttuberkulose durch bovine Tuberkelbazillen hat HARTMANN über gute Erfolge mit Diathermiestichelung berichtet (zweimal wöchentlich je 20 Punkturen, 80 bis 150 mA, 2 bis 3 Sekunden).

In Wien wird der Lupus seit Kriegsende mit Vitamin D_2 behandelt (RIEHL). Diese Behandlung ist so erfolgreich, daß eine operative Zerstörung der tuberkulösen Granulationen kaum mehr nötig ist. Treten nach Abheilung des Lupus Stellungsanomalien der Lider ein, so korrigiert man sie in üblicher chirurgischer Weise. Auch die Tuberkulose der Bindehaut wird vorwiegend intern behandelt (Vitamin D_2, Streptomycin, Aminosalizylsäure u. a.). Die Elektrochirurgie würde bei diesen Fällen nur ausnahmsweise zur Anwendung kommen.

Ich habe auch in einem Falle von BOECKschem Lupoid der Lidhaut durch Elektrotomie der befallenen Hautpartie mit nachfolgender Radiumbestrahlung eine schöne Abheilung erzielen können.

Lepra kommt bei uns nur sporadisch vor. Aus Skandinavien, wo sie häufiger auftritt, hat LARSSON über gute Erfolge mit der Elektrokoagulation von Lepromen der Bindehaut und Hornhaut berichtet.

Bei *chronischer Conjunctivitis* hat DUJARDIN zarte Elektrokoagulation der Bindehaut durch Streichung mit der Diathermienadel an verschiedenen Stellen mit schwachem Strom durch je etwa eine Sekunde empfohlen.

Beim *Frühjahrskatarrh* betont NEROG die Erfolglosigkeit der elektrochirurgischen Behandlung, was verständlich ist, da es sich um eine allergische Erkrankung handelt.

Die *Epilation der Wimpern* bei Trichiasis ist unter Vermeidung von Nekrosen mit Schonung des Lidrandes vorzunehmen. Die Elektrokoagulation kann hier an Stelle der Elektrolyse angewendet werden (BORDIER), ähnlich wie in der Dermatologie. Es ist besser, sie nicht mit einer spitzen Nadel zu machen, sondern mit einer Nadel mit olivenartigem blankem Ende (Abb. 3 a) und lackisoliertem Schaft. Diese sehr feine Nadel wird längs des Haarschaftes eingeführt, um mit dem blanken Ende die Haarzwiebel zu erreichen. Dann wird der Diathermiestrom 1 bis 2 Sekunden eingeschaltet bei einer Stromstärke von 30 bis 40 mA. Unipolare Anwendung wird von einigen Autoren bevorzugt. Die Wimper läßt sich nach der

Elektrokoagulation mit der Epilationspinzette leicht herausziehen. Da der Lidrand sehr empfindlich ist, empfiehlt es sich, trotz der Kleinheit des Eingriffes eine Novocaininjektion von der Haut aus gegen den Lidrand vorzunehmen, um ruhig arbeiten zu können, vor allem, wenn mehrere Wimpern zu epilieren sind.

Bei *Stellungsanomalien* der Lider kann die Elektrochirurgie angewendet werden: Bei Eversion des Unterlides an Stelle des Benzin- oder Galvanokauters durch parallel dem Lidrand gesetzte Elektrokoagulation mit Nadel oder kleiner Kugel an der Bindehautseite, je nach dem Grad der Eversion mit mehr oder weniger tiefer und starker Koagulation. Schon durch die Dessikation wird das Lid einwärts gewendet und der Lidrand mit dem unteren Tränenpünktchen dem Bulbus angepaßt. Bei wirklichem Ektropium genügt die Elektrokoagulation meist nicht. Die Tränenwege müssen auf Durchgängigkeit geprüft und bei der Elektrokoagulation geschont werden. MONBRUN und nach ihm HARTMANN haben beim En- und Ektropium die Elektrokoagulation von der Außen- beziehungsweise Innenseite der Lider empfohlen, bei leichten Fällen mit Nadel, bei schweren mit Kugelelektrode (60 bis 150 mA, 1 Sekunde).

b) Maligne Geschwülste.

Unter den bösartigen Geschwülsten der Lider ist am häufigsten der *Hautkrebs* zu finden, der vorwiegend bei alten Leuten vorkommt. Man unterscheidet *Plattenepithelzellen-* und *Basalzellenkarzinom,* verhornend oder nicht verhornend. Diese Geschwülste breiten sich vorwiegend der Fläche nach aus, können aber auch in die Tiefe gehen und so an den Lidern den Tarsus angreifen, besonders am Lidrand, wo sie bei Zerfall das Auge durch Lagophthalmus gefährden; sie können auf Bindehaut, Auge und Orbita weitergreifen. Wenn sie an den Lidwinkeln sitzen, dringen sie oft frühzeitig zapfenförmig in die Tiefe orbitalwärts und gefährden den Augapfel, so daß bei verschleppten Fällen die Entfernung des Augapfels und die Ausweidung der Augenhöhle notwendig werden kann. Im nasalen Lidwinkel dringen sie nicht selten gegen die Lamina papyracea vor und ergreifen die Siebbeinzellen. Bei so vorgeschrittenen Fällen kann eine direkte Verbindung zwischen Augen- und Nasenhöhle zustande kommen, spontan nach Exulceration oder durch die Operation, bei der in diesem Zeitpunkt eine Ausräumung der Orbita samt Entfernung des Bulbus und Ausräumung der angrenzenden Nebenhöhlen nicht zu vermeiden ist. Um diesen traurigen Ausgang hintanzuhalten, ist eine frühzeitige Erkennung und Behandlung der oft unscheinbar beginnenden Lidkarzinome *(Epithelioma malignum)* notwendig. Beim Wachstum dieser Hautkrebse kommt es nicht selten zu einer zentralen Nekrose mit Geschwürsbildung *(Ulcus rodens)* mit einem derben erhabenen Wall.

Man soll dabei nicht vergessen, daß es einen ähnlich aussehenden luetischen Primäraffekt des Lides geben kann, der allerdings selten vorkommt. Ich habe eine 60jährige Patientin begutachtet, die mit der Diagnose Lidtumor eingewiesen worden war, und zwar auf die Radiumstation. Die Trockenheit und bräunliche Verfärbung des Geschwürgrundes, die Größe der Geschwulst im Verhältnis zur erst Wochen bestehenden Erkrankung, die frühe indolente Schwellung der regionären Lymphknoten ließen mich trotz vorgerückten Lebensalters und negativer Anamnese an einen luetischen Primäraffekt denken. Die klinische Diagnose wurde durch den +-Spirochätenbefund im Reizserum und den schon +-Wassermann bestätigt. Auf antiluetische Behandlung erfolgte Heilung.

Beim Hautkrebs erfolgt Metastasierung selten und spät, oft erst nach Jahren, und dann in die regionären Lymphknoten (präaurikular, submandibular), nicht aber in die Blutbahn. Eine Ausräumung der regionären Lymphknoten ist, zumindest in den Frühstadien, nicht nötig.

Viel seltener, aber bösartiger sind Karzinome der *Karunkel* und Lidkrebse, die als *Adenokarzinome* von den MEIBOMschen, ZEISschen und MOLLschen Drüsen ausgehen, und Karzinome der *Bindehaut.* Sie wachsen rasch im Gegensatz zu den langsam wachsenden Hautkrebsen, neigen früh zur Metastasierung auf dem Lymph-, aber auch auf dem Blutwege. Sie kommen auch bei jugendlichen Menschen vor. Da sie hauptsächlich nach hinten wachsen, können sie leicht mit einem Chalazion verwechselt und als solches operiert werden. Erst das der Operation folgende wilde Rezidiv führt dann oft zur richtigen Diagnose Karzinom.

Als eine besonders bösartige Geschwulstform der Lider gelten die *Melanoblastome,* nicht nur wegen ihres lokalen aggressiven Wachstums, sondern auch wegen ihrer Neigung, auf dem Blutwege früh zu metastasieren, scheinbar spontan oder auf geringe oder stärkere Reize (unradikale Operation, Probeexzision, chemische Ätzung). Ihre genetische Herkunft, ob ektodermal oder mesodermal, ist nicht einheitlich und noch umstritten.

Die *Melanoblastome* umfassen pigmentierte bösartige Hauttumoren verschiedener Genese:

a) Pigmentierte Epitheliome, die nicht aus einem Naevus hervorgegangen sind. Diese sind strahlensensibel und nicht so bösartig.

b) Naevuskarzinome, die sich aus einem Hautnaevus entwickeln und sehr malign sind. Sie sind nicht strahlensensibel. DOLLFUS, einer der Hauptverfechter der Strahlentherapie am Auge, empfiehlt ausdrücklich bei allen pigmentierten Geschwülsten die Elektrochirurgie mit breiter Abtragung im Gesunden, da man klinisch nicht immer entscheiden kann, ob es sich um ein Epitheliom oder ein Naevuskarzinom handelt.

Melanoblastome der Karunkel haben wir mit Erfolg elektrochirurgisch entfernt, die Wunde zur Vermeidung von Ankyloblepharon mit hinübergezogener Bindehaut gedeckt und mit Radium nachbestrahlt.

Die Behandlung der malignen Geschwülste der Lider hängt ab von der Art, dem Sitz und der Ausdehnung der Geschwulst. Auch da kann man nur allgemeine Richtlinien geben, das Verfahren muß dem Einzelfall angepaßt sein. Auch die Frage, ob und welche Art der Strahlenbehandlung allein oder kombiniert mit operativem Vorgehen anzuwenden ist, hängt zum Teil von der persönlichen Einstellung des Ophthalmologen und des Strahlentherapeuten ab. Wichtig ist dabei die enge Zusammenarbeit der beiden. Ob man Radium- oder Röntgenbestrahlung vorziehen soll, hängt auch von den örtlichen Gegebenheiten ab.

Bei den *Hautkarzinomen,* die, wie schon erwähnt, relativ gutartig sind, kommt man, wenn sie oberflächlich liegen, mit der alleinigen Strahlentherapie (Radium, Röntgenkontakt) aus. Der kosmetische Effekt ist schön, die Therapie dauert länger. Doch sah ich auch Fälle, besonders bei Sitz des Karzinoms im Augenwinkel, wo nach der Strahlenbehandlung eine scheinbare Heilung oberflächlich erfolgte, während das Karzinom weiter in die Tiefe wucherte. In diesem Zeitpunkt war dann nur noch eine radikale Operation mit Elektrochirurgie imstande, den Fall zu heilen. Aus diesen Gründen ziehe ich es vor, mit Elektrotomie im Gesunden zu operieren, den Grund nötigenfalls zu elektrokoagulieren, plastisch in gleicher Sitzung zu decken und dann nachzubestrahlen, außer bei ganz kleinen Epitheliomen und bei operationsscheuen Patienten. Ich ziehe die Elektrotomie der einfachen chirurgischen Exzision mit dem Messer bei der Operation von Geschwülsten vor, da bekanntlich durch die koagulierende Wirkung des Hochfrequenzstromes im Gewebe die abführenden Lymph- und Blutgefäße verschlossen werden, wodurch die Gefahr der Verschleppung von Krebszellen in die Umgebung vermindert wird. Überdies werden durch den Hochfrequenzstrom etwa in die nähere Umgebung der Geschwulst vorgedrungene Krebszellen geschädigt, die dann noch der nachgeschickten Strahlenbehandlung ausgesetzt werden.

Bei den *Melanoblastomen* sind vor allem diese Gründe wichtig für die Wahl der elektrochirurgischen Operation, um die bei diesen besonders große Gefahr der Progression und Metastasierung zu verhindern. Hier empfiehlt es sich, sogar vor dem operativen Eingriff vorzubestrahlen, um die Vitalität der Tumorzellen zu vermindern. Ich ziehe die primäre Elektrotomie der Geschwulst der Zerstörung durch die Elektrokoagulation vor, um histologisches Untersuchungsmaterial zu bekommen und damit auch zu entscheiden, ob Nachbestrahlung notwendig ist.

Diese Kombination von primärer Elektrochirurgie und nachfolgender Bestrahlung wird auch von folgenden Autoren als die beste betrachtet:

Benedict und Knight-Ashbury aus der Mayo-Klinik Rochester berichten über 251 Fälle innerhalb von neun Jahren und halten diese Kombination für die beste.

Buschke aus Deutschland berichtet über 70 Fälle und hält die Kombination für das beste.

Abadie, Dollfus, Mawas, Ravant sprechen sich besonders bei den pigmentierten Geschwülsten für die Notwendigkeit der primären Behandlung mit Elektrochirurgie aus, da die Strahlenbehandlung zumindest bei den sogenannten Naevuskarzinomen nicht ausreiche. Ducourteux geht sogar so weit, bei besonders bösartigen Tumoren primär mit tiefer Elektrokoagulation vorzugehen, ohne vorangegangene Elektrotomie, und auf primäre Naht zu verzichten. Girandeau zieht überdies die Elektrokoagulation der Elektrotomie bei zu Metastasen neigenden Tumoren vor.

Die Elektrotomie wird unter Einstellung des Thermoflux-Apparates auf Kaustik vorgenommen, Stromstärke 50 bis 100 mA, das ist Variometerstellung 1 bis 2. Ich verwende dazu eine lange gerade Nadel oder besser eine diszissionsnadelartige Elektrode mit sichelförmigem blankem Ende (Abb. 3 c), deren konvexe Seite an die Haut angelegt wird. Beim elektrischen Schneiden der Haut soll die Elektrode zuerst ohne Strom angelegt werden, dann erst der Strom eingeschaltet und die Elektrode schneidend kontinuierlich weitergeführt werden, ohne Verweilen an einer Stelle, da in diesem Falle eine stärkere und unerwünschte Koagulation der Schnittränder die Folge wäre, was die primäre Wundheilung stören könnte. Die Durchtrennung der Haut erfolgt auf diese Weise ohne Druck und fast ohne Blutung (Schmelzschnitt). Apparate, die nur auf Koagulation einzustellen sind, eignen sich für die Elektrotomie nicht. Das Gewebe wird bei Elektrokoagulation wohl auch durchtrennt, aber unter zu starker Koagulation der Wundränder. Darauf bezieht sich wohl die Ansicht WEVES [1], man könne nach diathermischer Zerstörung oder Abtragung einer Lidgeschwulst eine plastische Operation nicht unmittelbar nachfolgen lassen. Wenn aber die Haut im Gesunden auf die oben angeführte Weise mit Elektrotomie im Gesunden umschnitten wird, kann eine plastische Operation auch unmittelbar angeschlossen werden. Dies wird von mir, in der Regel mit gutem Erfolg und mit primärer Heilung, ausgeführt. Der Grund nach der mit Elektrotomie entfernten Geschwulst wird, wenn nötig auch kräftig, mit Elektrokoagulation nachkoaguliert. Nur eine stärkere Koagulation am Knochen ist wegen Gefahr der Nekrose und Sequesterbildung möglichst zu vermeiden. Ist viel Gewebe koaguliert worden, kann es vor der Deckung mit dem scharfen Löffel entfernt werden, damit der Abbau des koagulierten Gewebes beschleunigt wird. Ist in der Wundhöhle viel koaguliertes Gewebe verblieben, ist es ratsam, an der tiefsten Stelle einen Gazedocht vor Verschluß der Wundränder als Drainage zu belassen.

Bei *Geschwülsten am inneren Lidwinkel*, die schon tief eingedrungen waren, so daß der Tränensack nicht mehr geschont werden konnte, habe ich, wie nach Exstirpation des Tränensackes, den Ductus nasolacrimalis nach Elektrokoagulation des Tränensackes mit scharfem Löffel kurettiert und damit die Wundhöhle in die Nase drainiert. Die Hautwunde wurde nach Heranziehung von Gleitlappen aus der Umgebung primär mit Roßhaar vernäht.

Als Beispiel für unser Vorgehen seien folgende Fälle ausführlich gebracht:

Fall 1. F. E., 69jährige Patientin, seit vielen Jahren „Geschwür" an der Nase, angeblich erst seit Anfang 1948 blutendes „Geschwür" am linken inneren Augenwinkel. Patientin wird von der Hautabteilung zur Operation des Epithelioms im inneren Augenwinkel der Augenabteilung zugewiesen. Befund im Februar 1948 (Abb. 4 a): *L. A.:* knapp neben dem inneren Lidwinkel erbsengroßes, offenes, blutendes Geschwür mit harten Rändern (Epitheliom), Tränenwege durchspülbar, alte Hornhautnarben. Nahe der Nasenspitze ein ähnliches kleineres und flacheres Geschwür. Dieses wurde der Strahlenbehandlung zugeführt, das Epitheliom im Augenwinkel mit Elektrochirurgie operiert und dann mit Radium nachbestrahlt.

Operation am 24. II. 1948: Umschneidung des Epithelioms mit Elektrotomie im Gesunden, wobei die Tränenröhrchen nicht geschont werden konnten. Da die Geschwulst trichterförmig in die Tiefe reicht, wird sie bis zum Knochen freigelegt und mit Elektrotomie umschnitten, der Grund mit Kugelelektrode nachkoaguliert, ebenso der Tränensack, da die Geschwulst weit hinunter reicht. Um eine Drainage der Wundhöhle nach unten zu erreichen, wird der Tränennasengang wie nach Tränensackexstirpation mit der BOWMANschen Sonde freigemacht. Über den großen Defekt wird ein durch bogenförmigen Schnitt und ausgiebige Unterminierung der Haut von unten her gebildeter

[1] Transactions, 1939.

Gleitlappen gelegt und auch die Haut oberhalb des Defektes am Oberlid gut unterminiert (nasal erweist sich die Haut als zu derb). Der Gleitlappen von unten wird nun über dem Defekt mit feinen Seidennähten mit der von oben heruntergezogenen Haut vernäht. Leichter Kompressionsverband.

Histologischer Befund ergibt *Basalzellenkarzinom.*

Postoperativ starke Schwellung der Lider, der transplantierte Lappen in guter Lage mit Ausnahme einer Lücke im Winkel, aus der sich Sekret entleert, offenbar durch Abstoßung der Koagulate in der Tiefe. Unter Sulfonamidbehandlung intern und lokal und Penicillineinträufelung erfolgt aber gute Abheilung mit Aufhören der Sekretion, so daß die Patientin 18 Tage nach der Operation mit gut deckendem Hautlappen entlassen werden kann.

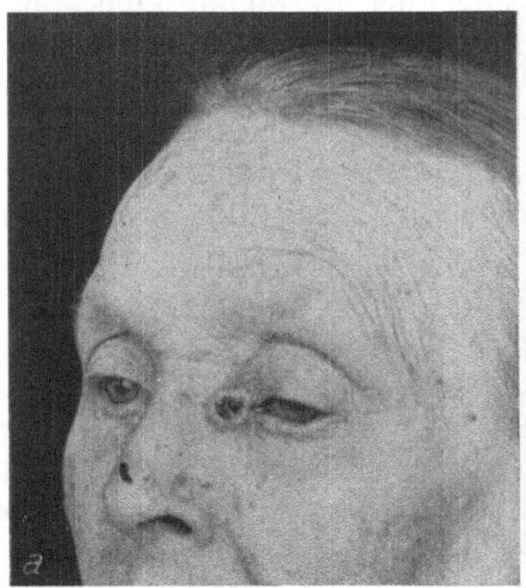

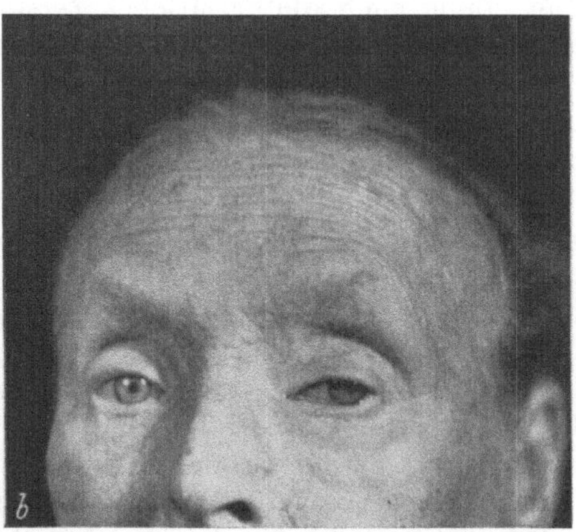

Abb. 4a. Epitheliom des inneren Augenwinkels (Ulcus rodens), zapfenförmig in die Tiefe reichend. Epitheliom der Nase, oberflächlich gelegen.

Abb. 4b. Nach elektrochirurgischer Operation, plastischer Deckung und Radiumnachbestrahlung. Epitheliom der Nase nur radiumbestrahlt.

Radiumkontaktbestrahlung 40 mgh Dom. gef. 7mal 16. III. bis 7. IV. 1948; Radiumdistanzbestrahlung 250 mgh Dom. gef. 3mal 13. IX. bis 27. IX. 1948.

Sieben Monate später zeigt sich (Abb. 4 b) vollkommene und glatte Vernarbung ohne Verziehung der Lider im Augenwinkel. Das Epitheliom der Nase ist unter Radiumbehandlung abgeheilt.

In ähnlicher Weise, mit elektrochirurgischer Abtragung der Geschwulst und nachfolgender plastischer Deckung, wurde der folgende, aber weniger vorgeschrittene Fall von Fibroepitheliom im inneren Augenwinkel operiert. Hier konnte der Tränensack belassen werden.

Fall 2. J. F., 66jähriger Mann. Vor fünf Jahren bemerkte Patient im rechten inneren Augenwinkel ein „Wimmerl", das im Laufe der Jahre langsam an Größe zugenommen hat. Vor einem halben Jahr wurde ihm die Aufnahme empfohlen, zu der er sich aus beruflichen Gründen erst jetzt entschloß; dies um so mehr, als in der letzten Zeit ein rapides Wachstum der Geschwulst erfolgt ist. Befund bei der Aufnahme am 24. II. 1951 (Abb. 5 a): *R. A.:* im inneren Lidwinkel wölbt sich muschelförmig, vom oberen Tränenpünktchen angefangen, zur Nase und bis ans Unterlid hin eine aufgeworfene, mit zahlreichen Windungen und Faltenbildungen versehene Geschwulst, die zwar tiefe Krypten zwischen den einzelnen Falten zeigt, jedoch keine sichere Geschwürsbildung, nur im unteren Teil zarte krustöse Auflagerungen. Die Geschwulst greift sich eher weich an, lediglich am oberen Tränenpünktchen ist eine Stelle etwas derber. Die übrigen Teile des Auges o. B. Visus 5/5, wie auf dem anderen gesunden Auge.

Diagnose: Papillomatöse Geschwulst im inneren Augenwinkel.

Wegen des in der letzten Zeit rapiden Wachstums, das auf Malignität hinwies, wurde am 27. II. 1951 die *Abtragung der Geschwulst* mit Elektrotomie vorgenommen. Diese erfolgte unter Schonung des unteren Tränenröhrchens und des Tränensackes. Die Geschwulst ließ sich vom inneren Lidbändchen gut abpräparieren, jedoch nicht vom oberen Tränenröhrchen, so daß dieses nicht geschont werden konnte. Das obere Tränenpünktchen war noch erhalten geblieben. Deckung der Wunde mit je einem Gleitlappen, der aus der dünnen Haut des nasalen Teiles der Lider gewonnen wurde. Roßhaarnähte, Silberfolienverband.

Die Heilung erfolgte fast ohne entzündliche Erscheinungen unter guter Lage der Lider und ohne daß der Patient von Tränenträufeln belästigt wird (Abb. 5 b).

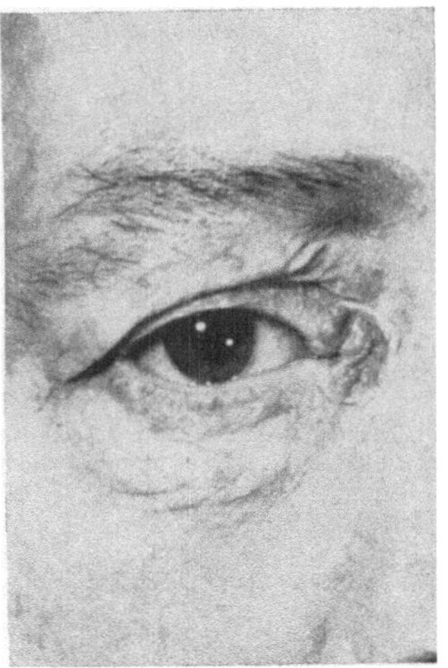

Abb. 5a. Fibroepitheliom im inneren Lidwinkel (histologisch: nicht bösartig).

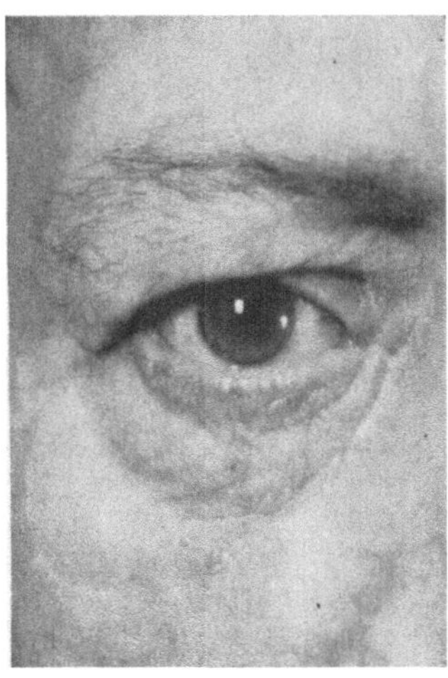

Abb. 5b. Nach Elektrotomie und plastischer Deckung. Tränensack blieb intakt, ebenso unteres Tränenröhrchen, während das obere geopfert werden mußte. Keine Epiphora.

Der histologische Befund ergab *papilläres hyperkeratotisches Fibroepitheliom* ohne Anzeichen einer malignen Entartung, so daß auf eine Radiumbestrahlung verzichtet werden konnte.

Der Erfolg ist kosmetisch und funktionell gut, der Patient seit zwei Jahren rezidivfrei.

In diesem Falle, bei dem es sich um eine gutartige Geschwulst handelt, wäre eine Heilung auch mit reiner Strahlentherapie erfolgt und man hätte dann von einer Heilung eines malignen Tumors durch Strahlenbehandlung gesprochen. Der Vorteil der operativen Entfernung der Geschwulst mit Elektrotomie liegt in diesem Falle darin, daß die Behandlung kürzer dauerte und daß eine nachfolgende histologische Untersuchung möglich war.

In ähnlicher Weise wurden auch *Epitheliome am äußeren Lidwinkel,* kombiniert mit elektrochirurgisch plastischer Deckung, operiert und nachbestrahlt.

Fall 3. Sch. A., 74jährige Patientin mit Epitheliom des *R.* Unterlides am äußeren Augenwinkel (Abb. 6 a) wurde am 14. IX. 1948 *operiert:* Elektrotomie der Geschwulst 3 mm im Gesunden, außen bis an den Knochen. Nachkoagulation des Grundes und des vordringenden Orbitalfettes mit Kugelelektrode. Deckung des Defektes mit zwei bogenförmigen Gleitlappen aus der Haut der Schläfe und von untenher, die mit Skalpell und

Schere frei beweglich gemacht werden. Nach der Operation gute Deckung, doch sind kleine Nekrosen der Hautränder vorhanden, nach deren Abstoßung kleine Dehiszenzen bleiben, nach deren Vernarbung sich ein Ektropium ausbildet. Radiumnachbestrahlung, rezidivfreie Vernarbung (Abb. 6 b).

Radiumserie zu 4 Bestrahlungen je 200 mgh Dom. gef., 1 cm Distanz 12. X. bis 21. X. 1948. Radiumkontaktbestrahlung 3mal 40 mgh Dom. gef. 2. XII. bis 17. XII. 1948. Kontaktbestrahlung mit je 40 mgh Dom. gef. 5. V. bis 10. VII. 1949.

Histologischer Befund ergab *Basalzellenkrebs.*

1. IV. 1949 Korrektur des Narbenektropiums modifiziert nach KUHNT-SZYMANOWSKI: einfach chirurgische Exzision eines kleinen Hautdreieckes mit dem darunterliegenden

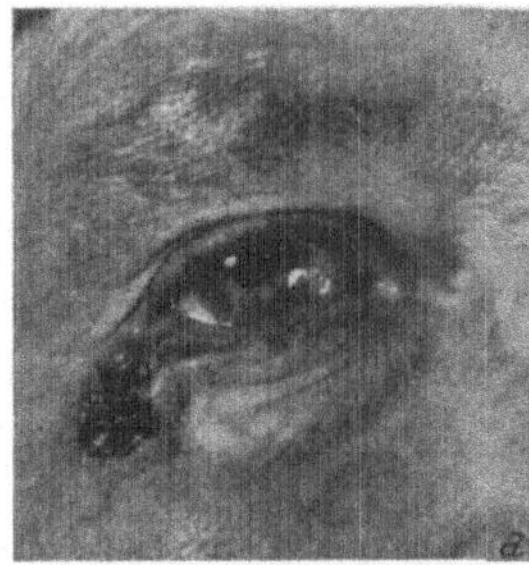

Abb. 6 a. Epitheliom am äußeren Lidwinkel.

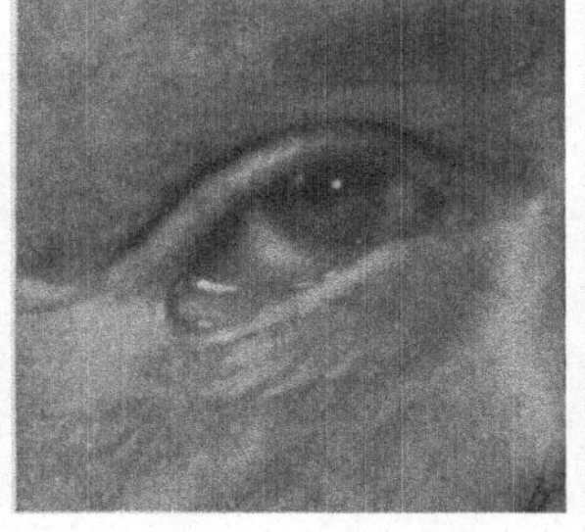

Abb. 6 b. Nach elektrochirurgischer Operation u. Radiumnachbestrahlung.

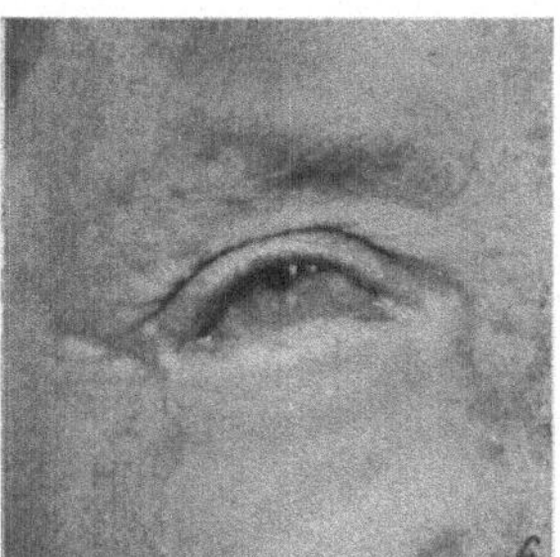

Abb. 6 c. Nach operativer Korrektur des Ektropiums.

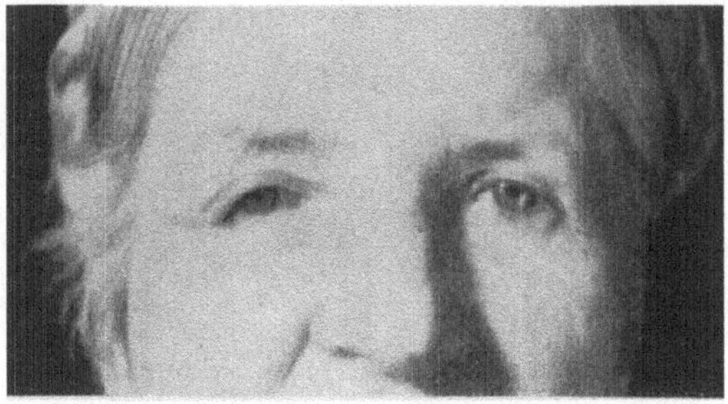

Abb. 6 d. Endzustand.

Narbengewebe außen unten vom äußeren Lidwinkel abwärts. Das Unterlid wird im äußeren Viertel intermarginal gespalten, das temporale Tarsalende wird mit Catgutnaht am äußeren Lidwinkel befestigt, die Haut darüber nach temporal-oben gespannt und mit Nylonnähten befestigt. Glatte Wundheilung mit guter Stellung des Unterlides (Abb. 6 c, d). Die Patientin ist bisher rezidivfrei, der Befund der Lider unverändert gut. Im Mai 1952 Wiederaufnahme wegen Retinalblutungen bei arterieller Hypertonie (R 200/150). Bemerkt sei, daß der Gatte der Patientin an gleicher Stelle des R. Unterlides ebenfalls ein Epitheliom hatte und in ähnlicher Weise mit Elektrochirurgie operiert und Radium nachbestrahlt wurde. Auch er ist seither geheilt, eine chirurgische Nachkorrektur war in diesem Falle nicht nötig gewesen.

Beim Sitz der *Geschwulst im Lide selbst* hängt der operative Vorgang davon ab, wo und wie tief die Geschwulst sitzt und wie groß sie ist. Sind Lidrand und Tarsus nicht befallen, kann, wie erwähnt, die alleinige Strahlenbehandlung ausreichend sein. Ich ziehe es vor, den Tumor mit Elektrotomie zu umschneiden, den Grund mit Elektrokoagulation nötigenfalls zu koagulieren. Die Haut wird dann nach beiden Seiten mit scharfem

Messer mobilisiert und durch Roßhaarnähte in horizontaler Richtung vereinigt, um ein Ektropium zu verhüten. Reicht die Geschwulst in der Lidhaut bis zur vorderen Lidkante, jedoch ohne den Tarsus ergiffen zu haben, erfolgt die Umschneidung mit Elektromie keilförmig mit der Basis am Lidrand, der intermarginal mit Elektrotomie gespalten wird, jedoch vorsichtig, um Nekrosen des Tarsus zu vermeiden. Nach Ausschälung des Tumors wird der Lidrand im Gesunden nach beiden Seiten mit dem Skalpell oder mit der Lanze gespalten, und die so gewonnenen flügelartigen Seitenteile der vorderen Lidplatte werden über dem Tarsus durch Roßhaarnähte vereint. Der Grund darf, wenn die Geschwulst schon am Tarsus haftete, nur mit großer Vorsicht koaguliert werden wegen Gefahr der Nekrose im Tarsus. Diese Art der Plastik kann nur gemacht werden, wenn die Geschwulst höchstens ein Drittel der Lidhaut einnimmt. Bei größerer Ausdehnung müßte die Deckung schon durch große Gleitlappen von temporal her erfolgen, wobei entsprechende Entspannungsschnitte, je nach dem Sitz der Geschwulst variierend notwendig werden. Ich verwende dabei vorwiegend die Bogenplastik nach v. IMRE (einschlägige Operationslehren von IMRE, MELLER-BÖCK, THIEL u. a.).

Ist der Tarsus mitergriffen, was meist am Lidrand geschieht, ist eine Strahlenbehandlung allein nach meiner Erfahrung keinesfalls mehr angezeigt. Hier muß eine Exzision des Lides in ganzer Dicke vorgenommen werden, die ich aus den erwähnten Gründen mit Elektrotomie mache. Wenn nicht mehr als ein Drittel des Lides geopfert werden muß, wird die Exzision keilförmig, aber in ganzer Dicke vorgenommen. Dabei muß eine gründliche Entspannung des ganzen lateralen Lidteiles gemacht werden, bei nicht zu großem Defekt durch eine gründliche, einfach chirurgische Abtrennung des äußeren Lidbandapparates nach kleiner Hautinzision am äußeren Lidwinkel (LINDNER), ehe die exakte Vernähung der beiden Tarsalplatten und der Haut auf die übliche Weise vorgenommen wird. Bei der plastischen Wiedervereinigung nach der Elektrotomie ist eine besonders gründliche Entspannung nötig. Bei größeren Defekten, wenn aber doch ein nasaler Teil des Lides erhalten werden konnte, wird ein Gleitlappen von temporal her gebildet, dies auch mit Durchtrennung des temporalen Lidbandapparates.

Ist aber der Lidrand selbst in größerer Ausdehnung von der Geschwulst ergriffen, sind dabei genügend gesunde Haut an der Basis des Lides und genügend gesunde Fornixschleimhaut verblieben, habe ich mit bestem Erfolg nach der Elektrotomie des Tumors die Operation nach WENDELL L. HUGHES angewendet, der sie ursprünglich für den Ersatz des Unterlides aus dem Oberlid angegeben hat. Das Auge wird mit Ausnahme eines nasalen Schlitzes durch Einnähen des verbliebenen basalen Lidrestes in den gespaltenen Rand des gesunden Lides verschlossen [1] und bleibt so durch zwei bis drei Monate geschlossen. Es ist erstaunlich, wie sich in dieser Zeit durch Dehnung und Adaptation an den Bulbus sozusagen zwei Lider bilden und wie nach Eröffnung der neuen Lidspalte das Auge gut

[1] THIEL, Ophthalmologische Operationslehre, S. 103. Leipzig: G. Thieme, 1943.

geöffnet und ausreichend geschlossen werden kann. Ich habe in ähnlicher Weise auch das Oberlid aus dem Unterlid ersetzt.

Fall 4. St. M., 65jährige Frau, seit drei Jahren bemerkte Patientin ein kleines Knötchen im L. Oberlid. Sie wurde andernorts am 20. I. 1951 wegen „Hordeolum" operiert. Da die Bildung nach dem Eingriff wild geworden war, wurde die Patientin auf die Radiumstation des Krankenhauses Wien-Lainz (Dozent Dr. E. MAIER) überwiesen, und von dort mit der Diagnose Epitheliom zur Operation auf meine Abteilung, da wegen Ergriffensein des Tarsus die Bestrahlung allein als nicht ausreichend angesehen wurde.

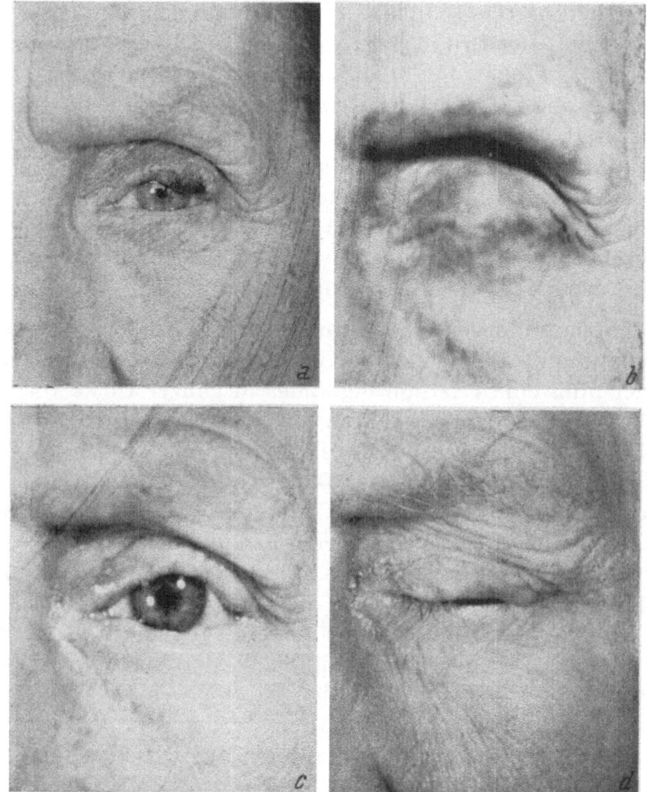

Abb. 7. a Epitheliom des Oberlidrandes. b Operation nach *Wendell Hughes*. Abtragung der Geschwulst mit Elektrotomie, temporärer Verschluß der Lidspalte, Radiumnachbestrahlung. c Wiedereröffnung der Lidspalte nach drei Monaten. Auge offen. d Auge geschlossen.

Der am 2. II. 1951 erhobene Augenbefund ergab: *R. A.* bis auf geringe Cat. incip. o. B. *L. A.:* Die laterale Hälfte des Oberlides von einem vorwiegend den Lidrand einnehmenden Epitheliom betroffen, das am Lidrand exulceriert ist (Abb. 7 a). Dieses Geschwür ist von einem leicht entzündeten Wall umgeben (Ulcus rodens). Der Bulbus selbst o. B., Visus korr. normal. Am 6. II. 1951 *Operation* nach W. L. HUGHES, jedoch invers als Ersatz der lateralen zwei Drittel des Oberlides in ganzer Dicke vom Unterlid her nach vorausgegangener Abtragung der Geschwulst mit Elektrotomie im Gesunden, unter Verwendung der einem Diszissionsmesserchen nachgebildeten Elektrode (Abb. 7 b). Der verbliebene obere Rest des Tarsus, der etwas verdickt ist, wird nachkoaguliert, dann exzidiert, ebenso der Wundrand des nasal verbliebenen Tarsusrestes des Oberlides. Nun wird das Unterlid in entsprechender Ausdehnung, das ist in mehr als zwei Dritteln intermarginal gespalten. Die verbliebene Haut des Oberlides wird mobilisiert. Durch vertikalen Einschnitt am Unterlidtarsus entsprechend dem nasalen Rande des Oberliddefektes wird der Unterlidtarsus gehoben und mit einer Catgutnaht an den nasalen Rest des Oberlidtarsus befestigt. Die weitere Hebung des Unterlidtarsus zur Verpflanzung in das Oberlid wird in der für eine Tarsorrhaphie nach ELSCHNIG typischen Weise mit Doppelseidennähten vorgenommen, die von hinten her durch den Unterlidtarsus geführt und dann weit oben von hinten durch die verbliebene Haut des Oberlides herausgeführt und über Gummistückchen geknüpft werden. Auf diese Weise ist der Bulbus gedeckt und die Lidspalte mit Ausnahme des medialen Viertels geschlossen. Silberfolie, Binokulus. Es ist beabsichtigt, die Lidspalte in zwei bis drei Monaten wieder zu öffnen. Wundverheilung p. p., Nähte am vierten Tag entfernt. *Radiumbestrahlung* bei so verschlossenen Lidern (Radiumbestrahlung durch 18 Stunden, 16. II. 1951. Dosis totalis: 720 mgh in 7 mm Distanz, Filter 1 mm Platin). Der histologische Befund (Prof. HASLHOFER) ergibt ein ungemein polymorphes wenig verhornendes *Plattenepithelkarzinom.*

Im weiteren Verlauf erfolgt eine schöne Anpassung an den Bulbus durch Dehnung der restierenden Lider, so daß aus einem Lid sozusagen zwei Lider werden. Die Haut ist weich, ohne derbere Resistenz.

Nach drei Monaten am 18. V. 1951 Wiedereröffnung der Lidspalte: Nach Kokainisierung durch Eintropfung in den medial verbliebenen Lidspaltenrest und nach Procaininjektion längs der beabsichtigten Schlitzung wird eine Hohlsonde durch die mediale Öffnung hinter die verschlossenen Lider zur Deckung des Augapfels lateralwärts geführt und über ihr, teils mit Skalpell, teils mit Schere, die Spaltung vorgenommen, entsprechend dem Verlauf eines normalen Oberlidrandes. Es wird also unterhalb der früheren Vereinigungsstelle der Lider gespalten, so daß nun ein großer Teil des Unterlides das Oberlid ersetzt. Haut und Schleimhaut des neuen Oberlidrandes werden mit feinen Matratzennähten adaptiert, um ein Einrollen der Haut zu verhindern. Das Auge bleibt offen, der äußere Lidwinkel wird wiederholt gespreizt, um ein Wiederverwachsen zu verhüten. Da nach einem Monat die Lidspalte des operierten Auges etwas kleiner ist in horizontaler Richtung, wird noch eine Kanthotomie ambulatorisch gemacht. Das Auge kann gut geöffnet und ausreichend geschlossen werden, so daß die Hornhaut schon bei leichtem Lidschluß gedeckt ist. Der Zustand ist funktionell und kosmetisch sehr befriedigend (Abb. 7 c, d).

In Weiterentwicklung dieser Operation ist es mir sogar gelungen, bei einem *Melanoblastom beider Lider,* das aus einem geteilten Pigmentnaevus hervorgegangen war, aus der verbliebenen Deckfalte des Oberlides und dem oberen Rest des Oberlidtarsus mit Levatoransatz einerseits und der Wangenhaut anderseits nach gründlicher Abtragung des Tumors mit Elektrochirurgie beide Lider zu ersetzen. Die primäre und alleinige Radiumbestrahlung war in diesem — wie in ähnlichen Fällen — von den Fachleuten abgelehnt worden. Die Eröffnung der Lidspalte wurde nach drei Monaten vorgenommen. Das Auge kann gut geöffnet und ausreichend geschlossen werden. Der Fall ist seit mehr als fünf Jahren rezidiv- und metastasenfrei geblieben.

Fall 5. L. M., 27jährige Patientin, hat seit der Geburt einen größeren dunkelpigmentierten Naevus auf dem r. Oberlid. Seit 18 Jahren hat sich der Naevus auch auf das Unterlid fortgesetzt. 1936 suchte Patientin eine Klinik auf, wo sich Verätzung mit Kohlensäureschnee als undurchführbar erwies, weswegen sie an die Radiumstation des Krankenhauses Wien-Lainz verwiesen wurde. Von dieser Station wurde sie wegen Gefährlichkeit der Radiumbestrahlung abgewiesen. Seit zehn Tagen Schmerzen im r. Auge und Sehverschlechterung. Ein Augenarzt wies sie wieder an eine Augenklinik. Hier Augenbefund Anfang Juli 1947: *R. A.:* Im Bereich des Ober- und Unterlides, das nasale Drittel ausgenommen, findet sich eine große dunkel pigmentierte hufeisenförmige, teilweise mit Warzen besetzte Neubildung. Der Rand des Unterlides mitverändert. Hier befindet sich die Masse der prominenten pigmentierten Warzen, temporal davon beginnt ein naevusartiges Areal mit starker Behaarung, das ungefähr 2 cm über den lateralen Lidwinkel hinausreicht. Das laterale Drittel des Oberlides ist im Rande stark infiltriert und verdickt, aber ohne wesentliche Warzenbildung. Im nasalen Anteil des Oberlides tastet man eine chalazionartige Verdickung (Abb. 8 a). Tränenwege o. B., Conjunctiva tarsi des Unterlides frei, die Conjunctiva des Oberlides zeigt an vier Stellen den Durchbruch schwarzer Zellen. Im Bereich der chalazionartigen Verdickung kein Durchbruch von schwarzen Zellen. Conjunctiva bulbi frei und reizlos. Bulbus normal, Astigmatismus und Conus inf. Visus 6/18, korr. 6/8. o. K. Jg 1. *L. A.:* vollkommen normal, Visus 6/6, Gl. b. n., Jg 1.

Diagnose: Melanoma palpebrae sup. et inf. o. d., Astigm. myopicus o. d.

11. VII. 1947 *Operation:* Elektrotomie + Lidplastik: Scopolamin-Eukodal-Ephetonininjektion. Lokale Infiltrationsanaesthesie mit 2% Novocain-Suprarenin. Das melanotische Tumorgewebe wird 4 mm im Gesunden mit Elektrotomie umschnitten, so daß vom Oberlid nur noch ein medialer Rest, vom Unterlid nichts mehr zurückbleibt. Die beiden Tränenpünktchen und Tränenröhrchen sind gerade noch erhalten geblieben. Nach Umschneidung der Haut erkennt man, daß das melanotische Gewebe in der Tiefe nicht so weit reicht wie in der Haut, so daß im Oberlid der obere Teil des Tarsus erhalten bleiben kann. Dieser wird nach gründlicher Abtragung der Geschwulst besonders im äußeren Lidwinkel freigemacht und der Tarsusrest in den äußeren Lidwinkel mit einer Catgutnaht eingenäht. Vom Unterlid ist nichts vom Tarsus zurückgeblieben. Hier wird die Bindehaut des Fornix abpräpariert und in ähnlicher Weise nach außen mit einer Catgutnaht angenäht, so daß nun das Auge, bis auf einen schmalen Schlitz nasal, von Bindehaut bedeckt ist. Nun wird von oben und unten die Haut ausgiebig unterminiert und über die Bindehaut gezogen und über dem Auge gegenseitig mit Seidennähten vernäht, so daß eine fast komplette Tarsorhaphie zum Schutz des Auges angelegt wurde. Es ist beabsichtigt, nach Abschluß der Vernarbung später die Lidspalte wieder zu öffnen.

Marfanil, Silberfolie, Binokulus. Glatter Operations- und Wundverlauf.

Der histologische Befund (Prof. MATRAS) ergibt ausgedehnten *pigmentierten Naevus* mit *entzündlicher lymphozytärer Infiltration.*

22. VII. 1947 Abgangsbefund: *R. A.:* Die Lidspalte ist mit Ausnahme des medialen Lidwinkels durch Seidennähte verschlossen. Vom lateralen Lidwinkel zieht eine ca. 4 cm lange dreieckige Wundfläche nach temporal unten, die mäßig sezerniert und teilweise gute Granulierung zeigt. In der Mitte derselben am oberen Wundrand ist eine etwa 1 cm lange, schmale dunkel verfärbte Stelle, die sich als Koagulationsrest erweist. *L. A.:* o. B. Patientin bekam Marfanilpuderverband und wurde in einer Woche zur Nachkontrolle wiederbestellt. Nähte wurden entfernt (Abb. 8 b).

Drei Monate wurde die Lidspalte verschlossen gehalten. Befund am 16. X. 1947: Der Bulbus ist hinter den dünnen und geschmeidigen neugebildeten Lidern bei Bewegungen erkennbar. Die neuen Lider sind weich und nachgiebig, die Vernarbung ist zart, nur temporal unten, wo früher ein Epitheldefekt nach dem Verschluß der Lidspalte bestanden hatte, ist eine mehr flächenhafte Narbe erkennbar. Die Lidspalte ist bis auf einen schmalen nasalen Spalt völlig verwachsen. *L. A.:* o. B. Es wird nun die *Eröffnung* der Lidspalte vorgenommen: Unter Evipannarkose wird eine Hohlsonde durch den nasalen Spalt eingeführt, um den Bulbus zu schützen und mit gekrümmter Schere, einem normalen Lidbogen entsprechend, die Lidspalte eröffnet. Da an beiden neuen Lidrändern ziemlich breite Wundränder vorhanden sind, wird die Haut an den neuen Lidrändern etwas mobilisiert und mit der Bindehaut durch einige feine Matratzennähte sorgfältig vernäht. In den neugebildeten äußeren Lidwinkel wird die Bindehaut mit einer einfachen Kopfnaht angenäht, um einer neuerlichen Verwachsung entgegen zu wirken. Sulfodiazinsalbenverband mit Gitterschale. Nähte nach fünf Tagen entfernt.

Am 28. X. 1947 kann das Auge schon in mäßigem Grad selbständig geöffnet werden. Die wunden Lidränder sind in Heilung begriffen. Nur mäßige Sekretion im temporalen Augenwinkel. Patientin wird nach Hause entlassen. Visus unverändert, wie vor der Operation, mit Korr. 6/8.

Nach einem Monat sind die Wundränder glatt, das Auge kann gut geschlossen und auch aktiv gut geöffnet werden. Am nasalen Ende des Oberlides sind einige Cilien stehen geblieben, sonst besteht Wimpernlosigkeit, die das Aussehen etwas beeinträchtigt. Funktionell bleibt das Auge auch nach Monaten unverändert gut, es tritt keine Retraktion der neugebildeten Lider ein, wie ursprünglich befürchtet worden war. Öffnung und Schließung des Auges gleich gut (Abb. 8 c, d). Der Lidschluß ist bei starker Intention vollständig, sonst nur etwas geringgradiger als auf dem anderen Auge. Der Erfolg der Operation ist bisnun, das ist nach mehr als fünf Jahren, unverändert gut, der Fall rezidiv- und metastasenfrei.

Der große Vorteil der Operation nach W. HUGHES und der von mir hier dargestellten Erweiterung ist, daß weitere Narben in der Umgebung des Auges und Wulstungen, wie sie beim Lidersatz durch große Gleit- oder gestielte Lappen (FRICKE, KREIBIG) vorkommen und nicht selten Nachoperationen notwendig machen, vermieden werden.

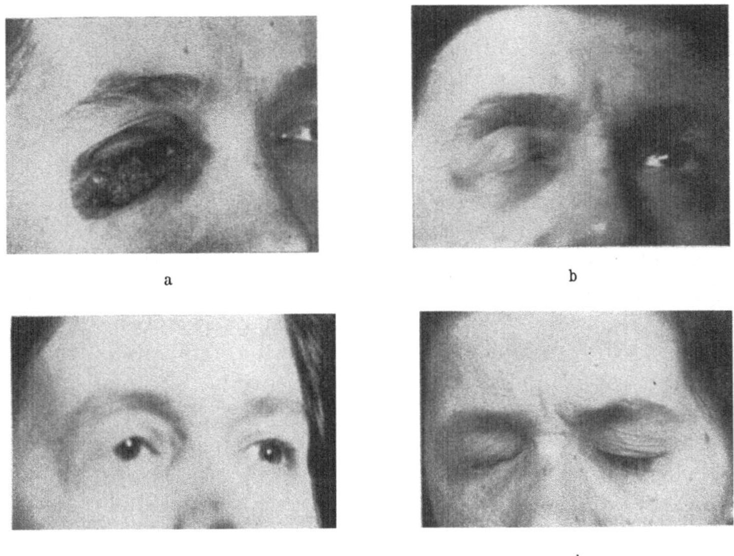

Abb. 8. a Pigmentnaevus beider Augenlider, mit starker entzündlicher Verdickung des Unterlides. b nach elektrochirurgischer Abtragung und temporärem Verschluß der Lidspalte durch Vereinigung der Lidreste nach *Wendell Hughes*. c Wiedereröffnung der Lidspalte nach drei Monaten. Auge kann gut aktiv geöffnet werden. d Auge kann ausreichend geschlossen werden.

Ich habe diese chirurgisch-plastischen Operationen an den dargestellten Fällen genau beschrieben, wenn sie auch über den Rahmen der eigentlichen elektrochirurgischen Operationen hinausgehen, weil durch die Plastik die Behandlung der Fälle von Tumoren, die mit Elektrochirurgie entfernt wurden, erst vollendet ist. Ich konnte damit auch zeigen, daß eine chirurgisch-plastische Operation unmittelbar an die elektrochirurgische Operation mit gutem Heilerfolg angeschlossen werden kann. Die eigentliche Entferung des Tumors mit Elektrochirurgie erscheint mir, wie schon erwähnt, wegen der geringen Rezidiv- und Metastasierungsgefahr richtiger.

Im allgemeinen kommen wir wie bei den meisten Augenoperationen auch bei den elektrochirurgischen Operationen mit Lokalanaesthesie aus. Wenn eine Allgemeinnarkose nicht zu vermeiden ist, pflegen wir bei Erwachsenen die intravenöse Evipannarkose zu machen, bei Kindern, wo dies nicht angängig ist, intratracheale Narkose. Vorsicht bei der Verwendung explosiver Narkosemittel, da es bei der elektrochirurgischen Operation zu ungewollter Funkenbildung kommen kann.

B. Tränenapparat.

Die Elektrochirurgie haben wir in besonderen Fällen nach Exstirpation des Tränensackes angewendet, wenn wir nicht sicher waren, daß die gesamte Schleimhaut des Tränensackes entfernt worden war, was bekanntlich häufiger an der lateralen Wand vorkommt. Hier haben wir die Verödung etwa verbliebener Schleimhautreste mit kleiner schaftisolierter Kugelelektrode vorgenommen. Besonders bewährt hat sich eine solche Verödung etwa verbliebener Schleimhautreste bei der so schwierigen Exstirpation zerrissener Tränensäcke mit Dakryocystitis nach Trauma, wobei ein exaktes Ausschälen des Tränensackes meist nicht möglich ist. Wenn nach erfolgter Ausschälung des Sackes der Tränennasengang von der Wundhöhle in die Nase sondierbar ist, kann auch nach ausgiebiger Elektrokoagulation die Hautwunde primär geschlossen werden, da die Abstoßung des koagulierten Gewebes durch die Drainage nach unten zur Nase erfolgt. Ist aber, wie nicht selten, bei traumatischer Dakryocystitis eine knöcherne, für die Sonde unpassierbare Stenose des Ductus nasolacrimalis vorhanden, empfiehlt es sich, die Wundhöhle nach Exstirpation des Sackes und Elektrokoagulation etwa verbliebener Sackreste im untersten Wundwinkel durch feinen Gummi- oder Gazedrain vorerst nach außen zu drainieren und nur den übrigen Teil der Wunde mit Hautnähten primär zu schließen. Bei der Elektrokoagulation der Tränensackreste ist eine übermäßige Koagulation zu vermeiden wegen Gefahr der Knochennekrose und Sequesterbildung, die ich aber weder bei der Tränensack-Elektrokoagulation noch bei Karzinomoperationen im Lidwinkel beobachtet habe.

McGillivray hat eine infantile Dakryocystitis mit Fistelbildung durch Elektrokoagulation des operativ freigelegten Tränensackes und Verödung der Fistel mit Elektrokoagulation geheilt. Dieses radikale Verfahren kommt natürlich nur für ganz vereinzelte verschleppte Fälle in Betracht, während bekanntlich sonst meist die Fälle von infantiler Dakryostenose und Dakryocystitis auf einfache Sondierung des Ductus nasolacrimalis gut reagieren, wodurch auch das Tränträufeln beseitigt wird.

Hildreth H. Rommel hat bei einer erwachsenen Patientin den phlegmonösen Tränensack mit diathermischer Schlinge und Elektrokoagulation mit Erfolg entfernt.

Eine *diathermische Sondierung* der Tränenwege, wie sie von Strebel angegeben wird, habe ich nicht durchgeführt, weil ich eine sekundäre Striktur durch Verklebung der Schleimhaut des Tränennasenganges und nachfolgende Strikturen fürchte, auch wenn die ursprüngliche Stenose primär passierbar geworden wäre. So wissen wir, daß durch die Einführung einer Metallsonde in die Canaliculi und Beschickung derselben mit Diathermiestrom die Tränenkanälchen verödet werden können, was wir auch in entsprechenden Fällen an Stelle der galvanokaustischen Verschorfung der Canaliculi anwenden, so nach Exstirpation eines entzündet gewesenen Tränensackes vor der Staroperation.

Wenn nach Tränensackexstirpation oder blander Stenose des Tränensackes lästiges Tränenträufeln besteht und eine Dakryo-Cysto-Rhinostomie abgelehnt oder nicht angezeigt ist, z. B. wegen zu hohen Alters, kommt eine Verminderung der Tränensekretion auf operativem Wege durch den kleinen Eingriff einer Ausschaltung des palpebralen Teiles der *Tränendrüse* durch Elektrokoagulation in Betracht (STREBEL). Ich pflege nach Injektionsanaesthesie mit Novocain mit schaftisolierter Nadel (Abb. 9) eine diathermische Stichelung transconjunctival vorzunehmen (50 mA pro Nadel, 2 bis 3 Sekunden), meist mit deutlichem und andauerndem Erfolg. Der Vorteil gegenüber der operativen Exstirpation ist das unblutige Verfahren, die geringe Reaktion, und das Ausbleiben der nach der gewöhnlichen Exstirpation nicht so seltenen Conjunctivitis. Dies führe ich auf die Schonung der Bindehaut bei der transconjunctivalen Stichelung zurück. Nach ungenügendem Effekt kann eine Wiederholung schon nach einigen Wochen angeschlossen werden.

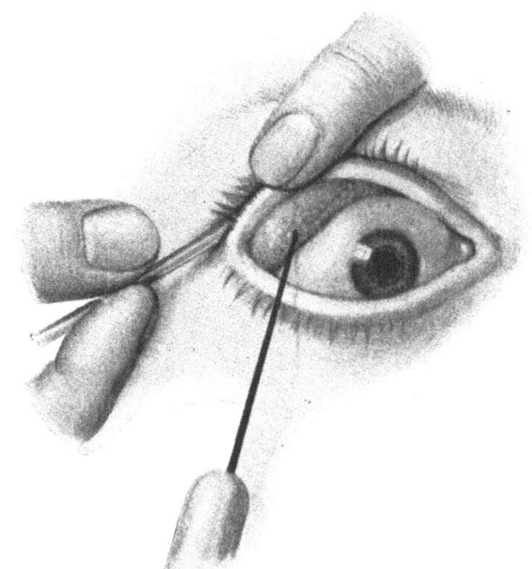

Abb. 9. Stichelung der palpebralen Tränendrüse bei Epiphora (mit Nadel Abb. 3d).

C. Blepharospasmus.

Bei schweren Fällen von sogenanntem essentiellem Blepharospasmus (senil und postencephalitisch), der weder durch intern-medikamentöse und neurologische Behandlung, noch durch Maßnahmen am Auge zu beeinflussen war, kann man außer der Alkoholakinesie des M. orbicularis oculi durch Alkoholinjektion längs des äußeren Orbitalrandes (ROCHAT, VAN LINT) oder gegen den oberen Hauptast des N. facialis vor dem Ohre (O'BRIEN) den Blepharospasmus beseitigen durch Elektrotomie des oberen Hauptastes des N. facialis vor dem Ohre.

Eine Novocaineinspritzung (2 ccm 4%ige Lösung) wie für die Akinesie nach O'BRIEN wird einen Querfinger vor dem Ohre unterhalb des Jochbogens in der Grube, die nach Schließen des geöffnet gewesenen Mundes tastbar wird, gemacht. Dann wird eine dicke, gut schaftisolierte Nadel (Abb. 10 a, b), deren blankes Ende lanzett- oder messerchenartig geformt ist, an gleicher Stelle durch die Haut eingestochen (Gummihandschuh). Sie dient als aktive Elektrode. An der Lackisolierung des Schaftes ist eine blanke Stelle ausgespart. Durch Berühren dieser Stelle wird zuerst Kontakt mit faradischem Strom hergestellt, um den Nerv durch Reizung aufzusuchen. Bei Berühren des Nerven mit der Spitze unter Wirkung des faradischen Stromes entsteht eine deutliche Kontraktion des M. orbicularis. Nun wird der faradische Strom aus- und der Hochfrequenzstrom eingeschaltet (die inaktive Elektrode war schon vorher angelegt). Der so aufgefundene Nerv wird mit dem Elektrotomieschnitt von oben nach unten durchtrennt. Der Vorgang erfolgt bei guter Schaftisolierung der Nadel rein subkutan ohne Nekrose der Haut, was wichtig ist, weil sonst eine Parotisfistel entstehen könnte, da der Nerv meist von Parotisläppchen umlagert ist. Die Nadel wird nach Ausschaltung des Stromes herausgezogen. Als postoperative Reaktion pflegt eine mumpsartige Schwellung der Parotis aufzutreten, die aber in wenigen Tagen abklingt.

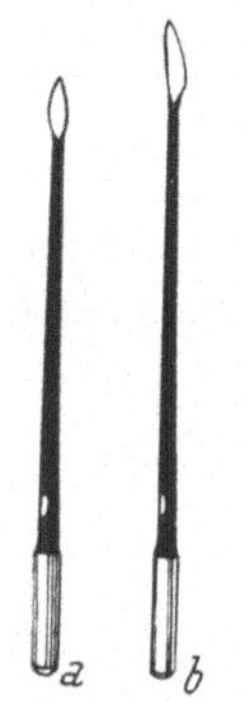

Abb. 10a, b. Lanzett- und messerchenartige Elektroden mit gut isoliertem Schaft für die elektrochirurgische Durchtrennung des oberen Hauptastes des N. facialis vor dem Ohre bei schwerem Blepharospasmus. (Zwei Drittel der wirklichen Größe.)

Dieses so radikal scheinende Verfahren soll nur bei schweren Fällen von Blepharospasmus angewendet werden. Leider hat selbst dieses heroische Vorgehen meist auch nur eine auf Monate beschränkte Wirkung, so daß die Vorteile gegenüber der Alkoholinjektion keine allzu großen sind. Dazu kommt, daß eine etwa notwendige Wiederholung der Elektrotomie wegen der erfolgten Narbenbildung meist schwieriger ist als die Wiederholung der Alkoholinjektion.

D. Orbita.

Nach Entfernung des Auges wegen bösartiger Geschwulst, wenn sie durchgebrochen oder, bei epibulbärem Sitz den Bulbus zerstörend, in die Orbita eingewachsen war, ist die Elektrochirurgie zur Abtragung von befallenem oder verdächtigem Orbitalgewebe und auch zur völligen Ausweidung der Orbita gut anwendbar. Auch bei Karzinomen der Lider oder Lidwinkel, die in die Orbita vorgedrungen waren, habe ich mit und ohne Erhaltung des Auges die Ausräumung der befallenen Gewebsteile mit Elektrochirurgie vorgenommen. Wie erwähnt, soll am Knochen selbst wegen Gefahr der Nekrose und Sequesterbildung überstarke Koagulation vermieden werden. Die befallenen Gewebsteile der Orbita werden mit Elektrotomie entfernt, der Grund überdies mit größerer Kugelelektrode koaguliert. Der Wundverschluß erfolgt sekundär durch Granulation und Epithelisierung von den Wundrändern aus bei Ausweidung der Orbita. Bei Erhaltung des Bulbus ist eine primäre und vollständige Deckung meist nicht möglich, doch muß zumindest die Hornhaut genügend gedeckt sein, eventuell durch einen vorübergehenden Verschluß der Lider. Hat eine epibulbäre Geschwulst (Melanoblastom) den Bulbus zerstört und zu Kontaktmetastasen an der Bindehautseite der Lider geführt, kann man unter Schonung des Hautteiles der Lider (mit Ausnahme der Lidränder) den inneren Lidteil samt Bindehautsack, Bulbus und Orbitalinhalt in einem mit Elektrotomie entfernen, die verbliebene restliche Lidhaut nach innen schlagen (bei vollständiger Ausräumung der Orbita), um eine raschere Auskleidung der leeren Augenhöhle mit Epidermis zu erzielen.

Die Anwendung der Elektrochirurgie bei in die Orbita eingewachsenen Tumoren empfehlen besonders KEYSSER, BELGERI, DUSSELDORP und CALDERON, JESS.

Über die Operation eines *Orbitalsarkoms* berichten MONBRUN und CASTÉRAN und warnen vor der Elektrochirurgie am Knochen.

Diese Operationen von Orbitaltumoren gehen oftmals über das Gebiet des Augenoperateurs hinaus und es ist ratsam, sie gemeinsam mit dem Rhinologen und dem Chirurgen durchzuführen. Oft ist die Orbita nur sekundär ergriffen und die Geschwulst von der Nase her in die Orbita eingewachsen. Anderseits kann die Geschwulst bereits das Dach der Orbita usuriert haben oder, weit in die Spitze der Orbita vorgedrungen, in bedrohliche Nähe des Gehirnes gelangt sein.

Außer bei malignen Geschwülsten ist die Elektrochirurgie auch für die Durchtrennung von *Narbensträngen* in der Orbita zur Wiederherstellung eines prothesenfähigen Bindehautsackes wiederholt empfohlen worden, da dadurch wenig Schrumpfungsneigung entsteht (ROURE, MONBRUN und CASTÉRAN).

Für die Operation der *Orbitalphlegmone* wird die Elektrotomie von MOERS empfohlen. Als Vorteil des Diathermiemessers werden angeführt: Eiterentlerung ohne Eröffnung von Gefäßen, die gleich koaguliert werden; daher Schutz gegen Keimverschleppung in die Umgebung und in die Blutbahn, Schnitt infolge der Koagulation steril, geringere Gefahr der Hirnsinus- und Orbitalvenenthrombose.

E. Bulbus.

1. Epibulbäre Erkrankungen.

Von den Erkrankungen der Bulbusbindehaut haben wir die Wucherungen bei Frühjahrkatarrh, die postoperativen Granulome, die Leprome und Tuberkulide bei Besprechung der Bindehaut schon erwähnt.

a) Epibulbäre gutartige Geschwülste.

Über die erfolgreiche Beseitigung des Dermoids mit Elektrochirurgie wird verschiedentlich berichtet (LARSSON u. a.).

Auch episklerale Haemangiome können mit Elektrokoagulation verödet werden, ebenso Teleangiektasien der Bulbusbindehaut, die sich aber gerne wieder neu bilden. Auch Lymphcysten der Bulbusbindehaut lassen sich leicht und dauernd mit zarter Nadeldiathermie veröden.

b) Epibulbäre maligne Geschwülste.

Hier wurde die Wichtigkeit der Elektrochirurgie schon frühzeitig erkannt. Wie bereits erwähnt, hat schon der Chirurg NAGELSCHMIDT, als Pionier der Elektrochirurgie wohl als erster, ein epibulbäres Sarkom unter Erhaltung des Auges mit Elektrochirurgie zerstört. Systematisch hat dann LARSSON 1926 epibulbäre Geschwülste mit Elektrochirurgie erfolgreich operiert, darunter ein Cancroid.

Auch MAWAS hat, wie auch schon erwähnt, 1928 epibulbäre Geschwülste, darunter auch pigmentierte, erfolgreich mit Elektrochirurgie operiert; ebenso operierten später JEANDELIZE und GAULT, MÉRIGOT DE TREIGNY, WEVE u. a. TERRIEN und COUSIN konnten ein nach Galvanokaustik rezidiviertes Epitheliom des Limbus mit Elektrochirurgie heilen. LAGOS, der sich sonst mehr mit der Radiumbestrahlung befaßt, empfiehlt besonders für derartige epibulbäre Geschwülste die Elektrochirurgie.

Die Prädilektionsstelle der epibulbären Tumoren ist der Limbus, wo sie fest und mehr oder weniger breitbasig der Sklera aufsitzen, während sie weiter hinten noch mit der Bindehaut verschieblich sein können. Später dringen sie auch auf die Hornhaut vor, mit der sie fest verwachsen sind. Ihre Ausbreitung ist meist flächenhaft und erst später und seltener in die Tiefe gehend, wie ich mich an histologischen Präparaten aus der Sammlung Prof. MELLERS überzeugen konnte, und wie es auch aus vielen Literaturangaben hervorgeht. Es ist also eine Abtragung der Geschwulst mit Erhaltung eines sehfähigen Auges auch in Fällen möglich, die man früher wegen des vorgeschrittenen Stadiums zur Enucleation bestimmt hätte. Durch die Abtragung dieser Geschwülste mit Elektrotomie und anschließender Elektrokoagulation des Grundes ist im Gegensatz zur einfach chirurgischen Abtragung die Rezidiv- und Metastasierungsgefahr in hohem Grade verringert, so daß wir Augen mit solchen epibulbären Geschwülsten auch dann zu erhalten trachten, wenn es sich nicht um das einzige Auge handelt (zum Unterschied von den Melanoblastomen von Ciliarkörper und Aderhaut).

Die *epibulbären Karzinome* sind wohl auch der Strahlenbehandlung allein zugänglich, jedoch mit kombinierter Behandlung rascher und sicherer zu beseitigen.

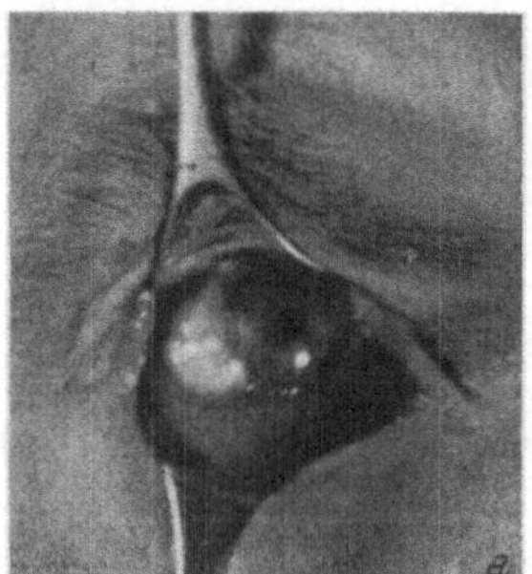

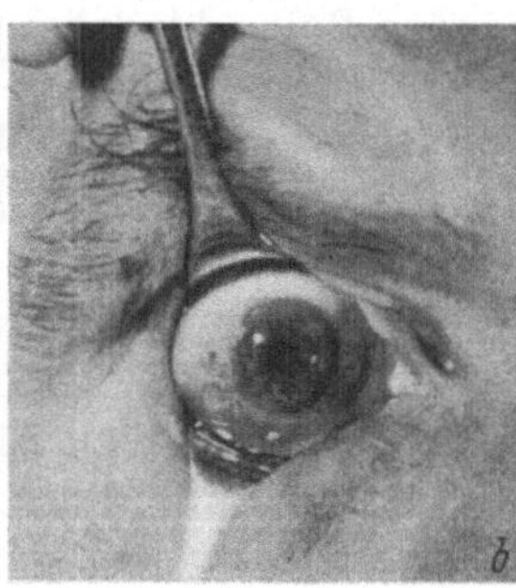

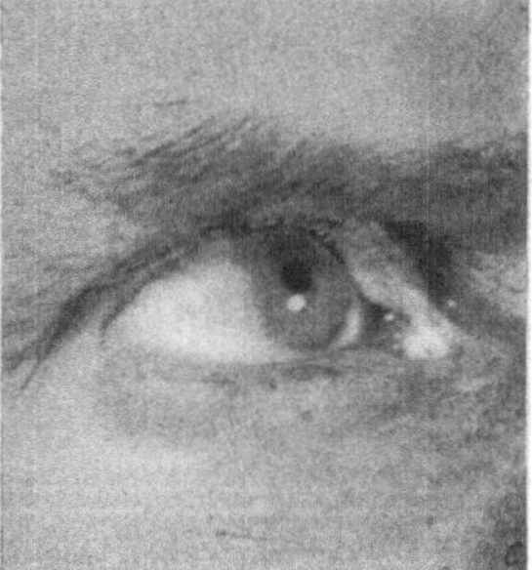

Abb. 11. a Epibulbäres Karzinom. Auge stark entzündet. V.: 5/18 corr. b $2^1/_2$ Monate nach elektrochirurgischer Operation und Radiumnachbestrahlung. V.: 5/18 corr. c 10 Monate nach der Operation. V.: mit Korrektur des postoperativen Astigmatismus 6/6. 1953: o. C. 6/6.

Fall 1. M. F., 61jähriger Patient. Vor einigen Wochen wurde Rötung des *R.* Auges bemerkt, zuerst mit Salbe behandelt. Da aber ein weißer Knoten im Auge entstand, wurde der Patient ins Spital geschickt.

2. VI. 1950: *R. A.*: starke Conjunctivitis mit Beteiligung der Bulbusbindehaut. Temporal am Limbus zwischen 7 und 10 Uhr eine derbe höckerige gegen temporal sich ausbreitende grauweiße Geschwulst, die sich von der entzündeten Bindehaut scharf abhebt

(Abb. 11 a). Sie erscheint mit der Unterlage verwachsen, reicht etwas in die Hornhaut, wo sich bei 9 Uhr eine kleine Delle befindet, die von einem grauen Saum umgeben ist. Dort ist auch die Hornhaut leicht diffus getrübt. Die tieferen Teile bis auf eine kleine Linsentrübung o. B. Fundus: Retinalgefäßsklerose. Visus mit + 1,50 sph 6/24. *L. A.*: zarte Linsentrübungen, Fundus wie rechts, V. 6/6.

7. VI. 1950 *Abtragung* der Geschwulst mit Elektrotomie und Elektrokoagulation (wie sie vor der Besprechung der pigmentierten Geschwülste näher beschrieben wird, da sie bei diesen von mir zum ersten Mal angewendet wurde). Danach Deckung mit Bindehaut. Postoperativ geringe Blutung auf den unteren Teilen der Iris, sonst guter Wundverlauf. Am 22. VI. 1950 *Radiumnachbestrahlung:* Augenmoulage für 6 Stunden, Dosis totalis 240 mgh, Filter 1 mm Platin, Distanz 7 mm.

Der histologische Befund ergab *verhornendes Plattenepithelkarzinom* mit entzündlichen Veränderungen.

Entlassung am 4. VII. 1950, Visus korr. 6/24, Jg 3. Nachkontrolle Ende August 1950, Visus 6/12, mit korr. Astigm. 6/6, Jg 1 (Abb. 11 b).

Am 25. IV. 1951 Auge blaß, temporal Bindehautnarben, mit geringer Überdeckung der Hornhautperipherie an der Überpflanzungsstelle. Hornhaut, Linse klar. Visus korr. 6/6, Jg 1 (Abb. 11 c). Im März 1953 Visus o. K. 6/6. Rezidiv- und metastasenfrei.

Die *epibulbären pigmentierten Geschwülste* erweisen sich nach unserer Erfahrung ganz oder fast *strahlenrefraktär,* so daß gerade für diese Fälle die chirurgische Behandlung mit Elektrochirurgie nach unserer Meinung die sicherste ist, die sich auch mit der Meinung der früher erwähnten Autoren deckt.

Meine Technik weicht von der früher angewendeten Technik (z. B. von LARSSON) insofern ab, als ich die Geschwulst mit einer Elektrode von der Form eines Diszissionsmesserchens (Abb. 3 c) zuerst im Gesunden umschneide und dort, wo die Geschwulst an der Sklera fest anhaftet, das ist am Limbus, in vorgeschrittenen Fällen auch an der Hornhaut, mit flach angesetzter Elektrode samt den oberflächlichen Skleral- und Hornhautschichten abtrage (Apparat Thermoflux, Kaustik, Variometerstellung 1). Dann wird die bloßliegende Sklera mit kleiner Kugelelektrode vorsichtig nachkoaguliert (Variometerstellung 2). Etwa noch in der Umgebung verstreute Pigmentfleckchen werden in gleicher Weise nachkoaguliert, da sie Ausgangspunkt neuerlicher Geschwulstbildung sein können. Die Wunde wird nun breit mit Bindehaut aus der Umgebung gedeckt, was in gleicher Sitzung möglich ist. Man vermeidet auf diese Weise eine größere sezernierende Wundfläche, die sekundär infiziert werden könnte. Diese nach Art eines KUHNTschen Lappens schürzen- oder brückenförmig abgelöste Bulbusbindehaut aus der Umgebung wird über die Wunde gelegt und mit Nähten fixiert. Sie klebt primär an die koagulierte Sklera fest. Die Resorption der koagulierten Teile erfolgt unter dem deckenden Bindehautlappen und unter Bildung einer schönen und festen Narbe. Radiumbestrahlung wird nachgeschickt. Es ist erstaunlich, wie selbst ausgedehnte derartige Geschwülste auf diese Weise mit vollem Erfolg operiert werden können. Auch nach Jahren sind die Linsen klar, das Sehvermögen erhalten, die Patienten rezidiv- und metastasenfrei geblieben. Ein nach solchen ausgedehnten Koagulationen aufgetretener Astigmatismus pflegt sich in den nächsten Wochen und Monaten stark zurückzubilden, zum Teil auch zu verbleiben.

Einige typische Fälle dieser Art mit den zugehörigen Krankengeschichten seien im folgenden angeführt und der Zustand der Augen vor und nach der Operation in Abbildungen dargestellt [1].

Fall 2. P. Th., 42jährige Patientin, hellblond, blauäugig. 20. XI. 1946. *L. A.:* Melanoblastom am temporalen Limbus, 3 × 4 mm groß, gegen den Limbus zu erhaben und stark dunkel, nach temporal flacher und heller braun. Beiderseits gemischter Astigmatismus corneae. Visus 6/8? korr. Der dunkle Fleck wurde vor zwei Jahren bemerkt, vor einem Jahr im Lainzer Krankenhaus gesehen, damals war der Fleck noch nicht plastisch. Vorerst *Radiumbestrahlungen* (Dozent MAIER). I. Bestrahlung 2. XII. 1946: $^1/_{50}$ mg Radiumträger für eine Stunde; Dosis totalis 50 mgh, Filter 1 mm Platin, keine Distanz. II. Bestrahlung 9. XII. 1946: $^1/_{50}$ mg Radiumträger für eine Stunde; Dosis totalis 50 mgh, Filter 1 mm Platin, keine Distanz.

7. I. 1947 *Abtragung* mit Elektrotomie mit feinem Sichelmesserchen, Elektrokoagulation des Grundes, Deckung mit Bindehautlappen.

Die histologische Untersuchung ergab *malignes Melanoblastom.*

19. I. 1947: Bindehaut deckt gut, kleiner dunkler Fleck, der nachkoaguliert werden soll, erweist sich als koaguliertes Gewebe, das mit der Pinzette abgetragen werden kann. Visus korr. 6/12 bis 6/8?. Der Astigmatismus ist invers geworden. *Radiumnachbestrahlung* 27. I. 1947: $^1/_{50}$ mg Radiumträger für 100 Minuten; Dosis totalis 83 mgh.

20. II. 1947: Astigmatismus verschwunden.

1. III. 1947 Vorstellung der Patientin in der Ophthalmologischen Gesellschaft Wien. Weiterer Verlauf glatt, Wiederauftreten des Astigmatismus wie vor der Operation. An Stelle des früher bestandenen Melanoms nur einige Gefäßektasien, wohl nach den Radiumbestrahlungen.

13. XI. 1950: Befund und Visus unverändert.

Die Patientin ist seit mehr als sechs Jahren rezidiv- und metastasenfrei. Visus unverändert, Linse klar.

Fall 3. B. Th., 53jährige Patientin. Anfang Juli 1949 wurde augenärztlich ein schwarzer Fleck auf dem *R. A.* festgestellt, Patientin selbst weiß nicht, wie lange er besteht.

4. VII. 1949 ergab der Augenbefund auf dem *R. A.* temporal oben einen tiefschwarzbraunen Fleck, der vom Limbus unregelmäßig begrenzt war und wie zerfasert 2 bis 3 mm nach hinten auf die Sklera reichte. Dieser Teil war derb und auf der Sklera festsitzend, während weiter nach hinten zu noch feinfleckige Pigmentierungen der Bulbusbindehaut zu erkennen waren. Sonst beide Augen o. B., Irides grau-grünlich. Visus beiderseits 6/6 fast.

Am 7. VII. 1949 *Operation* sehr gründlich mit Elektrokoagulation, Deckung der koagulierten Sklera samt Limbus mit Bindehautlappen aus der Umgebung. Mäßige postoperative Reizung, glatte Anheilung des Bindehautlappens, so daß nach zwei Monaten nur noch eine zarte Narbentrübung der Hornhautperipherie temporal oben bei genauer Betrachtung erkennbar ist. V. 6/6 fast, Linse klar.

Nach mehr als drei Jahren Zustand unverändert gut, rezidiv- und metastasenfrei. (Abb. 12 a, b vor und nach der Operation.)

Fall 4. Sch. A., 61jährige Patientin. In diesem Falle war das epibulbäre Melanoblastom so ausgedehnt, daß vorerst die Enucleation des Auges geplant war, die aber von der Patientin abgelehnt wurde. So versuchten wir, das Auge mit elektrochirurgischer Operation zu erhalten.

Vor zwei Jahren bemerkte die Patientin eine Verfärbung im äußeren Augenwinkel des *R. A.* Der konsultierte Arzt bezeichnete sie als unbedeutend. Erst in letzter Zeit bemerkt die Patientin ein Größenwachstum dieser Verfärbung, das Sehvermögen ist nicht beeinträchtigt, es bestehen keine Schmerzen. Patientin sucht neuerlich den Arzt auf, der sie sofort ins Krankenhaus weist.

9. VI. 1950: *R. A.:* Lider o. B., Bulbus reizlos. Stellung und Beweglichkeit normal. Die temporale Bulbusbindehaut direkt im Anschluß an den Limbus ist braun pigmentiert, am Limbus ein ca. 10 mm langer und 3 mm breiter Wulst, der zum Teil auf die Horn-

[1] Wien. Ophth. Ges., 13. XI. 1951.

haut hinüber reicht und hier oberflächlich gelegen ist. Dieser Tumor liegt zwischen 7 und 10 Uhr, ist dunkelbraun, die Oberfläche wie ein Dickdarm gewulstet. Drei ebenso bräunliche Flecken, die aber nicht so erhaben sind, liegen knapp am Limbus bei 5 Uhr, $^1/_2$6 Uhr und 6 Uhr. In der unteren Hornhautperipherie feine präzipitatähnliche Pigmentierungen, aber oberflächlich gelegen im Bereich des Epithels. Hornhaut sonst o. B. (Abb. 13 a), tiefere Teile o. B. bis auf zarte Linsentrübung, so wie auf dem sonst normalen *L. A.* Visus *R. A.* korr. 6/6 f., L. A. 6/8. Diagnose: Melanoblastom des Limbus.

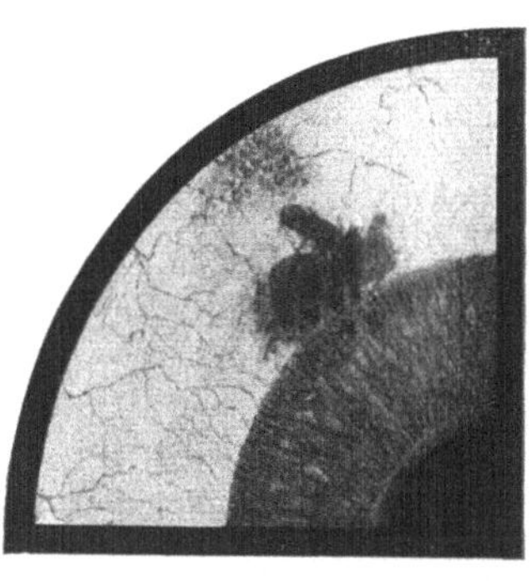

a

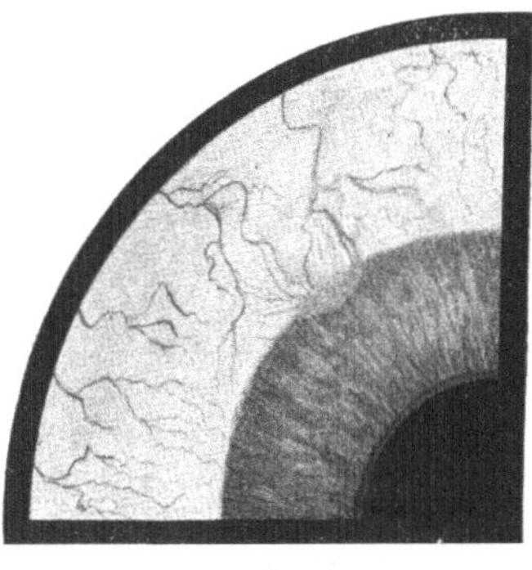

b

Abb. 12. a Pigmentnaevus der Bulbusbindehaut, in letzter Zeit stark gewachsen und verdickt, b nach elektrochirurgischer Operation.

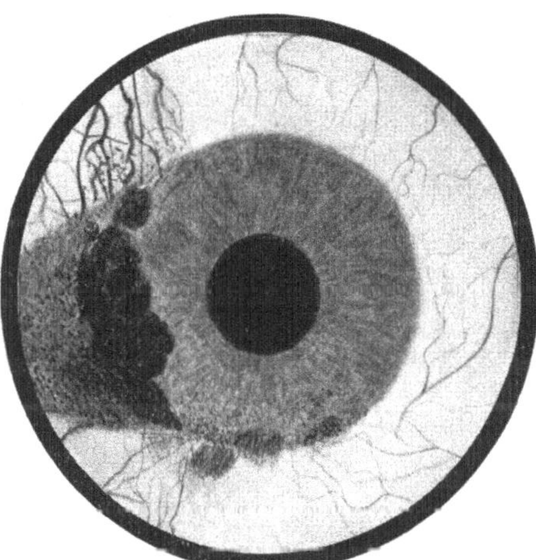

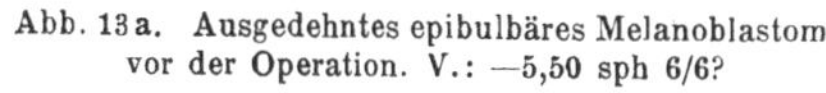

Abb. 13 a. Ausgedehntes epibulbäres Melanoblastom, vor der Operation. V.: —5,50 sph 6/6?

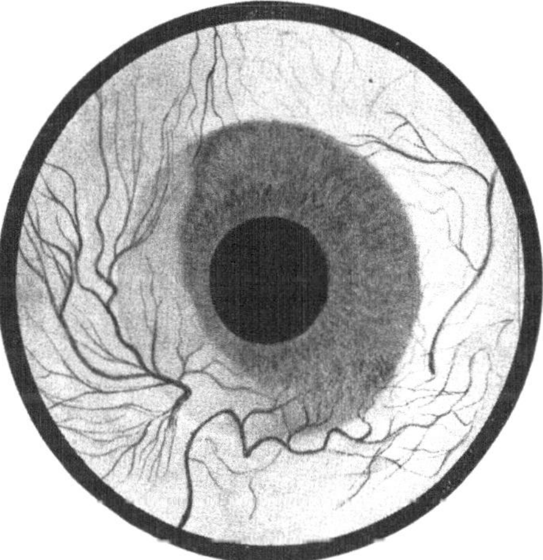

Abb. 13 b. Gleiches Auge, 10 Monate nach der elektrochirurgischen Operation. V.: —6 sph + 1,25 cyl 40° 6/12?

RR 190/100, Melaninprobe im Harn negativ, intern keine Metastasen nachweisbar. Enucleation wird abgelehnt.

16. VI. 1950 *Abtragung* der Geschwulst mit Elektrochirurgie: Ganglionanaesthesie, subconjunctivale Procaininjektion. Die Injektionsflüssigkeit hebt auch den mit Pigmentflecken übersäten Teil der Bindehaut hervor. Die Bindehaut haftet eigentlich nur im Bereich der Geschwulst fest. Nun wird die Bindehaut im Gesunden mit Elektrotomie umschnitten und läßt sich von der Sklera bis nahe zum Limbus ganz leicht abtrennen. An der Sklera sind nirgends außer am Limbus verdächtige Pigmentierungen vorhanden. Dann wird mit dem gleichen Elektrotomiemesserchen durch flaches Anlegen die Geschwulst selbst von der Sklera und angrenzenden Hornhaut am Limbus in annähernd der

temporalen Hälfte abgetragen. Der untere nasale Teil der Geschwulst am Limbus wird mit Elektrokoagulation zerstört. Der untere mit Pigmentstaub oberflächlich versehene Teil der Hornhautperipherie wird mit einer patschenartigen (Abb. 3 e) Elektrode oberflächlich vorsichtig koaguliert, bis ca. 3 mm gegen die Hornhautmitte hinein. Temporal wird der nach der Abtragung entstandene Grund der Geschwulst (Sklera und benachbarte Cornea) ebenfalls noch mit stumpfer Elektrode nachkoaguliert, so daß er pergamentisiert wird. Somit ist alles verdächtige Gewebe abgetragen und flächenhaft koaguliert. Der so entstandene große Defekt wird nun durch Bindehautschürzen gedeckt, die epibulbär von temporal oben und von unten her präpariert werden. Die obere Schürze wird durch einen vom äußeren Lidwinkel nach oben gehenden Schnitt noch weitgehend mobilisiert. Beide Schürzen lassen sich nunmehr locker und ohne Spannung über den Defekt breiten, sie werden mit drei Seidennähten miteinander vereinigt. Die Bindehaut bedeckt so den ganzen skleralen Defekt und auch die koagulierte Hornhautperipherie. Atropin, Sulfodiazinsalbe, Verband.

17. VI. 1950 Bindehautlappen in guter Lage. Hornhaut, soweit sie von Bindehaut unbedeckt ist, nur wenig diffus getrübt und matt, etwas stärker nur im unteren Teil, der koaguliert wurde. Vorderkammer tief, Pupille über mittelweit, rund. Atropin, Sulfodiazinsalbe.

23. VI. 1950 Bulbus stark gereizt. Die Wunden in der temporalen Hälfte heilen gut ab. Hornhaut klar, nur im Bereich der Elektrokoagulation temporal unten leicht getrübt, Vorderkammer mitteltief, Kammerwasser klar, Pupille rund, zentrisch, übermittelweit. Tension normal. Anschließend *Radiumbestrahlung*. I. Bestrahlung 4. VII. 1950: $^1/_{50}$ mg Radiumträger für eine Stunde; Dosis totalis 50 mgh, Filter 1 mm Platin, keine Distanz.

Der histologische Befund ergibt *malignes Melanom.*

12. VII. 1950 Bulbus noch stark gereizt, Bindehautwunden gut abgeheilt. Am Limbus bei $^1/_2$10 Uhr ist eine stecknadelkopfgroße Stelle der Bindehaut, die ganz zart staubförmig pigmentiert ist.

Das temporal-untere Drittel der Hornhaut weist entsprechend der Elektrokoagulation Substanzverluste auf, die gegen den Limbus bis zu drei Vierteln des Stroma betreffen, so daß hier das Stroma stellenweise nur ein Viertel bis ein Drittel seiner Dicke besitzt. Die Substanzverluste sind aber gut epithelisiert. An der Hornhauthinterfläche am oberen Rand der Substanzverluste ziemlich dichte, ganz feine braune Beschläge. Vom Limbus her sprossen einige oberflächliche Gefäße in das Koagulationsgebiet ein. Die übrige Hornhaut, vor allem ihre mittleren Teile, haben ein oberflächlich zart unebenes wie gehämmertes Aussehen, das durch feine ganz oberflächliche Substanzverluste und zarte stecknadelspitzgroße Trübungen hervorgerufen ist. Vorderkammer mitteltief, Kammerwasser eine Spur getrübt, Iris blaugrau mit deutlicher Struktur, Pupille rund und zentrisch, medikamentös mäßig erweitert. Bei 3 Uhr eine feine Pigmentsynechie. Auf der Linsenvorderfläche massenhaft ganz feine Pigmentstippchen. Die Linse selbst unverändert. Fundus verschleiert sichtbar, soweit beurteilbar o. B. Tension 20 mm Hg, Visus (Irreg. Astigm.) mit — 5,5 sph 6/24, Jg 1.

13. XI. 1950 Auge blaß, in gutem Zustande, temporale Hornhautperipherie etwas von überpflanzter Bindehaut bedeckt, Cyclitis abgeklungen (Abb. 13 b). Visus korr. 6/12?, o. K. Jg 1, Tension 20 mm Hg. Anschließend *Radiumbestrahlung*. II. Bestrahlung 27. XI. 1950: $^1/_{50}$ mg Radiumträger für eine Stunde; Dosis totalis 50 mgh, Filter 1 mm Platin, keine Distanz.

Ein Jahr später finden sich noch einige feine Pigmentstippchen nasal-unten oberflächlich in der Hornhautperipherie, die an einer Stelle etwas über den Limbus in die Bindehaut reichen. Sie werden vorsichtshalber am 20. XI. 1951 mit stumpfer flacher patschenartiger Elektrode oberflächlich und zart ankoaguliert, diese Stelle dann mit Bindehautbrückenlappen von nasal her überdeckt. Glatte Heilung mit geringer entzündlicher Reaktion.

Letzte Nachuntersuchung im März 1953 ergab: Auge blaß, die Hornhaut in der temporalen Peripherie skleraartig getrübt, weniger nasal unten, sonst klar. Die Hornhaut zeigt aber leichte epitheliale Veränderungen mit Neigung zu Austrocknung (Lupe, Spaltlampe), bei herabgesetzter Sensibilität. Astigmatismus etwas irregulär, Visus korr. mit —6 sph mit —3 cyl 170° 6/18. Die Patientin ist bisher rezidiv- und metastasenfrei, das Auge mit gutem Visus erhalten geblieben (Abb. 13 c).

Fall 5. Im folgenden Falle wurden *multiple epibulbäre Melanoblastome* in zwei Operationen mit Elektrochirurgie abgetragen; der Eingriff wurde trotz hohen Alters und Diabetes gut vertragen.

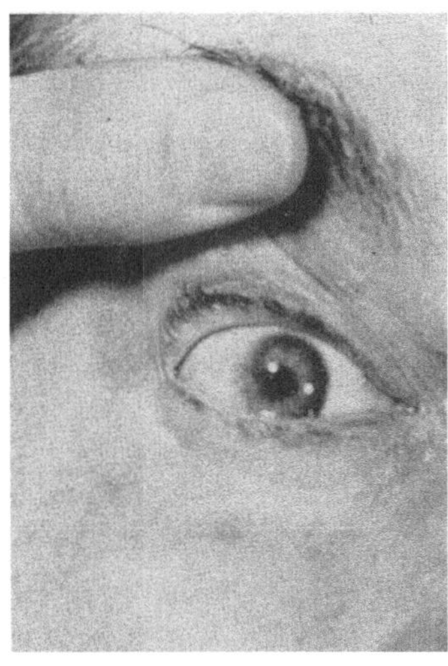

Abb. 13 c. Ausgedehntes epibulbäres Melanoblastom. Endzustand. (Photo.)

R. B., 80jährige Patientin. Nach Bericht des einweisenden Augenarztes bestand bereits 1931 auf dem *L. A.* ein Pigmentnaevus der Bulbusbindehaut temporal. 1936 hatte die Braunfärbung zugenommen und auch auf die nasale Seite der Bulbusbindehaut übergegriffen, doch war die Bindehaut überall frei verschieblich und nicht verdickt. Bei einer Konsultation auf der 1. Augenklinik meinte Prof. MELLER, daß es sich um Naevi und nichts Malignes handle, empfahl aber weitere Kontrolle. 1949 hatte die Pigmentierung neuerlich zugenommen. Am 31. VII. 1951 kam die Patientin wieder zu ihrem Augenarzt: das Bild hatte sich nun wesentlich geändert. Neben den alten Pigmentierungen liegen nun an vier Stellen rundliche, fast schwarzbraune Tumoren, die die Bindehaut halbkugelig vorwölben und deren Oberfläche glänzend ist. Die Bindehaut mit den darinliegenden Tumoren ist frei verschieblich.

Da nunmehr der hochgradige Verdacht der Malignität dieser Bildungen bestand, wurde das am weitesten temporal oben gelegene Gebilde exzidiert. Die histologische Untersuchung ergab *Melanoblastom* (Dr. URBAN). Die Patientin wurde dem Krankenhaus Wien-Lainz überwiesen.

8. VIII. 1951: *R. A.:* Äußerlich o. B. bis auf Gerontoxon, frei von epibulbären Pigmentierungen, Iris braun. Im Fundus hypertone Gefäßveränderungen. Visus korr. 6/6, Jg 1.

L. A.: Lidspalte etwas enger, Bulbus in Stellung und Beweglichkeit o. B. Der Unterlidrand erscheint durch eine etwa erbsengroße dunkelbraune Geschwulst, die bei 6 Uhr bulbusnahe beginnt und nach unten zu gegen den Fornix reicht, etwas vom Bulbus abgedrängt. Unter dieser etwa 2 mm hohen prominenten schwärzlich braunen Geschwulst mit höckriger Oberfläche liegen einige größere flache Pigmentierungen episkleral, die in den Fornix hinunter reichen. Beim Abziehen des Oberlides und Blick nach unten kommen zwei weitere erbsengroße, unterhalb des oberen Fornix beginnende, nicht bis zum Limbus reichende, graubräunliche Tumorknoten zur Ansicht, die, in der Bulbusbindehaut gelegen, mit ihr verschieblich sind. Sie fühlen sich mäßig derb an, haben eine mehr glatte Oberfläche und sind scharf abgegrenzt (Abb. 14 a, b). Ringsum am Limbus, auch etwas auf die Hornhaut übergreifend, massenhaft feine Pigmentierungen, besonders dicht temporal. Temporal oben 3 mm vom Limbus eine zarte Narbe in der Bulbusbindehaut nach der erfolgten Probeexzision. Unten bei 6 Uhr anschließend an den beschriebenen am Limbus gelegenen Tumor walzenförmige Verdickung der Hornhautperipherie, im entsprechenden Teil der Hornhaut ebenfalls feine Pigmentierungen. Die Sklera ist im allgemeinen etwas melanotisch. Die zentralen Hornhautpartien klar, Vorderkammer mitteltief, Kammerwasser klar, Iris braun, Struktur deutlich, Pupille mittelweit, zentrisch, rund. Linse dem Alter entsprechend. Fundus bis auf hypertone Gefäße o. B. Visus korr. 6/8?, Jg 1.

Eine in Erwägung gezogene Enucleation wurde von der Patientin abgelehnt.

Da Bestrahlung allein wenig aussichtsreich erschien, wurde vorerst die Abtragung der Geschwülste mit Elektrochirurgie durchgeführt, zweizeitig mit einwöchigem Abstand. Nachher Radiumbestrahlung.

Erste Operation am 13. VIII. 1951: Abtragung der beiden oberen melanotischen Knoten der Bulbusbindehaut mit Elektrotomie nach Cocaininstillationen und subconjunctivaler Procaininjektion, durch die sich die Bindehaut weit von der Sklera abheben ließ, ein Zeichen für die Lage der Knoten in der Bindehaut. Nach Ausschneidung der Knoten und der Narbe mit Elektrotomie sieht man, daß die Sklera vollkommen frei ist. Entsprechend den Pigmentierungen am Limbus oben wird noch oberflächliche Elektrokoagulation mit stumpfer patschenartiger Elektrode hinzugefügt. Die intakte Bulbusbindehaut wird dann aus der Umgebung mit der Schere von der Sklera losgelöst, unterhalb des oberen Fornix

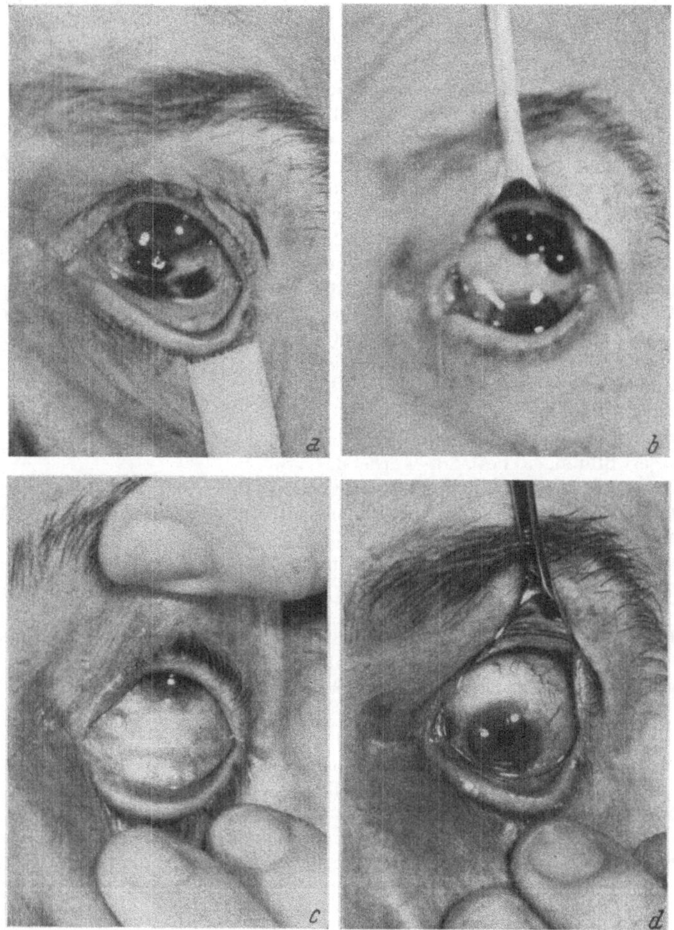

Abb. 14. a und b Multiple Melanoblastome, unten und oben. c und d Multiple Melanoblastome, nach den elektrochirurgischen Operationen.

durch Gegeninzision ein Brückenlappen gebildet, der, gut beweglich, über den freien Teil der Sklera und den koagulierten Limbus gezogen und mit zwei Nähten temporal und nasal befestigt wird. Unter den Bindehautlappen wird Penicillinlösung gespritzt. Sulfonamidsalbe, Binokulus. Geringe postoperative Reaktion, Bindehaut liegt gut und deckt temporal auch die Randteile der Hornhaut, so daß schon nach einer Woche die *zweite Operation* am 17. VIII. 1951 folgen kann: Abtragung des Melanoblastoms unten am Bulbus mit Elektrotomie samt der Bindehaut, soweit sie eine fleckige Pigmentierung aufweist. Der prominente hier am Limbus festhaftende Knoten, wird vorsichtig mitsamt der Bindehaut mit Elektrotomie abgetragen, der Limbus an dieser Stelle, wo der Knoten festgehaftet hatte, noch mit stumpfer Elektrode nachkoaguliert. Die benachbarten Teile der Hornhaut werden zart und oberflächlich mit stumpfer Elektrode koaguliert. Die verbliebene Bindehaut wird nun nasal und temporal mit der Schere gut freigemacht, nasal unterminiert, temporal durch einen im Fornix bis zum äußeren Lidwinkel verlaufenden Schnitt mobilisiert und so die benachbarte Bindehaut über die Wunde der Sklera und den Limbus gelegt und mit zwei Nähten fixiert. So ist auch hier ausreichende Deckung erfolgt, nur unten im Fornix ist eine Stelle von Bindehaut frei und wird der sekundären Heilung überlassen. Die Nähte nach der ersten Operation werden entfernt, da oben die Bindehaut gut angelötet erscheint. Atropin, Sulfonamidsalbe, Binokulus. Mäßige postoperative Reaktion, die Bindehaut reicht unten bis zum Limbus, gegen den unteren Fornix zu leichte Wulstung.

29. VIII. 1951 bei der Entlassung besteht noch ziemlich starke Rötung und Schwellung der Bulbusbindehaut. Von den Pigmentgeschwülsten ist nichts zu sehen, nur stellenweise zarte Pigmentierungen der Bulbusbindehaut nasal (wo nicht operiert worden war) und oberflächlich in der Hornhautperipherie. Die übrigen Teile des Auges o. B. Visus korr. 6/18?, Jg 2; reaktive Conjunctivitis und leichte Epithelläsion der Hornhaut. Anschließend *Radiumbestrahlungen*. I. Bestrahlung 7. IX. 1951: $^1/_{50}$ mg Radiumträger für 30 Minuten; Dosis totalis 25 mgh, Filter 1 mm Platin, keine Distanz, oben. — II. Bestrahlung 12. IX. 1951: $^1/_{50}$ mg Radiumträger für 30 Minuten; Dosis totalis 25 mgh, Filter 1 mm Platin, keine Distanz, unten. — III. Bestrahlung 12. X. 1951: $^1/_{50}$ mg Radiumträger für 20 Minuten; Dosis totalis 16,7 mgh, Filter 1 mm Platin, keine Distanz, oben. — IV. Bestrahlung 15. X. 1951: $^1/_{50}$ mg Radiumträger für 10 Minuten; Dosis totalis 8 mgh, Filter 1 mm Platin, keine Distanz, unten.

Die Reizung des Auges geht allmählich zurück, auch die Wulstung der Bulbusbindehaut, die Hornhaut wird wieder glänzend und klarer.

Dezember 1951 Auge fast reizlos, rezidivfrei, keine Metastasen, Melanin negativ. Juni 1952 Auge und Patientin in Ordnung, Visus korr. 5/8, Jg 2, bis zum Herbst 1953 unverändert (Abb. 14 c, d).

Im Gegensatz zu diesen mit Elektrochirurgie operierten epibulbären malignen Melanoblastomen mit günstigem Ausgang sei ein Fall von sogenanntem *Naevus* der Bulbusbindehaut mitgeteilt, der — von anderer Seite — einfach chirurgisch abgetragen und dann mit Radium nachbestrahlt worden war, bei dem es zu einem wenig pigmentierten ringsarkomartigen ausgedehnten Rezidiv am Limbus kam, das trotz nachträglich durchgeführter Abtragung mit Elektrochirurgie wieder rezidivierte und Kontaktmetastasen an den Lidern setzte, so daß die Entfernung des Auges samt größtem Teil der Lider und des Orbitalgewebes notwendig wurde:

Fall 6. D. K., 78jähriger Patient. Vor 19 Jahren bemerkte er einen Pigmentfleck im äußeren Winkel des *R. A.* Erst in den letzten Jahren vor 1945 begann der Pigmentfleck zu wachsen. Im November 1945 wurde er auf der Radiumabteilung Wien-Lainz bestrahlt, nachdem vorher das Gebilde auf der Augenabteilung *einfach-chirurgisch* exstirpiert worden war. Im Januar 1948 trat ein Rezidiv auf in Form einer größtenteils unpigmentierten Schwellung der temporalen Hälfte des Limbus mit Gefäßerweiterungen. Diese Rezidivgeschwulst wurde mit Erhaltung des Auges mit *Elektrotomie abgetragen*, mit Bindehaut gedeckt und mit *Radium* nachbestrahlt; der Patient erschien nicht zu den vorgeschriebenen Kontrollen und Bestrahlungen. Im April 1949 war die Geschwulst neuerlich rezidiviert mit Pigmentierungen am oberen Limbus und mit Abklatschmetastasen an der Bindehautseite des Oberlides (Abb. 15).

Abtragung der Lider samt Enucleation des Bulbus und Evisceration der vorderen Orbita mit Elektrotomie und Elektrokoagulation des Orbitalgewebes unter Schonung der Haut des Unterlides und der Deckfalte des Oberlides, die zur Deckung der Orbita benützt wurden. Glatte Wundheilung, die Orbita mit Haut gedeckt. *Radiumnachbestrahlung*. *L. A.* o. B., Visus korr. normal.

Radiumbestrahlungen: I. Bestrahlung XI. 1945: Radium. — II. Bestrahlung 9. IV. 1948: für $3^1/_2$ Stunden; Dosis totalis 121 mgh, Filter 1 mm Platin, 3 mm Distanz. — III. Bestrahlung 18. IX. 1948: $^1/_{50}$ mg Radiumträger für eine Stunde; Dosis totalis 50 mgh, Filter 1 mm Platin, keine Distanz. — IV. Bestrahlung 20. I. 1949: $^1/_{50}$ mg Radiumträger für 90 Minuten; Dosis totalis 75 mgh, Filter 1 mm Platin, keine Distanz. — V. Bestrahlung 30. V. 1949: Radiummoulage für $34^1/_4$ Stunden; Dosis totalis 1600 mgh, Filter 1 mm Platin, 7 mm Distanz.

Nach einer 1953 eingelangten Zuschrift des Landeskrankenhauses Linz, O-Ö., ist ein orbitales Rezidiv der Geschwulst erfolgt mit Metastasierung in die Lunge, so daß mit einem letalen Ausgang zu rechnen ist.

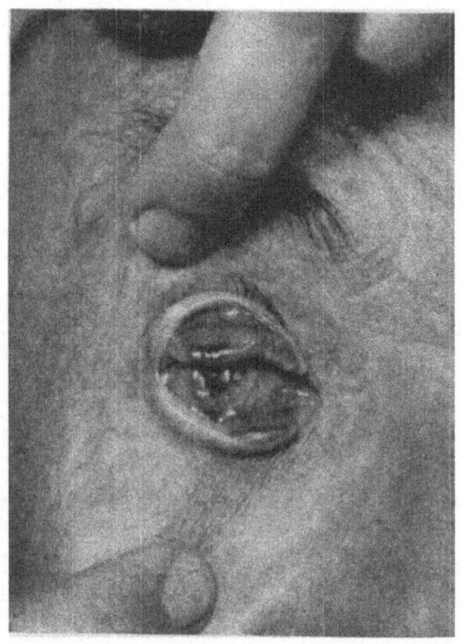

Abb. 15. Rezidiv nach einfacher Exzision eines sogenannten Naevus der Bindehaut des Bulbus. Kontaktmetastasen an der Bindehautseite der Lider.

Der Fall beweist die Gefährlichkeit der rein chirurgischen Abtragung derartiger sogenannter Naevi der Bulbusbindehaut und die besondere Bösartigkeit des danach aufgetretenen Rezidivs, das sich auch durch die nachträglich erfolgte elektrochirurgische Operation der Rezidivgeschwulst nicht mehr beherrschen ließ. Er beweist aber auch die Unsicherheit einer nicht vollständigen Ausweidung der Orbita.

c) Andere Veränderungen am Limbus.

Bei *Iriseinheilungen im Limbus mit staphylomatöser Ektasie* der von der Iris gebildeten Narbe (nach älterem Irisprolaps) kann mit Elektrokoagulation flache und solide Vernarbung erzielt werden: Das Epithel um das Staphylom wird vorerst mit stumpfer Elektrode (kleine Kugel oder Patsche) mit zarter Elektrokoagulation verödet (30 bis 40 mA pro kurzer Einwirkung), das Staphylom mit gleicher Elektrode, wenn nötig unter etwas mehr und länger einwirkendem Strom, zur Zusammenziehung gebracht. Ein schürzen- oder brückenförmiger Bindehautlappen (durch Kontrainzision am Fornix) wird vorbereitet, entsprechende Bindehautnähte werden vorgelegt. Ist das Staphylom klein und konnte es schon durch die nicht perforierende Elektrokoagulation zur Abflachung gebracht werden, wird durch Knüpfen der Nähte die Bindehaut darüber befestigt. Konnte keine genügende Abflachung erzielt werden, wird das Staphylom vorsichtig mit kurzer Diathermienadel perforiert, ein- oder mehrfach, je nach Größe und Vorwölbung, wobei Kammerwasser absickert und der Augendruck sinkt, so daß das Staphylom, das schon durch die Wirkung der Elektrokoagulation zusammengezogen wurde, zusammenfällt. Dann erst wird die Bindehaut darüber gedeckt. Die vorerst durchgeführte Verödung des Epithels am Limbus, wenn nötig am Randteil der Hornhaut (bei noch trockenem Bulbus gemacht), ist notwendig, damit der überpflanzte Bindehautlappen gut verwächst und sich nicht zurückzieht, so daß eine solide Narbe entsteht (Abb. 16 a, b, c, d, e, f). Auch der in solchen Fällen meist starke postoperative Astigmatismus der Hornhaut wird durch diese Narbenkorrektur mit Elektrokoagulation vermindert.

Fall 7. W. S., 72jährige Frau, war auf dem *L. A.* an einer Wiener Augenklinik 1948 wegen grauem Star operiert worden. Sie soll sehr unruhig gewesen sein. Befund am 14. VII. 1952: *R. A.*: zarte Hornhautnarben, Cat. incip. *L. A:* blaß, am Limbus oben Narbe nach Starextraktion mit dunkler wurmförmiger Vorwölbung nasal oben (alter Irisprolaps), von ganz dünner atrophischer Bindehaut bedeckt. Hornhaut bis auf Gerontoxon klar, Vorderkammer tief, Kammerwasser klar, Iris braun wie rechts, leicht atrophisch, Pupille nach oben verzogen, schlierige Glaskörpertrübungen. Hoher postoperativer

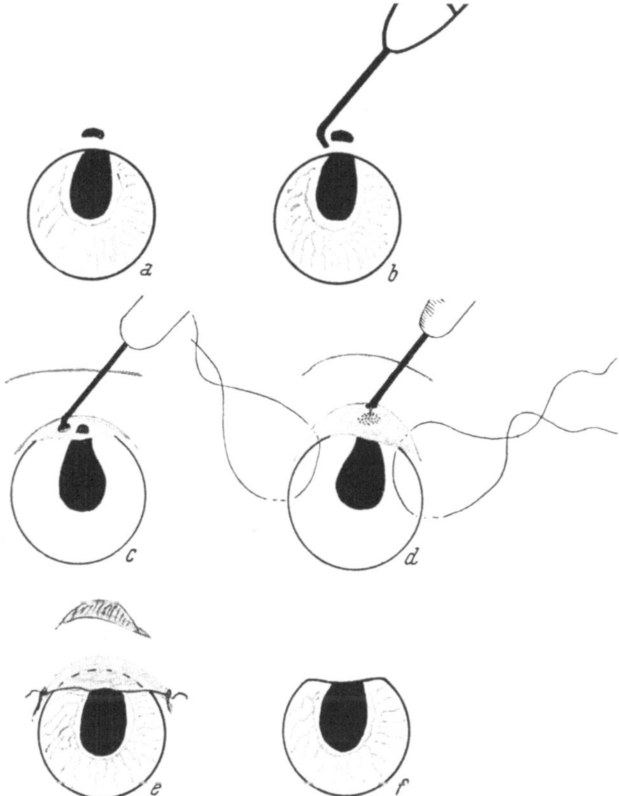

Abb. 16. a Staphylom nach Staroperation. b Zarte Elektrokoagulation des Epithels in der Umgebung mit stumpfer Elektrode. c Vorbereitung eines Bindehaut-Brückenlappens zur späteren Deckung und Elektrokoagulation der Sklera in der Umgebung des Staphyloms mit stumpfer Elektrode. d Vorgelegte Bindehautnähte. Elektrokoagulation des Staphyloms mit kurzer Einnadel. e Deckung mit Bindehaut (Nähte geknüpft). f Endzustand.

Astigmatismus corneae, Tension normal. Visus: + 4 sph mit + 6 cyl 170° 6/24, + 13 sph mit + 6 cyl 170°, Jg 2. Wegen Gefahr der Spätinfektion und zur Verringerung des Astigmatismus wird am 16. VII. 1952 eine *Narbenkorrektur* mit Elektrokoagulation vorgenommen: subconjunctivale Procaininjektion, Ablösung der Bindehaut von nasal-oben. Staphylom und umgebendes Epithel am Limbus und in der Hornhautperipherie werden mit flacher stumpfer Elektrode zart koaguliert. Am Bindehautlappen werden zwei Nähte vorgelegt. Dann wird das Staphylom mit feiner Diathermienadel zart mehrfach koaguliert und perforiert, so daß intraokuläre Flüssigkeit absickert und das Staphylom abflacht. Der Bindehautlappen wird darübergelegt, die Nähte werden geknüpft. Atropin,

Salbenverband. Geringe postoperative Reizung, der Bindehautlappen deckt zuerst gut, zieht sich aber dann, da die Patientin sehr unruhig ist, zurück, wonach an zwei Stellen noch punktförmige dunkle Stellen in der Narbe sichtbar werden, die am 29. VII. mit *feiner Nadeldiathermie* nachkoaguliert werden, die untere perforierend, die obere nicht perforierend. Die Umgebung wird nochmals zart nachkoaguliert, neuerlich ein Bindehautlappen, diesmal zungenförmig, darübergenäht, worauf diesmal solide Vernarbung erfolgt. Am 15. I. 1953 ist das Auge blaß (Abb. 17 a, b), die Narbe solid, Pupille etwas stärker hinaufgezogen als vor der Operation. Der Astigmatismus auf die Hälfte zurückgegangen.

Visus: + 11 sph mit + 2,50 cyl 180° 6/12 bis 6/9,
+ 15 sph mit + 2,50 cyl 180°, Jg 1. Tension normal.

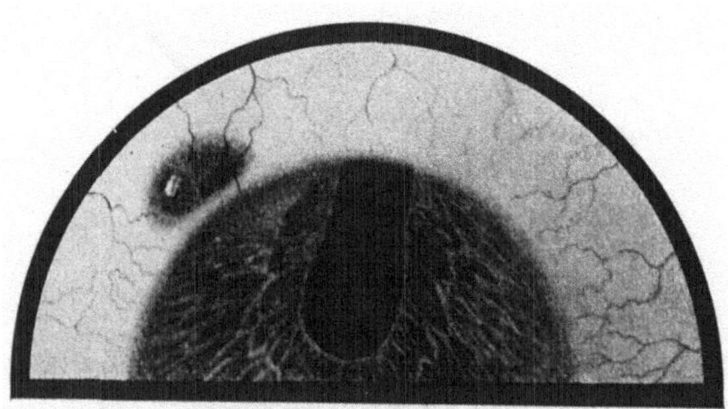

Abb. 17a. Staphylomatöse Narbe nach Staroperation.

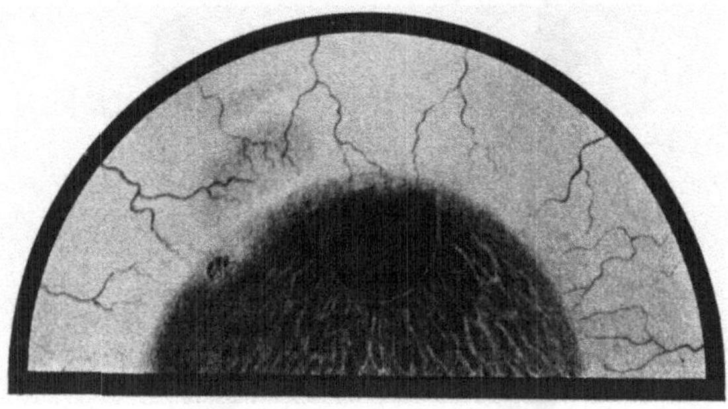

Abb. 17b. Nach Elektrokoagulation und Deckung mit Bindehaut.

In einigen Fällen von Staphylom mit gleichzeitiger Drucksteigerung habe ich mit Erfolg zur Staphylomoperation eine Ciliarkörperstichelung nach VOGT oder eine subsklerale Diathermocyclodialyse im gleichen Quadranten hinzugefügt (s. S. 50 bis 52).

Auch unerwünschte *Filtrationsnarben,* z. B. nach Staroperation, die zur Spätinfektion führen können, lassen sich auf analoge Weise durch Elektrokoagulation oder Abtragung des Filtrationskissens mit Elektrotomie und nachfolgende Deckung mit Bindehaut beseitigen und solide Vernarbung erzielen (Abb. 18 a, b).

Diese Eingriffe wurden gut vertragen mit mäßiger postoperativer Reaktion. Zu tiefe Koagulation soll dabei vermieden werden, um nicht durch

Reaktion in der Tiefe Gebilde des Kammerwinkels zu veröden, was Drucksteigerung veranlassen könnte, die ohnehin schon durch den soliden Verschluß von Fisteln, die lange bestanden haben, droht.

In ähnlicher Weise lassen sich auch Wundstellen, in die Glaskörper oder Linsenkapsel eingeklemmt sind, korrigieren und solide Vernarbung erzielen.

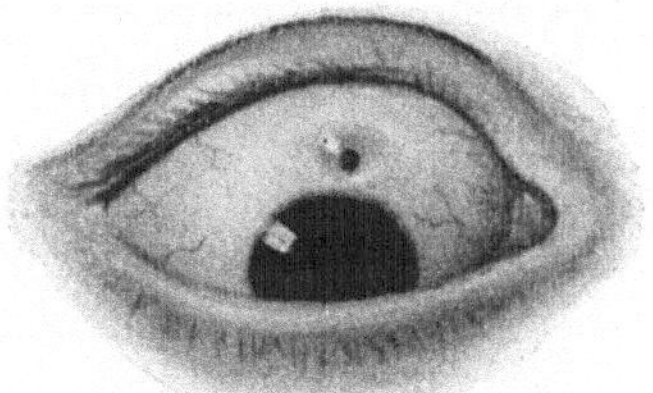

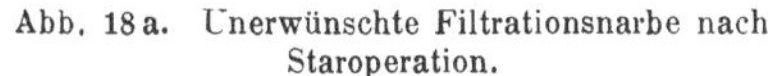

Abb. 18a. Unerwünschte Filtrationsnarbe nach Staroperation.

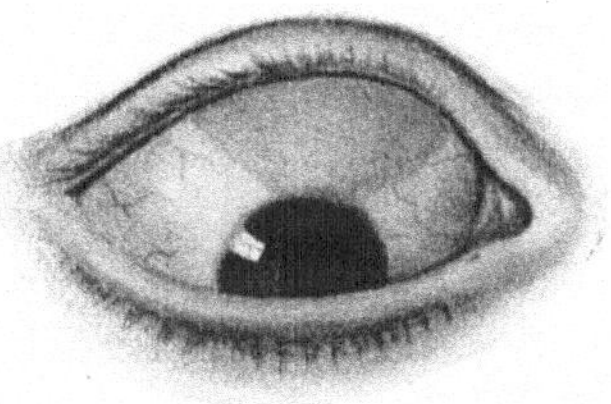

Abb. 18b. Nach Elektrokoagulation und Deckung mit Bindehaut.

2. Hornhaut.

Geschwülste an der Hornhaut wachsen meist vom Limbus herüber; wir entfernen sie, wie schon beschrieben.

Besonders erwähnt sei ein Fall aus der Literatur: MAWAS und BAILLART beschreiben einen Fall von *Hornhautepitheliom* bei *Xeroderma pigmentosum* im Lidspaltenbereich, das, mit Elektrochirurgie operiert, mit fast durchsichtiger Hornhaut rezidivfrei geblieben ist.

Es wurde von verschiedenen Seiten empfohlen, das *Pterygium* mit Elektrokoagulation zu beseitigen. Da es sich nicht um eine maligne Geschwulst handelt und das übliche chirurgische Verfahren befriedigend ist, habe ich die Elektrokoagulation bisher nur bei ganz kleinen Pterygien angewendet.

Bei *Hornhautfisteln* durch verbliebene *Einklemmung der Iris* nach Verletzung der Hornhaut konnte ich deren Verschluß mit Elektrokoagulation erzielen, hier ohne Deckung durch Bindehaut. Die Elektrokoagulation muß hier sehr vorsichtig gemacht werden, besonders bei seichter Vorderkammer, um nicht eine Hitzeschädigung der Linse zu erzeugen.

Auch *Hornhautstaphylome* lassen sich mit Elektrokoagulation zur Abflachung bringen. So hat schon FOUASSIER ein Hornhautstaphylom infolge Irisprolaps nach Ulcus serpens mit nicht perforierender Elektrokoagulation (100 mA, 12 Sitzungen) beseitigen können.

Von den *Infiltraten* und *Geschwüren* der Hornhaut ist vor allem das *Ulcus serpens* zu nennen, bei dem statt der üblichen Verschorfung mit dem Galvanokauter eine zart durchgeführte Elektrokoagulation des progressiven Randes mit feiner Diathermienadel oder ganz kleiner Kugelelektrode erfolgreich ist und auch von verschiedenen Autoren empfohlen wurde. DE SANCTIS empfiehlt die Diathermoperforation der Vorderkammer am Limbus, die wohl ähnlich wirkt wie die Entlastung der Hornhaut durch die Trepanation im Ulcus selbst (SONDERMANN) oder am Hornhautrand (LINDNER), nur erscheint sie mir einfacher, zarter und aseptisch.

(Sechs Fälle ohne Infektion der Vorderkammer.) Ich habe den Eindruck, daß die Narbenbildung bei der direkten Elektrokoagulation des Geschwürs, wenn sie vorsichtig und oberflächlich ausgeführt war, was bei dem bekanntlich oberflächlichen Sitz der Keime in der Hornhaut ausreicht, zarter ist als nach der Verschorfung mit dem Galvanokauter, der Astigmatismus aber, zumindest zuerst, stärker. Ich versuche zuerst mit der Ätzung des Geschwürs mit 20%iger Zinksulfatlösung auszukommen, kombiniert mit der Anwendung von Penicillin und Terramycin, und erst bei deren Erfolglosigkeit wenden wir die Elektrokoagulation an.

Bei einem *Ulcus rodens* MOOREN der Hornhaut hatte ich mit der Elektrokoagulation des progressiven Randes keinen Erfolg. MALMQUIST berichtet über einen erfolgreich behandelten Fall von Ulcus rodens durch Elektrokoagulation der nekrotischen Sklera am Hornhautrand.

Bei hartnäckigen *Hornhautinfiltrationen,* wie *Akne rosacea, Herpes corneae* habe ich durch zarte oberflächliche Diathermierungen mit feiner spitzstumpfer Nadel günstige Erfolge gesehen. Die Diathermiebehandlung der verschiedenen Hornhauterkrankungen scheint aber durch die Anwendung des Cortisons und der Antibiotica in den Hintergrund zu treten.

Beim *Keratokonus* wurde die Elektrokoagulation zuerst von ALAJMO empfohlen: nicht perforierende Elektrokoagulation der Kegelspitze (mit Kugelelektrode von $1^1/_2$ bis 2 mm Durchmesser, 50 bis 60 mA, einige Sekunden). Reaktion gering, Wiederholung möglich. Beträchtliche Änderung der Refraktion, starker Rückgang der Myopie, Besserung des Sehvermögens, zum Teil beträchtlich, wie GRANDI nach dreijähriger Beobachtung berichtete; in der Minderzahl mäßigerer Erfolg, einmal Zunahme des Keratokonus. TAKAHASHI hat die Elektrokoagulation der Keratokonusspitze mit der Kugelelektrode kombiniert mit der perforierenden Elektrokoagulation in der Mitte des ersten Koagulates (je 10 bis 20 mA, mit der Kugel $^1/_2$ bis 1 Sekunde, mit der Nadel 1 bis 2 Sekunden). Druckverband, Eserin. Wiederholung auch hier möglich. Die Elektrokoagulation sei weniger gefährlich als die übliche Kauterisation.

Wir haben diese Methode nicht angewendet, da wir bei diesem Leiden möglichst mit Haftgläsern auszukommen trachten, und beschränken operative Eingriffe auf weiter vorgeschrittene Fälle. Wir pflegen in Wien die Methode nach SATO als schonender vorzuziehen. Die Operation an der Kegelspitze käme vor allem dann in Betracht, wenn die Hornhautmitte trüb ist. Hier aber wird man sich eher zu einer Hornhauttransplantation entschließen.

Bei der Elektrokoagulation an der Hornhaut und am Limbus konnten oft, wie erwähnt, starke Krümmungsänderungen der Hornhaut beobachtet werden. Dies hat BÖCK veranlaßt, *Hornhautastigmatismus* in sonst gesunden Augen durch diathermische Stichelung am Limbus zu beeinflussen: $^1/_2$ mm lange Nadel 1 mm vom Hornhautrand bei je 20 mA, ein bis mehrere kurze Koagulate in der Achse des schwächstbrechenden Meridians. Es erfolgt eine stärkere Krümmung und damit stärkere Brechung in diesem Meridian, während sich der darauf senkrechte Meridian in geringerem

Grade abflacht. Leider ist bei einer zarten Stichelung, wie sie bei sonst gesunden Augen nur erlaubt sein kann, meist nur eine vorübergehende Wirkung zu erzielen. Der frühere Astigmatismus stellt sich nach Wochen oder Monaten wieder ein.

Dagegen konnte ich bei stärkeren Koagulationen am Limbus (nach der Elektrokoagulation von Limbusgeschwülsten oder Staphylomoperationen) auch dauernde Änderung der Hornhautkrümmung und Rückgang eines vorher bestehenden Astigmatismus, ja selbst Auftreten eines Astigmatismus nach der anderen Richtung beobachten. Beim postoperativen hohen Astigmatismus nach Altersstaroperationen, wie er bei überdehnter Narbe (nach Wundsprengung) vorkommen und sehr stören kann, erscheint es erlaubt, durch Elektrokoagulation am Limbus ähnlich der Staphylomoperation diesen zu vermindern.

Fall 1. St. L., 80jährige Patientin, Aufnahme und Staroperation auf dem R. A. August 1950 glatter Operationsverlauf, intracapsulär mit runder Pupille. Vorgelegte Naht. Eserin. Am dritten Tag seichtere Vorderkammer, unten 2 mm hohes Hyphaema. Am siebenten Tag Schmerzen, Vorderkammer von Blut erfüllt, Starschnittwunde von Blut imbibiert, Iris nicht prolabiert, RR 165/105. Atropinsalbe, Calcium intravenös. Nach zehn Tagen Punktion der Vorderkammer (WESSELY-Lanze), Ablassen des Blutes durch sanfte Massage, Pupille frei. Druckverband. Am 30. VIII., dem 22. Tage Auge weniger gereizt, Starschnittwunde oben fest verheilt, Hornhaut traumatisch getrübt mit Blutstreifen an der Hinterfläche. Unten noch ein 1 mm hohes Hyphaema, Kammerwasser leicht blutig tingiert, Tyndall ++. Iris erscheint durch die Trübungen etwas verwaschen, Iridodonesis. Pupille leicht nach nasal oben verzogen, das periphere Kolobom ist nicht deutlich zu sehen. Blutreste auf der Glaskörpergrenzhaut, zum Teil Pigment. Fundus nicht sicher erkennbar. Javal: *hoher Astigmatismus corneae: 14 D bei 165°.*

Visus: + 9 sph mit + 6 cyl 165 1/36,
+ 13 sph mit + 6 cyl 165 keine Nahleistung.

Der durch die unvollständige Wundsprengung entstandene hohe Astigmatismus vermindert sich in den nächsten Monaten spontan auf 10 D bei 170°.

Der Visus bessert sich durch Aufsaugung der Blutreste und beträgt im November 1950 bei + 10 cyl 180° 6/18, Jg 11 schlecht. Der Nahvisus ist besonders gestört durch die noch immer vorhandene Ptosisneigung und die hinaufgezogene Pupille, abgesehen vom hohen Astigmatismus. Es kommt überdies allmählich zu Drucksteigerung auf diesem Auge, am 27. XI. 1950 36 mm Hg (gegen 17 mm Hg am anderen Auge). Deswegen und zur Verminderung des hohen Astigmatismus wird eine kombinierte Operation durchgeführt: 28. XI. 1950 *Diathermische Ciliarkörperstichelung + Cyclodialyse + Narbenkorrektur mit Elektrokoagulation:* Ablösung eines großen Bindehautlappens oben, Ciliarkörperstichelung in zwei Reihen 3 und 5 mm vom Limbus in ein Drittel Umfang, temporal oben Durchtrennung der Sklera mit der Lanze, Einführung des blanken Cyclodialysenspatels, Dialysierung des temporal oberen Quadranten des Ciliarkörpers samt der oben angelegten Iriswurzel. Nasal oben Ablösung der Iriswurzel allein. Nach Zurückziehen des Spatels und Erweichung des Auges sickert allmählich Blut auf die Iris. An der Starschnittnarbe Elektrokoagulation des Epithels mit stumpfer flacher Elektrode, zart und oberflächlich, damit der zu verpflanzende Bindehautlappen dort verwachsen kann. Multiple sklerale Elektrokoagulation mit kurzer Nadel entsprechend der Starschnittnarbe. Temporal oben, wo etwas Uvealgewebe in die Narbe eingelagert ist, erfolgt eine Perforation. Überdeckung mit dem Bindehautlappen, Nähte nasal und temporal. Bindehautwunde oben nahe dem Fornix wird belassen. Salbenverband. Nach 14 Tagen ist das Kammerwasser noch blutig tingiert, unten 2 mm Hyphaema, Pupille nach oben verlagert, sichtbar, Glaskörper in der Vorderkammer, Fundus undeutlich sichtbar, Auge weich, Javal 6 D bei 160°.

Tension zuerst mit Pilokarpin, dann ohne, normal zwischen 17 und 26 mm Hg, Blutung aufgesaugt, Pupille leicht nach oben verzogen, Astigmatismus, entsprechend der festeren Vernarbung immer geringer, Visus besser.

Letzte Untersuchung Juni 1952: + 8 sph mit + 4 cyl 170° 6/24,
+ 12 sph mit + 4 cyl 170° Jg 3.

Tension 17 mm Hg.

3. Linse.

Wichtig ist, darauf hinzuweisen, daß man bei allen elektrochirurgischen Operationen, besonders im vorderen Bulbusanteil in Linsennähe mit nicht zu hohen Stromdosen und nicht zu langer Stromeinwirkung koagulieren soll, um die Linse nicht zu schädigen, doch ist im allgemeinen bei richtiger und sorgfältiger Elektrokoagulation die Gefahr nicht so groß, wie man zuerst befürchtet hatte.

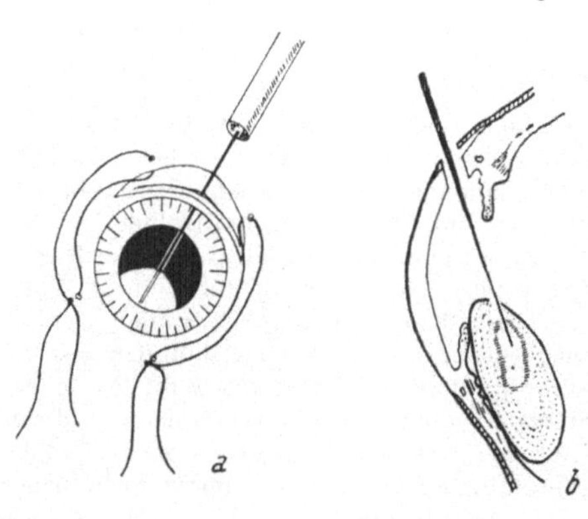

Abb. 19. Extraktion der in den Glaskörper luxierten Linse mit der Diathermienadel nach *Jess*. a Nach vorbereitetem Bindehautlappen und Starschnitt ist die Diathermienadel in den Linsenkörper eingesenkt und mit Koagulation angeheftet, b im Durchschnitt gesehen.

Die *Staroperation* ist die einzige Elektrokoagulationsoperation an der Linse selbst. 1932 hat JESS die Extraktion der Linse mit Elektrokoagulation angegeben, besonders bei luxierter Linse: Nach vorgelegter Bindehautschürze oder vorgelegter Naht und üblichem Starschnitt wird eine lackisolierte Nadel (Abb. 19 a, b) in das Auge eingeführt, die Linse mit der blanken Nadelspitze angespießt, mit Elektrokoagulation an die Nadel angeheftet und mit ihr herausgezogen. Diese Methode eignet sich besonders für luxierte Linsen und für den Altersstar, doch nicht für weiche jugendliche Stare.

LACARRÈRE hat ein eigenes Instrument angegeben (Elektrodiafak), bestehend aus zwei in einem Glasröhrchen laufenden Drähten, deren Enden in die Linse aus dem Glasröhrchen heraus eingesenkt werden. Unter Stromschluß wird die Linse angeheftet und ausgezogen. Es werde dadurch eine bessere Haftung erzielt als mit einer einzelnen Nadel nach JESS.

Nach MOREU, der das Verfahren nachgeprüft hat und es empfiehlt, soll die Stromstärke 100 bis 150 mA betragen, um ein festes Haften der Linse zu erzielen, bei harten Linsen bis zu 200 bis 250 mA.

Andere aus mehreren Nadeln bestehende Spezialelektroden, ähnlich meiner seinerzeit angegebenen Bürstenelektrode, haben TOBGY, GARDILCIC u. a. angegeben.

Die Linse wird samt der Kapsel entfernt, ein Nachdrücken von unten ist auch hier nötig, so daß die Vorteile gegenüber der üblichen Linsenextraktion mit der Pinzette, zumindest beim Altersstar, nicht wesentlich erscheinen. Auch subluxierte Linsen lassen sich bei richtiger Technik gewöhnlich ohne Glaskörperverlust mit der Pinzette extrahieren. Bei luxierten Linsen mag das Elektrokoagulationsverfahren von Vorteil sein, doch können solche in den Glaskörper luxierte Linsen nach LINDNER auch mit dem Spülapparat von LIPINCOT herausgespült werden.

Nachteilig erscheint mir bei der Anwendung des Diathermieverfahrens nach JESS und LACARRÈRE so wie bei der des Erisifaks nach BARRAQUER, daß man mit diesen komplizierteren Apparaten weniger Gefühl beim Anheften der Linse und deren Lockerung von der Zonula hat als beim Auffassen der Linse mit der stumpfen Kapselpinzette.

4. Glaukom[1].

Allen Glaukomoperationen gemeinsam ist die Tendenz, den pathologisch erhöhten Augendruck zu senken. Dies soll erreicht werden:

a) durch Verbesserung der Abflußbedingungen für die intraokuläre Flüssigkeit (z. B. Iridektomie, fistelbildende Operationen),

b) durch Verminderung der Produktion der intraokulären Flüssigkeit (z. B. Cyclodialyse).

Die elektrochirurgischen Glaukomoperationen wirken nur zum geringsten Teil und nur vorübergehend im Sinne a, entweder kurzdauernd wie die hintere Skleralpunktion mit der Diathermienadel oder einige Tage andauernd wie die hintere Bulbusfistel (LINDNER). Zum größten Teil wirken die elektrochirurgischen Glaukomoperationen im Sinne b auf den Ciliarkörper ein, dessen Sekretion durch die Elektrokoagulation vermindert wird, und zwar:

1. direkt durch die der Elektrokoagulation folgende partielle Atrophie dieses die Augenflüssigkeit sezernierenden Organes (VOGTsche Cyclodiathermopunktur, subsklerale Elektrokoagulation des Ciliarkörpers),

2. indirekt,

a) durch Drosselung der arteriellen Blutzufuhr zum Ciliarkörper (Elektrokoagulation der langen hinteren Ciliararterie episkleral, perforierend oder subskleral),

b) durch Ausschaltung der in der Uvea zum Ciliarkörper ziehenden Nerven (retrociliare Diathermokoagulation nach B. und L. WEEKERS, nicht perforierend oder perforierend, nach Ablösung der Bindehaut oder transconjunctival).

Wie später dargelegt wird, sind verschiedene Variationen der Elektrokoagulation des Ciliarkörpers und deren Kombinationen mit der Cyclodialyse, mit Punktion der Vorderkammer, mit Glaskörperpunktion u. a. möglich.

Man hat die Elektrokoagulation des Ciliarkörpers zuerst an Fällen angewendet, die durch andere chirurgische Eingriffe nicht mehr zu beeinflussen waren, auch dies mit verschiedenem Erfolg. Allmählich hat man bei gewissen Fällen von Glaukom die Elektrokoagulation auch primär

[1] Nach einem gemeinsam mit H. VIT in der Ophthalmologischen Gesellschaft in Wien am 14. I. 1952 gehaltenen Vortrag.

angewendet, da man auch bei der Operation des Glaukoms gewisse Vorteile der Elektrokoagulation erkannt hat: aseptisches Operieren, geringe Blutungsgefahr, Wiederholungsmöglichkeit der Operation, fehlende Verstümmelung.

Schon WEVE hatte die Beobachtung gemacht, daß bei ausgiebigen Oberflächenkoagulationen der Sklera bei der Elektrokoagulation der Netzhautabhebung in der Gegend der Ora, nahe dem Ciliarkörper, langdauernde Erweichung des Auges auftreten kann, und hat dementsprechend versucht, beim Buphthalmus (Hydrophthalmus) durch Oberflächenkoagulation der Sklera über dem Ciliarkörper, der er ein bis mehrere Nadelperforationen in dieser Gegend nachfolgen ließ, Drucksenkung zu erzeugen, und hat darüber schon 1932/33 berichtet [1]. Sehr eindeutige Erfolge scheint er aber mit dieser oder anderen Anwendungsarten der Elektrokoagulation beim Glaukom nicht gehabt zu haben, da er in seinem 1939 in London gehaltenen Vortrag über Diathermie in der Augenpraxis [2] sich folgend äußert: „In der Glaukombehandlung hat die Diathermie auch ihren Platz, wenn auch einen bescheidenen.“

Anders und wesentlich positiver wird die elektrochirurgische Behandlung des Glaukoms seit der von VOGT 1936 eingeführten *Ciliarkörperstichelung* von ihm und seiner Schule beurteilt. In der Meinung, daß die druckherabsetzende Wirkung der Cyclodialyse nicht so sehr, wie es sich HEINE vorgestellt hatte, in einer inneren Fistelung, sondern in einer teilweisen postoperativen Atrophie des Ciliarkörpers mit Verminderung der Kammerwasserabsonderung bestehe, versuchte bekanntlich VOGT, die gleiche drucksenkende Wirkung durch diathermische Schädigung des Ciliarkörpers zu erreichen. Ursprünglich machte VOGT seine diathermische Stichelung nach Loslösung der Bindehaut in der unteren Hälfte durch Setzen von drei Stichelreihen in der Sklera $1^1/_2$ bis $3^1/_2$ mm vom Limbus und ihm parallel laufend, mit 1 mm langer und 0,2 mm dicker Diathermienadel, Stromstärke 50 bis 100 mA, $^1/_2$ bis $1^1/_2$ Sekunden pro Stich. Es wurden 50 bis 100 und mehr Stiche gesetzt. In einer späteren Arbeit (1939) über die von VOGT nun als Z. D. P. (Zyklo-Diathermie-Punktur) benannte Operation wird, um Komplikationen zu vermeiden, die Technik abgeändert und gewarnt, näher als 3 mm an den Limbus heranzugehen, um Hornhautschädigungen zu verhüten. Linsenschädigungen seien nur bei Verwendung zu langer Nadel, bei zu langer Stromeinwirkung oder zu hoher Stromdosierung zu befürchten.

Um die etwa möglichen Komplikationen der direkten VOGTschen Z. D. P. (Hornhaut- und Linsenschädigungen) zu vermeiden, haben L. und R. WEEKERS die *retrociliare, nicht perforierende Cyclodiathermie* angegeben. Dieses Verfahren besteht im Setzen von 20 bis 24 Koagulaten 7 bis 8 mm vom Limbus im ganzen Umfang des Auges, nicht perforierend, ohne Ablösung der Bindehaut, unter Anwendung einer pyrometrischen Elektrode bei einer Temperatur von 90 bis 95° C, 15 Sekunden pro

[1] Internat. Ophth. Kongr. in Madrid.

[2] Transactions, 1939.

Koagulat. Nach WEEKERS ist diese Methode am besten anzuwenden bei Sekundärglaukom (im aphaken Auge, nach Cyclitis, nach anderen erfolglosen Operationen), und bei chronischem Primärglaukom (mit nicht höherer Tension als 30 bis 40 mm Hg). Als Vorteil werden betont: das unblutige Operieren, die ambulante Durchführbarkeit, praktische Gefahrlosigkeit, Vermeidung von Spätinfektion und Wiederholungsmöglichkeit. Auch VERREY und HALLERMANN bezeichnen die WEEKERSsche Operation gegenüber der VOGTschen als gleichwertig in ihrer drucksenkenden Wirkung, als überlegen hinsichtlich der Komplikationslosigkeit.

Anschließend an die VOGTsche Z. D. P. hat FUNDER über 23 Cyclodiathermien mit einer an der Klinik LINDNER geübten modifizierten Technik berichtet: Quadrantencyclodiathermie, mit längerer und vorwiegend skleraler Koagulation, an wenigen Stellen durchgeführt. Er hat deren Erfolge gegenüber der Trepanationscyclodialyse von SALLMANN als besser bezeichnet, was Normalisierung des Augendruckes, Erhaltung der Funktion und Vermeidung postoperativer Komplikationen anlangt.

Auch NEMETZ hat auf Grund von 95 mit VOGTscher Ciliarkörperstichelung operierten Fällen (59 Primär-, 37 Sekundär-Glaukome) über günstige Ergebnisse berichtet, während die Erfahrungen SEEFRIEDS (20 Primär-, 3 Sekundär-Glaukome) nicht günstig waren. Dies mag an der Verschiedenheit des Krankengutes und der Technik liegen.

Ich habe mich lange aus Angst vor Hitzeschädigungen der Linse vor den elektrochirurgischen Glaukomoperationen gescheut und sie vorerst nur in aphaken oder bereits mit Linsentrübungen behafteten Glaukomaugen angewendet, dann als Nachoperation bei chronischem Primärglaukom, wenn die üblichen Operationen versagt hatten. Erst später habe ich sie auch als Erstoperation bei chronischem Primärglaukom durchgeführt, niemals bei akutem inflammatorischem Glaukom, wobei diese Operationsart nach übereinstimmenden Berichten der Literatur nicht angezeigt ist.

Bei der Elektrokoagulation des Ciliarkörpers tritt keine primäre Drucksenkung ein, die bei der Operation des akuten Glaukoms notwendig ist, sondern meist sogar eine unmittelbar der Diathermisierung folgende Drucksteigerung, außer wenn Perforationen im flachen Teil des Ciliarkörpers gesetzt wurden oder eine Punktion der V. K. gleich nach der Diathermieoperation angeschlossen wird.

ROHRSCHNEIDER führt die der Elektrokoagulation des Ciliarkörpers unmittelbar nachfolgende Drucksteigerung auf die durch die Mitkoagulation der Sklera bedingte Zusammenziehung der Skleralkapsel zurück und empfiehlt daher eine vorsichtige Punktion der V. K. unmittelbar nach der Elektrokoagulationsoperation. Die Volumsveränderung des Bulbus ist tierexperimentell nachgewiesen von SCHEIE und JEROME.

Ich bin dann mehr und mehr dazu übergegangen, die Elektrokoagulation des Ciliarkörpers auch beim chronischen Primärglaukom in dieser oder anderer Form anzuwenden, als ich erkannte, daß die Gefahr der Linsenschädigung durch die elektrochirurgische Operation bei Einhaltung entsprechender Technik (kurze Nadel, kurze Einwirkung nicht zu hoher Stromstärke) zu vermeiden ist, anderseits die sonst üblichen Glaukomoperationen von der Komplikation später auftretender Linsentrübungen durchaus nicht frei sind, wobei wir die direkt durch die Operation traumatisch erzeugte Linsentrübung ganz außer Diskussion lassen wollen. Ich kann nach unserem Krankengut auch der Iridenkleisis nicht die Komplikation der postoperativen Linsentrübung absprechen, auch nicht bei ganz einwandfrei durchgeführter Technik mit Lanze oder Messer, wo es nicht zu direkter Läsion der Linse gekommen war.

Von mir angewendete elektrochirurgische Operationen gegen Glaukom.

I. Elektrokoagulation des Ciliarkörpers (ohne Eröffnung des Kammerwinkels):
   a) Ciliarkörperstichelung:
      1. Mit Ablösung der Bindehaut.
      2. Transconjunctival.
   b) Subsklerale Elektrokoagulation mit schaftisoliertem Cyclodialysenspatel.

II. Subsklerale Elektrokoagulation der Arteria ciliaris postica longa:
   a) Ohne Cyclodialyse.
   b) Mit Cyclodialyse.

III. Elektrokoagulation des Ciliarkörpers plus Cyclodialyse (mit Eröffnung des Kammerwinkels):
   a) Ciliarkörperstichelung plus Cyclodialyse mit blankem Spatel.
   b) Subsklerale Elektrokoagulation des Ciliarkörpers mit schaftisoliertem Spatel plus Cyclodialyse mit gleichem Spatel (ohne Strom).
   c) Subsklerale Elektrokoagulation des Ciliarkörpers und der Arteria postica longa plus Cyclodialyse mit gleichem Spatel (ohne Strom).

IV. Retrociliare Elektrokoagulation des Ciliarkörpers:
   a) Nicht perforierende Elektrokoagulation, episkleral mit stumpfer Elektrode nach Ablösung der Bindehaut.
   b) Partiell perforierende Elektrokoagulation mit Diathermienadel (isoliert, mit blanker Spitze), transconjunctival.

I. Elektrokoagulation des Ciliarkörpers.

a) Ciliarkörperstichelung. 1. *Mit Ablösung der Bindehaut:* Nach subconjunctivaler Injektion von 2%iger Novocain- (Corbasil-) Lösung wird die Bindehaut etwa 6 mm vom Limbus zirkulär eingeschnitten und die Sklera in dem zu bestichelnden Areal freigelegt, ein Viertel bis die Hälfte des Bulbusumfanges, wobei wir, zumindest bei Erstoperationen, die untere Bulbushälfte vorziehen, um die obere Hälfte für andere etwa nötige Operationen freizuhalten. Die Sehnen der den Schnitt begrenzenden Augenmuskeln werden mit Haltefäden versehen, um den Bulbus auf die Gegenseite drehen zu können. Die gut trockengehaltene Sklera wird nun gestichelt: Zuerst wird ein Stichelbogen 3 mm vom Limbus angelegt, nicht näher, um nicht eine Verödung des Kammerwinkels durch reaktive Entzündung und Vernarbung zu erzeugen; die einzelnen Stichelstellen $1^1/_2$ mm voneinander entfernt, nicht dichter, um Skleralnekrosen zu vermeiden. Die Nadel ist 1 mm lang und 0,15 bis 0,18 mm dick, die Elektrokoagulation wird mit Stromstärke von 50 bis 60 mA 1 bis 2 Sekunden pro Stich durchgeführt. Weitere Stichelreihen werden $4^1/_2$ und 6 mm vom Limbus gesetzt, die Stichelstellen pallisadenartig alternierend. Es ist nicht unerwünscht, wenn die eine oder die andere Stichelung der hintersten Reihe im Bereich des flachen Teiles des Ciliarkörpers perforierend war, da so eine primäre Druckentlastung erfolgt, die einer bei nicht perforierender Stichelung manchmal auftretenden postoperativen Drucksteigerung entgegenwirkt. Bei nicht perforierender Stichelung setzt die Drucksenkung, wie schon erwähnt, meist erst einige Tage nach der Operation ein. Man kann auch unterhalb des Muskels sticheln, wenn man diesen abhebt und eine rechtwinkelig auf den Stiel aufgesetzte Elektrode anwendet, wie ich sie bei der Netzhautabhebung angegeben habe. Bei Stichelung unter dem Muskel kann in der dort dünnen Sklera viel leichter perforiert werden. Im horizontalen Meridian unter dem Muskel kann durch dabei erfolgende Elektrokoagulation der langen hinteren Ciliararterie eine besonders starke drucksenkende Wirkung erzielt werden, doch erscheint es notwendig, die Stichelung an dieser Stelle besonders zart und nicht perforierend zu machen wegen der Möglichkeit trophischer Störungen der Hornhaut und einer Blutung in den Glaskörper. Bei auftretender, meist nur leichter Iritis werden Mydriatica gegeben, wenn das Auge weich ist (Ephetonin, Homatropin, Atropin selten). Verbunden wird einäugig durch vier bis fünf Tage, nach Entfernung der Bindehautnaht wird das Auge offen gelassen.

2. Wir haben die Elektrokoagulationsstichelung auch *transconjunctival* vorgenommen ohne Freilegung der Sklera durch Bindehautschnitt, mit einer Diathermienadel, die mit Ausnahme der 1 mm langen blanken Spitze isoliert ist mit Anschlag 2 mm von der Spitze (Abb. 20, 21). Die Diathermiepunktion des Ciliarkörpers kann so ohne Ablösung der Bindehaut durch diese und die Sklera hindurch geführt werden. Bei dieser Art der Stichelung soll man nicht zu viel Novocainlösung subconjunctival injizieren, damit die Bindehaut nicht zu hoch abgehoben ist, weil das die transconjunctivale Stichelung erschwert. Es empfiehlt sich dann, mit einem Elfenbein- oder Glasspatel die Bindehaut vor Anlegen der Stichelelektrode gegen die Sklera zu drücken. Außerdem soll man vor dieser Operation ein gut wirkendes allgemeines Analgeticum geben. Bei der transconjunctivalen direkten Ciliarkörperstichelung habe ich weniger zahlreich gestichelt, nur ein bis zwei Reihen mit Abstand von 2 mm, zur Vermeidung größerer Skleralnekrosen, meist acht bis zehn Stichelstellen, 4 mm vom Limbus, aber mit etwas längerer Stromeinwirkung, je 3 bis 5 Sekunden bei Stromstärke 50 bis 60 mA. Die Reaktion auf diesen kleinen und schonenden Eingriff ist erstaunlich klein, so daß man diese Operation auch ambulatorisch machen kann. Daher und da der Erfolg ähnlich gut ist wie bei der Operation nach Ablösung der Bindehaut, wenden wir die transconjunctivale Stichelung häufig an, derzeit besonders retrociliar im Sinne von R. und L. WEEKERS (s. S. 54). Nach der Ciliarkörperstichelung tritt, wenn sie nicht perforierend war, kurzdauernde Drucksteigerung ein, der meist am nächsten Tage schon Drucksenkung folgt, die oft Wochen bis Monate oder länger andauert. In einem Teil der Fälle tritt nach längerer

Beobachtungszeit wieder Drucksteigerung ein, die sich aber doch meist mit zusätzlicher Medikation von Mioticis beheben läßt, auch in Fällen, die vor der Elektrokoagulationsoperation auf Miotica nicht oder nur schlecht angesprochen hatten, ein Verhalten, wie es auch nach der Cyclodialyse bekannt ist.

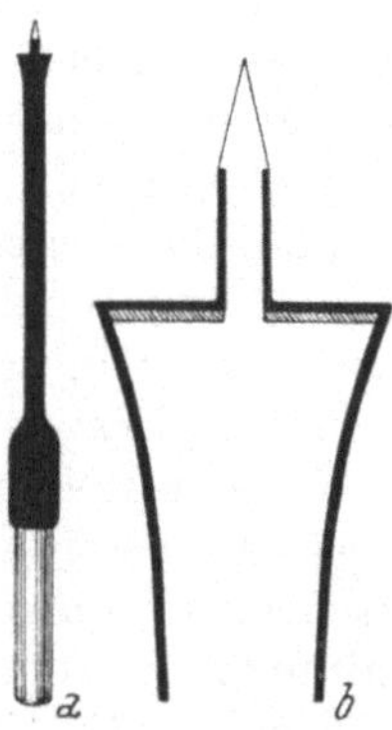

Abb. 20. a Nadel für transconjunctivale Diathermiestichelung bei Glaukom, direkt oder retrociliar (wirkliche Größe), b Endteil, stark vergrößert; Isoliermantel an der Basis der Spitze nicht vorstehend, um beim Vorschieben der Nadel nicht zu hindern und die Bindehaut nicht mitzukoagulieren. Hemmung 2 mm von der Spitze, mit Isolierplättchen abgedeckt.

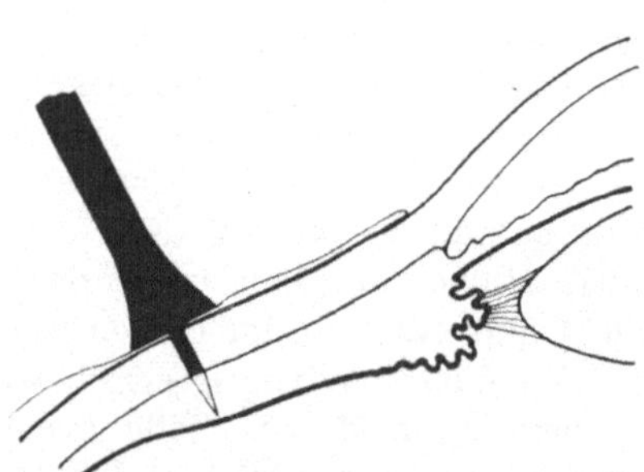

Abb. 21. Transconjunctivale Diathermiestichelung des Ciliarkörpers. Lage der entsprechend isolierten Nadel.

b) Subsklerale Elektrokoagulation mit schaftisoliertem Cyclodialysenspatel. Außer der Elektrokoagulation des Ciliarkörpers mit diathermischer Stichelung wurde der Ciliarkörper auch durch subsklerales Einführen einer entsprechend gebauten Elektrode (Abb. 22 b) koaguliert (nachdem bei einem Falle von Iriswurzel-Ciliarkörper-Kammerwinkel-Sarkom mit Drucksteigerung, das ich mit diesem Spatel subskleral in mehreren Sitzungen verödet hatte, die gefürchtete Linsenschädigung ausgeblieben war) (S. 68). Ich habe beim Glaukom nur ein Viertel der Circumferenz des Ciliarkörpers subskleral koaguliert, da die Wirkung der Elektrokoagulation auf den Ciliarkörper bei diesem direkten Vorgehen natürlich kräftiger sein muß als bei der transskleralen Stichelung. Der Vorgang ist folgender: Eröffnung von Bindehaut und Sklera wie bei gewöhnlicher Cyclodialyse, jedoch mit Skleralschnitt senkrecht zum Limbus. Durch die Skleralöffnung wird der isolierte Cyclodialysenspatel subskleral eingeführt, aber nicht bis in den Kammerwinkel vorgeschoben, sondern nach oben und unten parallel zum Limbus und nach vorne nicht weiter als bis 3 mm von ihm entfernt; dann wird etappenweise durch Einschaltung des Stromes der Ciliarkörper koaguliert, je 2 bis 3 Sekunden, bei Stromstärke 50 bis 100 mA. Ein

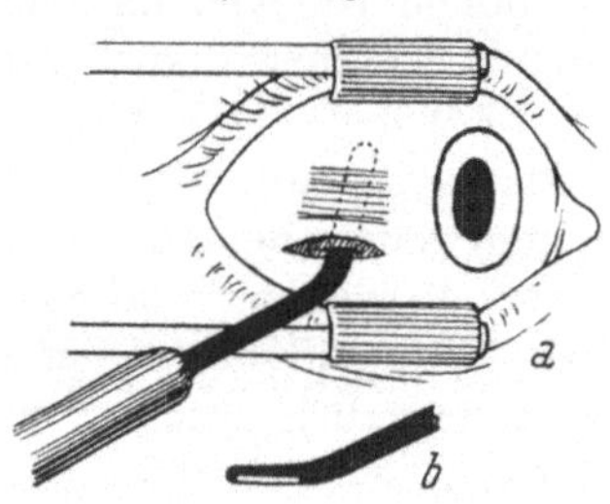

Abb. 22. Subsklerale Elektrokoagulation des Ciliarkörpers. a im Bereich der Art. cil. post. longa, b entsprechend isolierter Spatel.

weiteres Vorschieben des Spatels als bis zu 3 mm vom Limbus und Koagulieren vermeide ich, um nicht die Gebilde des Kammerwinkels zu veröden.

Ein ähnliches Vorgehen hat THIEL anhangsweise in einer Arbeit über die Ciliarkörperstichelung 1943 erwähnt. Er warnt dort davor, sie im horizontalen Meridian zu machen, um nicht die lange hintere Ciliararterie zu schädigen, weil sonst Hornhautkomplikationen auftreten könnten, ganz im Gegensatz zu SCHRECK, der diese Arterie absichtlich durch „gezielte Verödung" auf elektrischem Wege (diathermisch oder elektrolytisch) ausschaltet, um durch Anaemisierung des Ciliarkörpers den Augendruck zu senken. SCHRECK kombiniert diese Operation mit der Cyclodialyse.

Auch KETTESY strebt Drosselung der Blutzufuhr zum Ciliarkörper durch von außen erfolgende Elektrokoagulation beider Aa. post. longae an, um durch „Cycloanaemisation" den Augendruck bei Glaukom zu senken: Schnitt durch die Bindehaut unterhalb und parallel zum unteren Rand des Musc. rect. int. beziehungsweise ext., der mit unter ihn geführtem Haken abgehalten wird. Anlegung eines episkleralen, nicht perforierenden Koagulationsbandes unterhalb des abgezogenen Muskels, das senkrecht zu diesem von seinem oberen bis zu seinem unteren Rand verläuft. Beste Erfolge bei chronischem Glaukom mit Druck von 30 bis 40 mm Hg.

ALBRICH erstrebte die Drosselung der Blutzufuhr zum Ciliarkörper durch Verödung der vorderen Ciliararterien mit der Diathermienadel unter sorgfältiger Schonung der Venen. Arterien und Venen werden vorher mit der Binokularlupe aufgesucht und durch Kompression mit einem Glasplättchen differenziert. Verödung der hinteren Ciliararterien wird hinzugefügt.

ARATO zielt nicht nur auf die Verödung der Aa. cil. post. longae, die im horizontalen Meridian verlaufen, hin, sondern auch der Aa. cil. anteriores, indem er vor den Ansätzen aller vier geraden Augenmuskeln die Sklera diathermisch stichelt.

II. Subsklerale Elektrokoagulation der Art. ciliaris post. longa.

a) Ohne Cyclodialyse: Ich habe die diathermische Verödung der Art. post. longa mit der Technik der subskleralen Elektrokoagulation des Ciliarkörpers angewendet, nur wird der Spatel koagulierend parallel zum Limbus bis in die Horizontale vorgeschoben, um dort die Art. post. longa zu treffen (Abb. 22 a, b). Diese Operation habe ich temporal, wenn nötig auch nasal vorgenommen und auch kombiniert mit subskleraler Elektrokoagulation des Ciliarkörpers. Nach diesen Eingriffen, die nicht schwierig sind und bei entsprechender Technik nicht riskant erscheinen, haben wir gute Erfolge gesehen, wenn auch nicht immer und nicht immer andauernd.

b) Mit Cyclodialyse kombiniert, kann diese Methode auch angewendet werden, ebenso mit anderen, später angeführten Methoden.

III. Elektrokoagulation des Ciliarkörpers plus Cyclodialyse (mit Eröffnung des Kammerwinkels).

Die vorher erwähnten Operationen ohne Eröffnung des Kammerwinkels können mit der Cyclodialyse kombiniert werden, und zwar auf verschiedene Weise. Man bezweckt mit der vorausgehenden Elektrokoagulation durch Stichelung oder subskleral außer dem schon beschriebenen Effekt der Herabsetzung der Funktion des Ciliarkörpers eine Verminderung der Blutungsgefahr bei der nachfolgenden Cyclodialyse.

a) Ciliarkörperstichelung plus Cyclodialyse mit blankem Spatel: Es wird wie bei der Ciliarkörperstichelung der temporal oder nasal untere Quadrant gestichelt, dann zwischen den Stichelstellen die Sklera eröffnet, der blanke Spatel in die Vorkammer eingeführt und ein Quadrant des Ciliarkörpers von der Sklera abgelöst.

b) Subsklerale Elektrokoagulation des Ciliarkörpers mit schaftisoliertem Spatel plus Cyclodialyse mit gleichem Spatel (ohne Strom): Man kann die Elektrokoagulation des Ciliarkörpers auch subskleral durchführen und mit demselben Spatel, aber ohne Strom, die Cyclodialyse anschließen (Abb. 22 b).

c) Subsklerale Elektrokoagulation des Ciliarkörpers und der Art. ciliaris post. longa plus Cyclodialyse mit gleichem Spatel (ohne Strom): Mit der subskleralen Elektrokoagulation des Ciliarkörpers kann man auch die Elektrokoagulation der Art. ciliaris post. longa durch Vorschieben des Spatels bis zur Horizontalen kombinieren und nach dieser die Cyclodialyse ohne Strom vornehmen, um eine unmittelbare und ausgiebige Drucksenkung zu erzielen.

IV. Retrociliare Elektrokoagulation des Ciliarkörpers.

a) Nicht perforierende retrociliare Elektrokoagulation: Die von L. und R. Weekers angeführte Methode der retrociliaren Elektrokoagulation des Ciliarkörpers, deren Wirkung durch Verminderung der Ciliarkörpersekretion infolge Schädigung der zum Ciliarkörper hinziehenden Gefäßnerven erklärt wird, haben wir ebenfalls, jedoch etwas modifiziert, mit primär gutem Erfolge angewendet: Mit nicht perforierender stumpfer Elektrode wurden nach Ablösen der Bindehaut acht episklerale Brennstellen 7 mm hinter dem Limbus gesetzt, entsprechend dem halben Bulbusumfange, je 3 bis 5 Sekunden, 50 bis 100 mA.

b) Partiell perforierende retrociliare Elektrokoagulation: Man kann aber auch viel einfacher transconjunctival mit der in Abb. 20, 23 gezeigten Nadel koagulieren, wobei die Bindehaut ganz, die Sklera aber nur oberflächlich perforiert wird, der Koagulationseffekt aber durch die in die Sklera eingesenkte Nadel direkt an die Uvea herangebracht wird. Da im Vergleich zur direkten Nadelstichelung des Ciliarkörpers bei dieser retrociliaren transconjunctivalen Stichelung nur wenige (meist acht) Koagulate in einer Operation gesetzt werden, muß die Elektrokoagulation stärker und nachhaltiger erfolgen (je 5 bis 6 Sekunden, 100 mA). Dieser Eingriff wird sehr gut vertragen, die postoperative Reaktion ist sehr gering. Wie schon bei der transconjunctivalen Stichelung des Ciliarkörpers beschrieben, soll die Bindehaut nicht durch eine subconjunctivale Injektion von der Sklera chemotisch abgehoben sein, damit die Koagulation nicht zu oberflächlich bleibt. Man gebe dem Patienten vor dem Eingriff SEE oder

HES [1] (schwach) subkutan oder intramuskulär und kann außer der üblichen Oberflächenanaesthesie durch Pantocain oder Cocain mit einer Leitungsanaesthesie des Ganglion ciliare die Operation völlig schmerzlos gestalten. Wenn man subconjunctival injiziert hat, drückt man die subconjunctivale Flüssigkeit vor Anlegen der Elektrode mit einem Glas- oder Elfenbeinspatel zurück. Diesen isolierenden Spatel benützt man auch, wenn nach erfolgter längerer Elektrokoagulation beim Zurückziehen die Nadel an der Sklera und Bindehaut haften bleibt und schwer herauszuziehen ist; dies gelingt sofort, wenn man wieder etwas Strom gibt und Bindehaut und Sklera mit dem Spatel zurückhält.

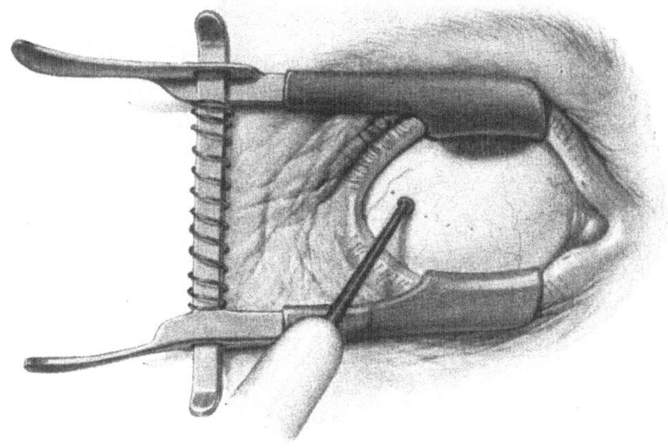

Abb. 23. Retrociliare, transconjunctivale Cyclodiathermie mit Spezialelektrode (Abb. 20).

In schweren Fällen von Drucksteigerung haben wir uns auch bemüht, die nahe dem horizontalen Meridian gesetzten Stichelungen durch schiefes Eingehen mit der Nadel möglichst nahe an den horizontalen Meridian heranzubringen, um auch die Art. ciliaris post. longa auszuschalten. Diese transconjunctivale retrociliare Stichelung verwenden wir gegenwärtig vorzugsweise.

Die von NEUBURGER jüngst publizierte Methode nach GRUETER, die eine Kombination von nicht perforierender direkter Elektrokoagulation des Ciliarkörpers mit der Elektrokoagulation der Art. cil. longa darstellt, haben wir noch nicht angewendet.

In den folgenden Zusammenstellungen bringen wir von unseren Glaukomoperationen mit Elektrokoagulation nur die länger beobachteten Fälle. In der ersten Zeit der Berichte über Glaukomoperationen mit Elektrokoagulation in der Literatur waren die Fälle nur kurz beobachtet, so daß

[1] SEE = Scopolamin 0,0005 gr.
Ephetonin 0,025 gr.
Eukodal 0,01 gr.
} schwach (stark: doppelte Dosis)

oder in gleicher Zusammensetzung: *Trial* ebenfalls schwach und stark, in gleicher Weise verwendbar, ebenso *Skophedal* (Merck).

HES = Heptadon 0,01 gr.
Ephedrin 0,025 gr.
Scopolamin 0,00025 gr. (schwach, 0,0005 (stark).

wir zu wenig über die Dauererfolge wissen. Nach unseren Erfahrungen wirken diese Operationen in einer gewissen Zahl der Fälle nach kurzdauerndem Druckanstieg vorerst durch Wochen und Monate gut, aber nicht immer dauernd. In einer guten Zahl der Fälle ist die Drucksenkung bisher dauernd geblieben, teils mit Mioticis, teils ohne solche.

Übersicht über die im Krankenhaus Lainz durchgeführten Glaukomoperationen mit Elektrokoagulation.

Um Erfolge und Mißerfolge der Elektrokoagulationsoperationen gegen Glaukom besser beurteilen zu können, wurden alle mindestens ein halbes Jahr beobachteten Fälle — die meisten sind ein Jahr und noch länger in Kontrolle — zusammengestellt und nach ihrer durch die Operation resultierenden Wirkung beurteilt. Es wurden dabei drei Gruppen von Erfolgen beurteilt:

1. Eine positive Wirkung, das heißt, daß nach der Operation der Augendruck dauernd normal blieb ohne Miotica.
2. Eine negative Wirkung, das heißt, daß trotz Operation der Augendruck erhöht blieb, auch mit Pilokarpin, oder daß noch einmal operiert werden mußte.
3. Eine Plus-Minus-Wirkung, wenn der Augendruck nach der Operation mit Hilfe von sozial möglichen Dosen (bis zu dreimal täglich Pilokarpin) normal zu halten war, was vor der Operation nicht möglich war.

Es ergibt sich folgendes Bild:

I. Ciliarkörperstichelung (mit Ablösung der Bindehaut und transconjunctival):

von 44 kontrollierten Fällen waren	positiv	7
	negativ	15
	plus-minus	22

II. a) Elektrokoagulation der Art. ciliaris post. longa *ohne* Cyclodialyse:

von 10 kontrollierten Fällen waren	positiv	4
	negativ	1
	plus-minus	5

b) Elektrokoagulation der Art. ciliaris post. longa *mit* Cyclodialyse:

von 3 kontrollierten Fällen waren	positiv	2
	negativ	1
	plus-minus	0

III. a) Elektrokoagulation des Ciliarkörpers plus Cyclodialyse mit blankem Spatel:

von 13 kontrollierten Fällen waren	positiv	8
	negativ	5
	plus-minus	0

b) Subsklerale Elektrokoagulation des Ciliarkörpers plus Cyclodialyse mit isoliertem Spatel:

von 5 kontrollierten Fällen waren	positiv	1
	negativ	4
	plus-minus	0

IV. Wird von uns gegenwärtig vorzugsweise gemacht als transconjunctivale retrociliare Stichelung.

Der primäre Erfolg ist gut, zur Beurteilung ist die Beobachtungszeit noch zu kurz.

Im folgenden wird auf die einzelnen Glaukomarten, bei denen die vorher erwähnten Elektrokoagulationsoperationen angewendet wurden, eingegangen:

Glaucoma chronicum	positiv	7
	negativ	11
	plus-minus	15

Hier handelte es sich um Fälle, die bereits vorher mit einer oder mehreren anderen Glaukomoperationen behandelt waren, jedoch ohne befriedigenden Erfolg, oder um Fälle, bei denen wegen exzessiver arterieller Hypertonie und der daraus folgenden Blutungsgefahr primär die Elektrokoagulation durchgeführt wurde.

Glaucoma haemorrhagicum (Zentralvenenthrombose)

	positiv	3
	negativ	2
	plus-minus	1

Diese Fälle wurden primär mit Elektrokoagulation operiert, da zum Teil auch von anderer Seite eine der üblichen Glaukomoperationen wegen zu großer Blutungsbereitschaft und der dubiösen Prognose abgelehnt worden war.

Heterochromie	positiv	0
	negativ	2
	plus-minus	1

Diese Fälle wurden primär mit Elektrokoagulation operiert. Bemerkenswert ist, daß die beiden als negativ bezeichneten Fälle ein halbes bis ein Jahr bei normalem Druck gehalten werden konnten, daß sich jedoch dann eine neuerliche Drucksteigerung einstellte, die eine zweite Elektrokoagulationsoperation notwendig machte, nach der wieder eine Drucksenkung eintrat. Zur Beurteilung ist die neuerliche Beobachtungszeit noch zu kurz.

Glaucoma secundarium im aphaken Auge

	positiv	3
	negativ	8
	plus-minus	5

Die Drucksteigerung bei diesen Augen war eingetreten bei postoperativer Verseichtung der Vorderkammer, nach Linsenextraktion mit Glaskörperverlust (Glaskörper in der Vorderkammer) oder bei postoperativer Iritis. Der Großteil dieser Fälle wurde mit Elektrokoagulation operiert, ein geringer mit gewöhnlicher Cyclodialyse. Von diesen letzteren Fällen ist ein Teil mit Elektrokoagulationsoperation drucknormalisiert worden. Ein Fall eines Glaukoms im aphaken Auge bei gleichzeitig bestehender Retinitis pigmentosa war auch durch Elektrokoagulation nicht zu beeinflussen.

Glaucoma secundarium bei Cyclitis

positiv	3
negativ	0
plus-minus	1

Diese Fälle haben wir primär mit Elektrokoagulation operiert, meist mit direkter Ciliarkörperstichelung, die trotz der bestehenden Cyclitis gut vertragen wurde.

Glaukom bei Subluxatio lentis. Hier haben wir bei vier Fällen, die nicht genügend lang beobachtet sind, eine temporäre Drucksenkung gesehen, aber keinen Dauererfolg.

Einzelfälle mit

Glaucoma malignum (Glaskörperglaukom),
Glaucoma secundarium bei *Keratitis parenchymatosa,*
Glaukom bei Iriseinheilung nach Keratoplastik,
Glaukom bei Aphakie bei jugendlicher Katarakt mit SOEMMERINGschen Kristalleinschlüssen,
Glaucoma juvenile (Hydrophthalmus, Buphthalmus)

sind mit Elektrokoagulation ohne Erfolg operiert worden.

Abschließend kann meiner Meinung nach mit Recht behauptet werden, daß die Elektrokoagulations-Glaukomoperationen imstande sind, in vielen Fällen eine Besserung der Druckverhältnisse herbeizuführen, sowohl in Fällen von chronischem Glaukom, die schon ohne Erfolg voroperiert worden waren, wie auch als Erstoperation beim chronischen Primärglaukom und bei vielen Sekundärglaukomen.

Vorteile dieser Operationsmethoden mit Elektrokoagulation bei Glaukom.

Geringe primäre Infektionsgefahr, keine Gefahr einer Spätinfektion;
geringe Blutungsgefahr;
geringe postoperative Reizung;
Möglichkeit der Wiederholung;
Anwendbarkeit bei anders voroperierten Fällen;
Möglichkeit nachfolgender andersartiger Operationen;
keine Verstümmelung;
geringe Gefahr einer primären oder späteren Linsentrübung;
kein Funktionsverfall im Anschluß an die Operation.

Ganz ersetzen werden die Elektrokoagulations-Glaukomoperationen die anderen Glaukomoperationen nicht, da ihre Wirkung nicht immer andauert, so daß dann z. B. beim chronischen Glaukom eine der anderen Glaukomoperationen angeschlossen werden muß. Beim akuten Glaukom sind sie nicht angezeigt, da hier eine rasche Drucksenkung nötig ist, die besser durch die bewährte Iridektomie erzielt wird, wenn nötig bei sehr hohem Augendruck durch eine vorbereitende hintere Sklerotomie oder Bulbusfistel.

Zusammenfassend kann man feststellen, daß die Elektrokoagulationsoperationen gegen das Glaukom von besonderem Wert sind beim *Sekundär-*

glaukom im aphaken Auge und bei Cyclitis, beim *haemorrhagischen Glaukom,* beim *Primärglaukom* bei der nicht entzündlichen chronischen Form, besonders bei gefäßgestörten Patienten (Hypertoniker, Diabetiker, hier auch wegen der geringen Infektionsgefahr).

Weiters ist nach BERENS die Cyclodiathermieoperation besonders wertvoll beim Glaukom der Neger, weil in deren Augen nach fistelbildenden Operationen solide Vernarbung einzutreten pflegt.

Außer der Einwirkung der Elektrokoagulation auf den Ciliarkörper mit den angeführten Methoden kann eine Drucksenkung auch durch vollständige *Perforation* der Bulbuswand in allen ihren Schichten erzielt werden. Mit der Diathermienadel erzeugt, ist ihr meist ebensowenig eine Dauerwirkung beschieden wie der einfachen Punktion mit Nadel oder Messer. BOZZOLI versucht, durch Punktion mit der Diathermienadel am Limbus eine Dauerfistel wie nach ELLIOTscher Trepanation zu erzeugen, ähnlich der mit dem Galvanokauter durchgeführten Operation nach PREZIOSI; dies scheint mir aber wenig aussichtsreich zu sein, da nach der Elektrokoagulation eher solide Vernarbung als Dauerfistulierung zu erwarten ist.

Es liegt in der Literatur auch eine experimentelle Studie über die Wirkung der elektrokaustischen (galvanokaustischen) Punktur im Vergleich zur diathermischen von NEAME vor.

Die *hintere Sklerotomie* können wir, um z. B. die Blutungsgefahr herabzusetzen, statt mit dem feinen GRAEFE-Messer auch mit der Diathermienadel machen und so eine, wenn auch kurz dauernde Druckherabsetzung erzielen.

Länger, aber meist auch nicht dauernd, ist die drucksenkende Wirkung der LINDNERschen *hinteren Bulbusfistel:* Nicht durchgreifende Trepanation der Sklera 10 mm hinter dem Limbus mit 2 mm Trepan, die zutiefst stehengebliebene Sklera, Aderhaut und Netzhaut werden mit einer Kugelelektrode koaguliert, um bei der nachfolgenden Durchtrennung von Aderhaut und Netzhaut Blutungen zu vermeiden und die genannten Membranen an den Rändern der Perforationsstelle später zur Vernarbung zu bringen (in der Absicht, eine Netzhautabhebung zu verhindern). Dann Ausstanzung der tiefen Skleraschicht mit $1^1/_2$ mm Trepan. Die freigelegte Aderhaut und die Netzhaut werden mit einer Diszissionsnadel durchstochen, der ausgetretene Glaskörper wiederholt und unter Druck abgekappt. Der nach dieser Operation sich in die Wunde einstellende Glaskörper scheint doch derart verändert, daß er die Netzhaut nach sich zieht. Ich habe nach dieser Operation nach primär gutem Erfolg zweimal unbeeinflußbare Netzhautabhebung gesehen, so daß Erblindung des operierten Auges folgte.

Auch HEINZ hat 1943 über diese Komplikation nach Trepanation 6 mm hinter dem Limbus berichtet.

Der Vergleich der drucksenkenden Wirkung der direkten Cyclodiathermie nach VOGT mit der Cycloelektrolyse fiel nach BERENS, SHEPPARD und DUEL zugunsten der Elektrolyse aus. Die Reaktion sei besonders bei transconjunctivaler Cycloelektrolyse gering. Auffallend hoch war bei der Sichtung der mit Cyclodiathermie und mit Cycloelektrolyse operierten

Fälle die große Zahl atrophischer Augen (11% bei Cyclodiathermie, 8% bei Cycloelektrolyse). Nach den genannten Autoren sei die Cycloelektrolyse schonender als die Cyclodiathermie, es komme nicht zu der starken Skleralschrumpfung, wie sie besonders bei der nicht perforierenden Cyclodiathermie auftrete und zu primärer Drucksteigerung führen kann. Auch sonstige Komplikationen seien bei der Cycloelektrolyse geringer.

Stichelung mit der Kathodennadel in drei Reihen 2—5 mm vom Limbus unten mit kurzer Platinnadel 0,18 zu 1,5 mm nach vorheriger Bindehautablösung, mit 2-mm-Nadel transconjunctival. Galvanischer Strom 22,5 Volt Batterie, 5 mA Stromstärke, 5 Sekunden pro Stich.

Sonst ist die Zahl ernster Komplikationen nach der Cyclodiathermie gering; immerhin haben SAUTTER nach perforierender Cyclodiathermie über zwei Infektionen und THOMAS und BEISSEL über einen Fall von sympathischer Ophthalmie berichtet.

Die größere Komplikationsgefahr trifft wohl nur für die *direkte* Cyclodiathermie zu, doch nicht für die *indirekte* nach L. und R. WEEKERS, die besonders bei transconjunctivaler Durchführung, wie wir sie gegenwärtig meist verwenden, bisher frei von Komplikationen war.

5. Uvea, Iris-Ciliarkörper-Chorioidea.

a) Iridodialyse.

Sie ist ein von mir angegebenes und sehr dankbares Indikationsgebiet der Elektrokoagulation am Auge. Diese Abreißung der Iris an ihrem Ansatz am Ciliarkörper kommt nach Verletzungen, besonders Kontusionen des Augapfels, vor, aber manchmal auch als sehr unliebsame Komplikation bei der Staroperation [1]. Während kleine und vom Oberlid gedeckte Iridodialysen kaum stören, geben größere und im Lidspaltenbereich liegende Iridodialysen aus kosmetischen und optischen Gründen die Indikation für diesen Eingriff, der verhältnismäßig einfach ist:

Nach kleinem Lanzenschnitt im Limbus entsprechend der stärksten Iridodialyse wird die Iriswurzel im aphaken Auge mit feinem Häkchen, im linsenhaltigen Auge besser mit feiner Irispinzette, in die kleine Limbuswunde vorgezogen und dort mit Elektrokoagulation eingelötet. Die Elektrokoagulation wird entweder dadurch vollzogen, daß Häkchen oder Irispinzette im Augenblick, da das Ende des Instrumentes mit der gefaßten Iriswurzel in der Limbuswunde erscheint, durch Berühren mit der aktiven Elektrode stromführend gemacht (ca. 50 mA) oder daß die im Limbus eingeklemmte Iriswurzel mit der Diathermienadel zart ankoaguliert wird. Die dabei miterfolgende Zusammenziehung der Limbuswunde verhindert Verlust von Glaskörper, der in solchen Fällen oft in der Vorderkammer steht. Die kleine Limbuswunde kann mit kleiner Bindehautschürze überdeckt werden, doch ist dies nicht unbedingt nötig. Die Narbe war in allen bisher von mir operierten Fällen solid, ohne Filtration, die Reaktion gering, der Augendruck normal. Die Elektrokoagulation ist sicherer als die

[1] SAFAR, Ophthalm. Basel *114*, 77 (1947).

einfache Einklemmung, bei der die Iris leicht wieder zurückrutscht, und sie ist viel einfacher als die Sicherung der eingeklemmten Iris mit Nähten (KEY, GARDILCIC).

Ich habe das Verfahren zuerst im aphaken und dann im linsenhaltigen Auge angewendet: Zarte Elektrokoagulation, sorgfältige Nachbehandlung (Atropin, Verband zum Schutz vor Wundsprengung durch einige Tage) sind notwendig, um diese Operation, die an sich steril ist, nicht sekundär zu gefährden. An sich bietet sie weit weniger Infektionsrisiko als die vorher genannten operativen Methoden ohne Elektrokoagulation (Abb. 24, 25)[1].

Die gute Anwendbarkeit dieser Methode wurde von LINDNER bestätigt. 1950 wurden von GARCIA-MIRANDA zwei in grundsätzlich gleicher Weise mit Elektrokoagulation erfolgreich und komplikationslos operierte Fälle von Iridodialyse (nach Kontusion und nach Starextraktion) mitgeteilt.

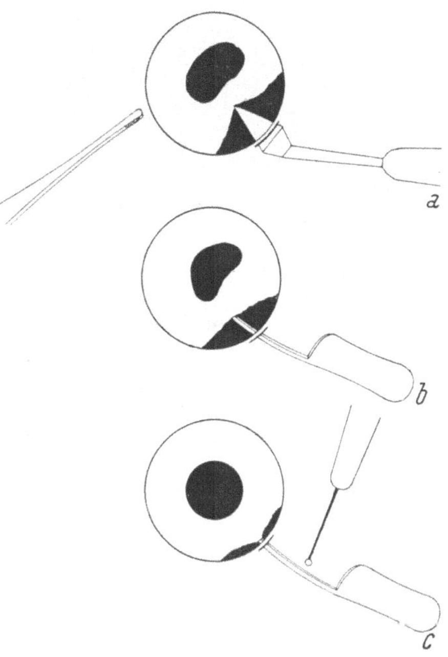

Abb. 24. Schema der Iridodialysenoperation mit Elektrokoagulation. a Kleiner Lanzenschnitt im Limbus, b Vorziehen der Iriswurzel mit feiner Irispinzette (oder Häkchen), c Einklemmung und »Anschweißung« der Irisperipherie in die Wunde mit zarter Elektrokoagulation durch Berühren der Irispinzette mit der stromführenden Kugelelektrode.

GITTLER hat einen Fall unter dem Titel „sympathische Ophthalmie nach Iridodialysenoperation von SAFAR" vorgestellt. Er betraf eine kleine Iridodialyse oben nach Kontusion, so daß die Operation an sich nicht unbedingt notwendig gewesen wäre. Der Knabe wurde ganz kurz nach der Operation entlassen und kam erst Wochen später mit einem Irisprolaps, hatte also offenbar das Auge gedrückt, oder es war durch übermäßige Elektrokoagulation zu einer Nekrose der Sklera gekommen. Nach Abtragung des Irisprolapses, die, soweit mir bekannt, weder mit Elektrokoagulation noch mit Penicillinschutz gemacht wurde, ist eine sympathische Ophthalmie des anderen Auges aufgetreten. Diese war also eine Folge des Irisprolapses, der wahrscheinlich längere Zeit bestanden hatte und vielleicht auch der Art der Abtragung. Bekanntlich neigen Kinder besonders zur sympathischen Ophthalmie. Nach den Untersuchungen von SCHRECK kommt der Erreger der sympathischen Ophthalmie vom Bindehautsack und führt zur intraokulären Entzündung. Dazu war durch das längere Bestehen des Irisprolapses Gelegenheit gegeben. Wäre dieser gleich und mit Elektrokoagulation operiert worden, wäre wahrscheinlich die sympathische Ophthalmie verhindert worden.

Bei meinen Operationen mit Elektrochirurgie habe ich niemals eine sympathische Ophthalmie gesehen.

In diesem Zusammenhang sei auf die Beobachtung DENIGS hingewiesen, daß die Diathermie des Uvealvorfalles die sympathische Ophthalmie günstig beeinflußte, ebenso wie die Diathermiestichelung der Uvealgefäße das

[1] Ophth. Ges. Wien, 17. III. 1947.

Sekundärglaukom bei dieser Erkrankung (McArevey), was Denig durch Ausschaltung schädlicher Vasomotorenreflexe erklärt.

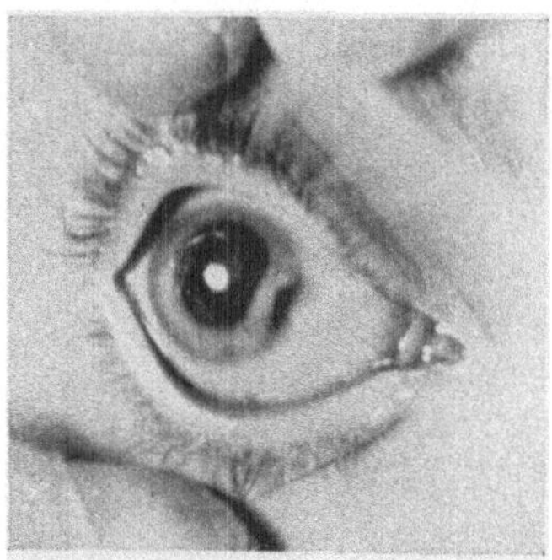

Abb. 25a. Iridodialyse nach Contusio bulbi. 14jähr. Knabe. V.: 6/24? + 3 sph Jg 3.

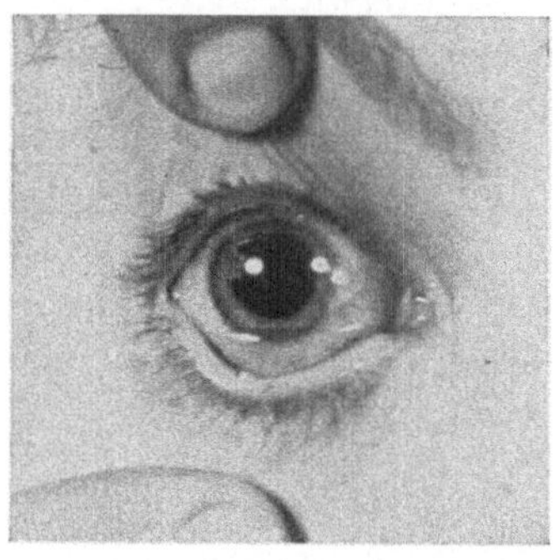

Abb. 25b. Zustand 1 Monat nach der Operation mit Elektrokoagulation. V.: 6/18; + 1 cyl 90° 6/12? + 4 sph Jg 3.

b) Iriscyste.

Sehr gut anwendbar ist die Elektrokoagulation für die Verödung von *Irisvorderkammer*cysten, die manchmal nach Staroperationen oder Verletzungen des Auges durch Einwanderung des Epithels durch die Wunde in die Vorderkammer oder durch Versprengung dieser Epithelien auftreten können. Diese Implantationscysten führen meist durch Drucksteigerung zu Erblindung des Auges. Gerade in aphaken Augen, wo die Exzision solcher Cysten kaum ohne starken Glaskörperverlust abginge, ist die Elektrokoagulation sehr geeignet, ebenso nach Verletzungen mit starker Trübung der Linse, also in Fällen, wo auch eine Hitzeschädigung der Linse nicht zu fürchten ist. Die Verödung solcher Cysten durch Injektion von 30%iger Trichloressigsäure-Lösung in das Cysteninnere ist meist mit viel stärkeren postoperativen Reizerscheinungen verbunden und kann für das Auge gefährlich werden, wenn die Cystenwand verletzt wurde und das Ätzmittel in das Augeninnere eindringt. Die Elektrokoagulation einer Irisvorderkammercyste wurde von mir erstmalig 1932 an einem staroperierten Auge vorgenommen. Es war meines Wissens die *erste intraokuläre Geschwulst,* die mit Erhaltung des sehfähigen Auges mit Elektrochirurgie operiert wurde. Diese Operation wurde seither von mir wiederholt ausgeführt, erwies sich als sehr wirksam und bei entsprechender Technik als ungefährlich und von geringer Reizung gefolgt. Meist waren nur ein, seltener zwei Eingriffe nötig, um Heilung zu erzielen, die nun schon viele Jahre andauert.

Operation (Abb. 26): Lokalanaesthesie mit Cocaininstillation, subconjunctivale Novocaininjektion oben, kleiner Schnitt mit der Lanze am Limbus entsprechend der Lage der Cyste bis in das Cysteninnere. Nun wird eine gut schaftisolierte Kugelelektrode (Durchmesser je nach Cystengröße 1 bis 2 mm) in das Cysteninnere eingeführt und der Strom unter Elektrokoagulation kurz eingeschaltet, wobei soviel Strom gegeben wird, daß sich die Cyste im Moment des ersten Stromstoßes zusammenzieht (80 bis 100 mA, an meinem Apparat Variometerstellung $1^1/_2$ bis 2). Ist die Cyste nach diesem ersten Stromstoß kollabiert und graulich, dann ist meist keine weitere Stromeinschaltung nötig, die nur unnötigerweise die Hornhaut schädigen könnte, und die Kugel wird herausgezogen. Bindehautschürze zur Sicherung der Limbuswunde ist nur dann unbedingt nötig, wenn eine Mitkoagulation der Hornhaut erfolgt war (mein erster Fall [1]). Diese kann aber durch gute Isolierung des Elektrodenschaftes und Vermeiden von Überdosierung des Stromes verhindert werden. Bei kleineren Cysten kann man statt der Kugel eine ebenfalls gut schaftisolierte Diathermienadel verwenden, deren blankes Ende in das Cystenlumen zuerst ohne Strom eingestochen wird. Hier ist eine Deckung der kleinen Einstichwunde nicht nötig. Beim Einschalten des Hochfrequenzstromes (Einstellung Elektrokoagulation) wird die Stromdosis allmählich verstärkt, bis der erste Stromstoß erfolgt, unter dem die Cyste plötzlich kollabiert. Mit der Nadel war es auch möglich, zwei Cysten im gleichen Auge in gleicher Sitzung mit Dauererfolg zu veröden. In einem Falle von sehr großer Cyste, die fast bis an den unteren Pupillarrand reichte und damit das Sehen schon schwer beeinträchtigt hatte, war nach Monaten eine zweite Nachkoagulation nötig gewesen. Der Fall ist seither seit über sechs Jahren rezidivfrei (Visus korr. fast 6/12, Jg 2).

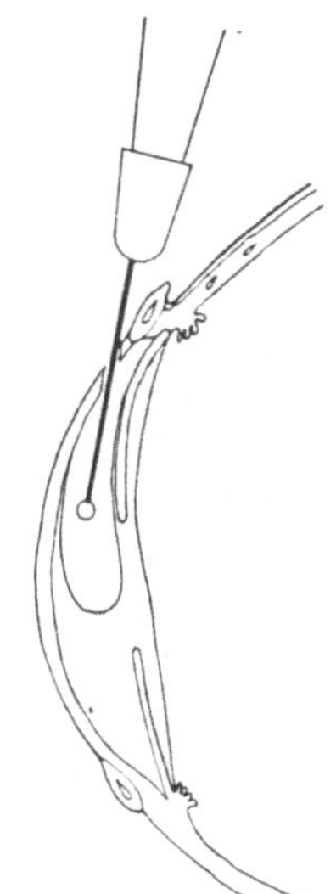

Abb. 26. Schema der Elektrokoagulations-Operation der Vorderkammercyste.

Fall 1. P. J., 62jähriger Patient. *L. A.:* 1945 intracapsuläre Starextraktion, danach mußte der Patient in den Keller gebracht werden (Bombenangriff), am nächsten Tag Pupille schmal, stark nach außen oben verzogen, Operationswunde dehiszent, Bindehautlappen chemotisch. Bei der Entlassung nach vier Wochen war das Auge blaß, zeigte eine Descemetiablösung im nasal oberen Quadranten, die Pupille stehend oval, peripher hing die Iris in die Wunde. Glaskörper wölbte sich ganz leicht in die Vorderkammer vor. Visus korr. 6/8.

Elf Monate nach der Staroperation Epitheleinheilung, die sich zwischen 9 und 12 Uhr zu einer Cyste erweitert. Visus mit früherer Korr. 6/6. *R. A.:* fortschreitende Cataracta incip., Visus auf 2/36 gesunken, daher Staroperation (intracapsulär, Glaskörpervorfall, totale Iridektomie), postoperativer Verlauf glatt, Visus korr. 6/8.

Zunehmende Beschwerden auf dem *L. A.*, Patient bemerkt, daß ihm etwas vor dem Auge hin- und herschwebt. Visus korr. 6/8, Jg 2. Befund: oben am Limbus etwas pigmentierte Narbe in Bindehaut und Sklera. Die Hornhaut zeigt bei 12 Uhr tiefe diffuse Trübungen und senkrecht verlaufende Descemetifalten. Vorderkammer ungleich tief, bei 12 Uhr tiefe diffuse Trübungen und senkrecht verlaufende Descemetifalten. Vorderkammer ungleich tief, bei 12 Uhr bogenförmiger grauer Strang, der ziemlich solid erscheint. Dieser spaltet sich dann in zwei Blätter, wovon das eine konvex vorgewölbt ist, und im oberen Anteil der Hornhauthinterfläche knapp anliegt, gegen die Mitte zu von ihr abweicht. Die übrige Wand der Cyste ist flach, gespannt und scheinbar mit der Glaskörpermembran verbunden. Hier einige Pigmentablagerungen. Die Kuppe der Cyste reicht bis in die Mitte der Vorderkammer und ist 1 mm vom unteren Pupillarrand entfernt (Abb. 27 a). Der Inhalt der Cyste ist vollkommen klar. Iris blaugrün, reizlos.

---

[1] Z. Augenhk. *86,* 31 (1935).

Totales Kolobom nach 12 Uhr. Die Cystenhinterwand scheint am Kolobomrand mit der Iris verbunden zu sein. Aus der auf einen Saum reduzierten Pupille rotes Licht, Fundus nicht zu beurteilen. Visus korr. 5/18, Jg 4 mühsam. Noch keine Drucksteigerung, doch war sie zu erwarten, im weiteren Verlauf und mit zunehmendem Wachstum der Cyste. Daher am 20. III. 1947 *Operation:* Subconjunctivale Novocaininjektion und Akinese nach O'BRIEN, Ablösung der Bulbusbindehaut schürzenförmig von oben. Durch Einschnitt in die Gegend des M. rectus sup. (Zügelnaht) Bildung eines Brückenlappens. Ablösung der Bindehaut wegen der Starschnittnarbe nicht hart am Limbus. Das Epithel bleibt dort stehen und wird mit flacher Elektrode zart ankoaguliert. Vorgelegte Nähte an der Bindehaut nasal und temporal. Schmaler Lanzenschnitt am Limbus oben, der in das Innere der Cyste führt. Schnitt muß mit der Schere erweitert werden, damit die 2-mm-Kugel (wegen der Größe der Cyste) eingeführt werden kann. Durch Einschalten des Stromes (Variometerstellung 2) wird das Innere der Cyste mit Elektrokoagulation verödet. Beim ersten Stromstoß zieht sich die Cyste zusammen und gegen die Wunde hin zurück. Nach Herausziehen der Elektrode zeigt die Hornhaut Falten, die radiär gegen die Wunde am Limbus hinziehen. Kein Abfluß intraokularer Flüssigkeit, die Wunde durch das Koagulat verschlossen. Die Bindehautschürze wird durch Nähte über die kleine Wunde und die Peripherie der Hornhaut gelegt und fixiert. Atropin, Verband, postoperative mäßige Reaktion, Hornhaut leicht getrübt. In den nächsten Tagen in der Vorderkammer eine fibrinöse Masse (koagulierte Cyste).

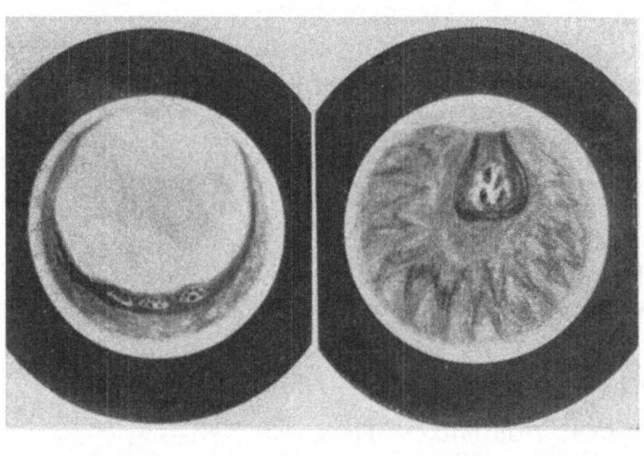

a b

Abb. 27. a Große Vorderkammercyste nach Staroperation, b nach zweimaliger Elektrokoagulation.

Zehn Tage nach der Operation: Bindehautschürze zurückgezogen, Hornhauttrübung im Rückgang, Fibrinschleier verschwunden. Bei der Entlassung nach einem Monat ist das Auge noch mäßig injiziert, die Wunde oben am Limbus gut geschlossen, die Hornhaut in der Peripherie oben leicht skleraartig getrübt, sonst klar-glänzend, Vorderkammer tief. Die Cyste ist nur noch in Form eines winzigkleinen Bläschens nasal-oben zu erkennen. Die Pupille selbst ist frei, leicht entrundet.

Visus: + 12 sph mit + 2 cyl 175° 6/18?, + 16 sph mit + 2 cyl 175°, Jg 4.

Drei Monate später ist die Cyste neuerlich gewachsen, Visus noch gut, korr. Jg 2. Es wird daher am 25. VI. 1947 eine zweite Elektrokoagulation des Cystenrestes, diesmal mit kleiner schaftisolierter Diathermienadel vorgenommen. Da die erste Koagulation mit der am Limbus eingestochenen Nadel zu schwach erschien, wird nach Punktion am Limbus an gleicher Stelle, die schaftisolierte Nadel durch diese Lücke tiefer in das Cysteninnere geführt und nunmehr kräftiger koaguliert (ca. 100 mA). Deckung der Operationsstelle am Limbus wieder mit Bindehaut, Atropin, Verband.

Auch dieser zweite Eingriff mit Elektrokoagulation wurde gut vertragen, bei der Entlassung am 14. VII. 1947 ist die Hornhautperipherie oben von Bindehaut bedeckt, die Pupille nach oben verzogen, Vorderkammer tiefer, hintere Synechien und Auflagerungen auf die vordere Glaskörpergrenzhaut, von der Iriscyste ist nichts mehr zu erkennen.

Visus: + 12 sph mit + 3 cyl 45° 6/30, + 15 sph mit dem Cyl, Jg 5.

Letzte Nachkontrolle am 7. VII. 1952: *R. A.:* Zustand nach intracapsulärer Staroperation mit breitem totalem Kolobom, Glaskörper oben an der Narbe adhaerent, Fundus gut sichtbar, Visus korr. 6/6, Jg 1.

L. A.: blaß, oben solide, leicht pigmentierte Narbe, in die Peripherie der Hornhaut hineinziehend. Die übrige Hornhaut bis auf Gerontoxon klar und glänzend, Vorderkammer mitteltief, Iris und Pupille nach oben verzogen, oberer Pupillarrand nicht sichtbar. Dementsprechend die Iris hinaufgezogen ohne sichtbare Sphinkterecken, Fundus gut erkennbar, etwas senil-blasse Papille wie rechts. Tension 15 mm Hg, starker etwas irregulärer Astigmatismus ca. 8 D bei 70°.

Visus: + 11 sph mit + 4,5 cyl 65 Tabo 6/18 — 6/12 f., + 15 sph mit Cyl, Jg 2. Kein Rezidiv der Cyste (Abb. 27 b) seit nunmehr über 5 Jahren.

Während in dem eben beschriebenen Falle eine sehr große postoperative Vorderkammercyste mit *zwei*maliger Elektrokoagulation zur definitiven Verödung gebracht worden ist, gelang es im folgenden Falle zwei, allerdings kleinere Cysten mit Elektrokoagulation mit der Diathermienadel in *einer* Sitzung zu veröden.

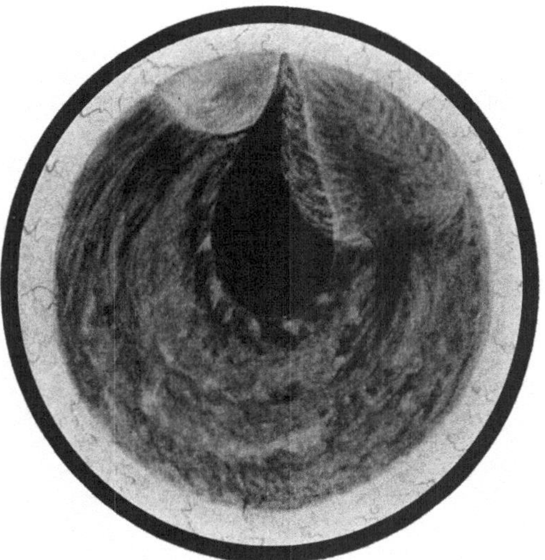

Abb. 28 a. Vorderkammercysten nach Staroperation.

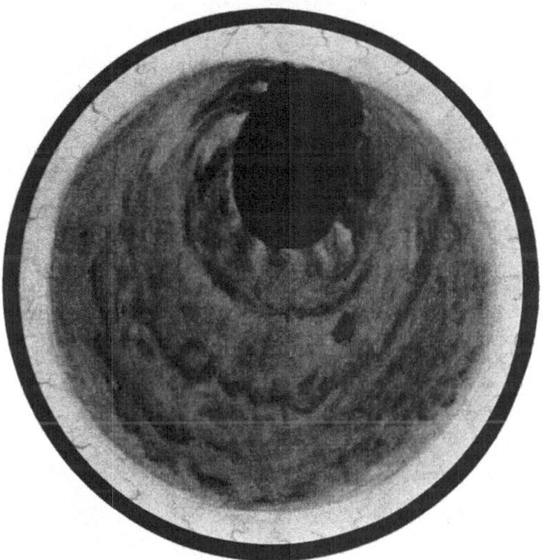

Abb. 28 b. Nach Elektrokoagulation (nach einem Jahr).

Fall 2. W. F., 80jährige Patientin, hatte wiederholte Augenentzündungen in der Kindheit. Seit zehn Jahren das L. A. bis auf Lichtschein erblindet, das R. A. in letzter Zeit leicht verschleiert.

1948: *R. A.:* beginnende Katarakt, geringe Retinalgefäßsklerose (RR 200). Visus korr. 5/12 bis 5/8?, Jg 1.

L. A.: in leichter Divergenzstellung, bandförmige Narbe quer über die Hornhaut reichend (Gefäßbändchen in der Kindheit), Vorderkammer tief, Iris o. B., Pupille mittelweit, rund, prompt reagierend. Verdickung der vorderen Linsenkapsel, Linse intensiv weiß getrübt mit scholligem Zerfall der Corticalis (Cataracta hypermatura oder Cataracta complicata), Lichtempfindung und Projektion mangelhaft (L. E. in 1,5 m, Projektion nur von temporal). Da die Lichtreaktion der Pupille prompt war, wurde die Kataraktoperation durchgeführt, am 3. XII. 1948: Aderlaß, Calcium intravenös, Lappenextraktion. Nach dem Schnitt vorgelegte Wundnaht, die Iris zuerst nur basal ausgeschnitten. Da die Pupille weit geblieben ist, Versuch der intracapsulären Extraktion. Linsenkapsel läßt sich nicht fassen, erst mit der gezähnelten Pinzette kann man die schon subluxierte Linse fassen, hinaufluxieren und entbinden. Beim Durchtritt durch die Wunde reißt die Kapsel ein, es bleiben krümelige Linsenreste in der sonst schwarzen Pupille zurück, die sich mit dem Löffel nicht ganz holen lassen. Nach totaler Iridektomie gelingt es, den

Rest zu holen. Pupille und Kolobom sind jetzt schwarz, Reponierung der Kolobomschenkel, Atropin, Penicillin subconjunctival oben.

Postoperativ starke traumatische Hornhauttrübung, Wiederherstellung der Vorderkammer, Pupille weit, totales Kolobom, geringe flottierende Reste oben. Beim Abgang nach 14 Tagen zahlreiche flottierende Glaskörpertrübungen, die den Fundus verschleiern, der hochmyope Veränderungen aufweist. Visus 1/60, keine Nahleistung, nicht korr.; bessert sich auf 6/36 mit Korr.

April 1950: *L. A.:* Auf der Iris zwischen 11 und 2 Uhr eine nahe dem Limbus gelegene hanfkorngroße und daneben temporal eine kleinlinsengroße kugelige wasserklare Vorderkammercyste, deren Vorderwand ein kleines Häutchen bildet, während man durch den wasserklaren Inhalt die von Irisgewebe gebildete Cystenhinterwand erkennt. Vorderkammer sonst tief, Kammerwasser klar, Pupille stark nach oben verzogen, erscheint tropfenförmig entrundet mit Verschmälerung nach oben, das totale Kolobom überlagert. Der Augenhintergrund ist dabei gut erkennbar mit großen Chorioidalatrophien. Visus 3/36, nicht korr. (Abb. 28 a).

14. IV. 1950 *Elektrokoagulation beider Cysten:* Nach subconjunctivaler Procaininjektion oben Abpräparieren eines Bindehautlappens von oben. Eine schaftisolierte Nadel wird zuerst in die kleine Cyste vom Limbus her eingestochen. Kurze Stromeinschaltung (Variometerstellung 2) bis die Cyste zusammenschnurrt. In gleicher Weise wird nun die große Cyste durch Einführen der gleichen Nadel bei gleicher Apparateinstellung elektrokoaguliert, doch schnurrt diese große Cyste erst nach dreimaligem Einschalten des Stromes zusammen. Deckung der Einstichstellen mit dem Bindehautlappen. Atropin, Verband. Mäßige Schwellung und Suffusion des Bindehautlappens, der die Einstichstellen am Limbus gut deckt. Der untere Teil der Hornhaut fast klar, die alte Narbe etwas sukkulenter. Am oberen Teil der Hornhaut etwas strahlige postoperative Trübung. Über die Cysten selbst kann noch nichts gesagt werden, Vorderkammer tief. Nach einer Woche stärkere Bulbusreizung und stärkere Lichtscheu, Scopolamin.

Beim Abgang 12 Tage nach der Operation noch mäßige Reaktion, Hornhaut klarer, Vorderkammer tief, Irisstruktur deutlich, Stelle der Cyste glatt, keine Cystenbildung mehr zu sehen. Geringes Irisschlottern, Iris etwas hinaufgezogen, totales Kolobom nach oben, Pupille schwarz mit zarten bräunlichen Pigmentpunkten. Die Reaktion klingt allmählich ganz ab. Juni 1951 ist eine Cystenbildung nicht mehr zu erkennen (Abb. 28 b). Der Visus ist trotz der hochmyopen Veränderungen des Fundus viel besser: Juni 1952 der gleiche Befund. Visus: — 2,50 sph mit — 1,50 cyl 40 6/24 + 2 sph mit dem Cyl, Jg 5, — Jg 4 mühsam, skotomatös durch die myope Fleckung im Fundus. Letzte Nachuntersuchung im März 1953: Befund und Visus unverändert.

Nach meinen bisherigen Erfahrungen und den dargelegten Fällen erscheint mir die Elektrokoagulation bei richtiger Durchführung ein für die Verödung der posttraumatischen und postoperativen Vorderkammercysten im aphaken oder mit Katarakt behafteten Auge als sehr geeignetes Verfahren. Bei entsprechend vorsichtigem Vorgehen (schaftisolierte Elektrode, Vermeiden von Überdosierung des Stromes) erscheint die Technik einfacher und ungefährlicher als die Methode der Verödung mit Einspritzung von hochprozentiger Trichloressigsäure in das Cystenlumen, wobei diese Ätzflüssigkeit bei ungewollter Verletzung der Cystenwand in das Augeninnere eindringen und dort unliebsame Komplikationen machen kann. Auch scheint der postoperative Reizzustand der Augen nach der Elektrokoagulation dieser Cysten geringer zu sein als nach der Ätzung.

Diese Art der Elektrokoagulation eignet sich für umschriebene Epithelcysten der Vorderkammer. Bei diffuser posttraumatischer Epitheleinwanderung in die Vorderkammer längs der Hornhauthinterwand wird wohl die Strahlenbehandlung vorzuziehen sein, außer vielleicht im Beginne der

Epitheleinwanderung, doch ist in diesem Stadium die Diagnose klinisch nicht immer eindeutig zu stellen.

c) Irisgeschwülste im Pupillarbereich.

Bei umschriebenem *Melanoblastom (Melanosarkom)* der Iris im Pupillarteil besteht noch Aussicht, durch Exzision des befallenen Iristeiles im Gesunden das Auge mit Sehvermögen erhalten zu können. Die Durchführung einer solchen Operation auch am nicht einzigen Auge erscheint deshalb zulässig, weil nach statistischer Feststellung von den pigmentierten Uvealtumoren die der Iris am wenigsten und nicht so frühzeitig metastasieren wie die des Ciliarkörpers und der Aderhaut. So ist es üblich, derartige Geschwülste mitsamt dem befallenen Irissektor im Gesunden auszuschneiden.

STALLARD hat für die chirurgische Entfernung bösartiger Pigmentgeschwülste der Iris eine eigene Methode angegeben, mit vorgelegten Bindehaut- und Corneoskleralnähten und Exzision des befallenen Iristeiles im Gesunden. Dies genüge bei Geschwülsten im Pupillarteil; wenn aber die Geschwulst die Iriswurzel ergriffen hat oder in den Ciliarkörper hineinreicht, werden drei bis fünf Reihen von Oberflächenkoagulationen gemacht, knapp hinter dem Limbus und ihm konzentrisch (80 mA, 3 Sekunden je Koagulat).

Mit einer einfach chirurgischen Exzision eines im Pupillarteil liegenden Melanoms hatte ich einen ausgesprochenen Mißerfolg. Nach anscheinend einwandfrei bis an die Wurzel erfolgter Exzision der Iris schloß sich eine unbeeinflußbare Iridocyclitis und eine hintere Schalenkatarakt an. Wegen der dauernden Iridocyclitis und Gefahr der sympathischen Ophthalmie wurde das Auge schließlich enucleiert. Die gleiche Erfahrung machte PILLAT mit dem gleichen Vorgehen. Wahrscheinlich war bei der sehr an der Iriswurzel durchgeführten Iridektomie die Linse direkt oder indirekt geschädigt worden und eine Iridocyclitis phakoanaphylaktica aufgetreten.

Wegen dieses Mißerfolges nach einfacher Exzision entschloß ich mich bei einem weiteren Falle von *Melanoblastom im Pupillarteil* der Iris, dieses mit Elektrokoagulation zu zerstören, auch auf die Gefahr hin, eine Hitzeschädigung der Linse mit in Kauf zu nehmen. Hier wurde nach Punktion der Vorderkammer durch Lanzenschnitt im Limbus ein Cyclodialysenspatel eingeführt, der mit Ausnahme eines 2 mm großen Areales an der Hinterfläche seines Endes gut lackisoliert war (Abb. 29). Dieses hinten metallblanke flache Ende der Elektrode wurde an der Vorderfläche der Iris bis auf das Melanoblastom vorgeführt und dieses durch Einschalten des Stromes mit Elektrokoagulation (60 mA, einige Sekunden) verödet. Es erfolgte eine mäßige postoperative Reaktion mit leichter Verziehung der Pupille peripher und hornhautwärts mit vorderer Synechie und leichter Trübung der Hornhautperipherie. Überraschenderweise blieb die Linse klar. Das Auge blieb rezidivfrei mit Visus 6/6, bei einer Beobachtungszeit von zwei Jahren, so daß ein abschließendes Urteil noch nicht möglich ist.

Ich möchte keineswegs die Elektrokoagulation bei Geschwülsten im Pupillarteil der Iris ohneweiters auf Grund dieses einen ohne Linsentrübung operierten Falles als die Methode der Wahl empfehlen. Da die Linse im Pupillarteil der Iris anliegt, erscheint die Gefahr einer Hitzeschädigung mit Kataraktbildung bei Überdosierung des Stromes hier weit größer als im Ciliarteil der Iris, wo zwischen Iris und Linse das Wasser der hinteren Augenkammer als Puffer dazwischengeschaltet ist.

Vielleicht käme bei solchen Fällen von Melanoblastom im Pupillarteil besser die Technik von SCHMERL in Betracht, der die optische Iridektomie elektrochirurgisch durchgeführt hat unter Anwendung einer eigenen Isolierpinzette, welche, die eigentliche Irispinzette mantelartig umfassend, die anderen Teile des Auges vor der Stromeinwirkung schützt.

d) Iriswurzel-Ciliarkörper-Geschwülste.

Vor dem oben beschriebenen Fall von Melanosarkom der Iris im Pupillarteil hatte ich ein *Melanoblastom der Iris im Kammerwinkel* im *einzigen* Auge mit dem gleichen Cyclodialysenspatel (Abb. 29) mit bisher andauernd gutem Erfolge und brauchbarem Visus komplikationslos operiert.

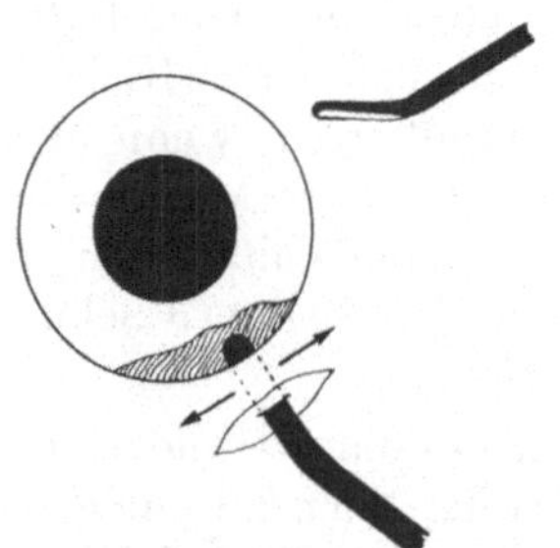

Abb. 29. Operationsverfahren zur subskleralen Elektrokoagulation eines flächenhaften Melanoblastoms von Iriswurzel-Ciliarkörper.

Fall 3. U. M., 49jährige Patientin, mit der Diagnose Melanosarkom vom Augenarzt eingewiesen, aufgenommen am 9. X. 1950: Aufnahmebefund: *R. A.* nach Verletzung und Pilzinfektion vor zwei Jahren verloren (enucleiert). Der damalige sehr genaue Augenbefund der Klinik hatte auf dem *L. A.* keine Besonderheiten ergeben. Iris normal, auch kein Naevus angegeben. Jetzt auf dem *L. A.*: zarte vorwiegend circumlimbäre Injektion, in der Hornhaut einige kleine zarte oberflächliche Makulae, sonst Hornhaut o. B. Vorderkammer mitteltief, Kammerwasser klar, Iris grau, deutlich strukturiert. Zwischen $^1/_2$4 und 6 Uhr ein etwa 5 mm langer und 3 mm breiter dunkelbrauner Tumor mit etwas unregelmäßiger Oberfläche, der hier den ganzen Kammerwinkel ausfüllt (Abb. 30 a). Auf der Oberfläche der Iris und der Linse starke Pigmentausstreuung. Pupille ganz leicht längsoval, in der Richtung des Tumors entrundet, übermittelweit, gut reagierend. Linse klar, Fundus: Papille scharf begrenzt, schmaler Pigmentkonus temporal unten, große und sehr tiefe Excavation, die nicht randständig ist. Makula, Peripherie und Gefäße o. B. Hinter der Iris bei der Durchleuchtung keine Vorwölbung erkennbar, Tension 50 bis 60 mm Hg schwankend, Visus 6/60, —1,50 sph 6/6?. Nach zweistündig Pilokarpin Drucksenkung nur bis 41 mm Hg.

Das rasche Wachstum, die dunkelbraune Farbe, die Blockierung des Kammerwinkels mit nachfolgendem Sekundärglaukom, das flächenhafte Befallensein fast eines Quadranten der Irisperipherie ergab die Diagnose eines malignen flächenhaften Melanoblastoms von Ciliarkörper-Iriswurzel. Interne Untersuchung und Melanin im Harn negativ.

Bei sehfähigem gesundem anderem Auge wäre dieses Tumorauge unbedingt zu enucleieren gewesen. Da es sich aber hier um das einzige Auge handelte und die Strahlentherapie erfahrungsgemäß bei den melanotischen Tumoren der Uvea nichts nützt, entschloß ich mich am 17. X. 1950 zu dem Eingriff mit Elektrokoagulation. Eine einfache oder elektrochirurgische Exzision des Tumors wäre bei der flächenhaften Ausdehnung der Geschwulst nicht möglich gewesen. So schlug ich einen anderen Weg ein, um die Geschwulst unter Erhaltung des sehfähigen Auges mit Elektrokoagulation zu zerstören, durch eine Art Cycloiridodialyse. Die dafür konstruierte Elektrode ist, wie schon erwähnt, einem Cyclodialysenspatel nachgebildet und lackisoliert mit Ausnahme eines 2 mm großen Areales an der Hinterfläche des Endes. Die gleiche Elektrode wurde später bei einem Melanoblastom der Iris im Pupillarbereich verwendet (S. 67).

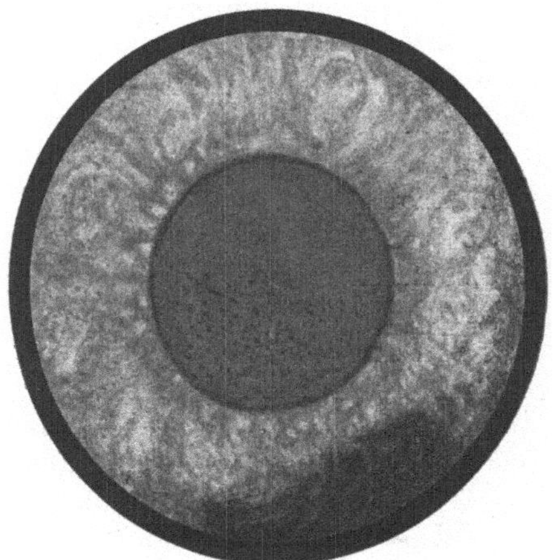

Abb. 30a. Melanosarkom von Iriswurzel-Ciliarkörper, den Kammerwinkel ausfüllend; Sekundärglaukom.

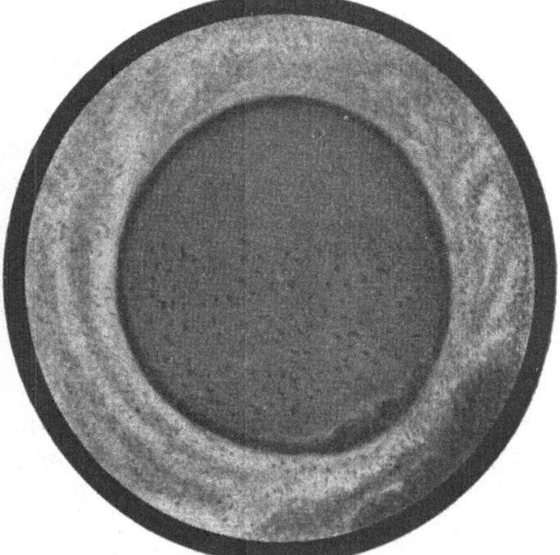

Abb. 30b. Nach der ersten subskleralen Elektrokoagulation.

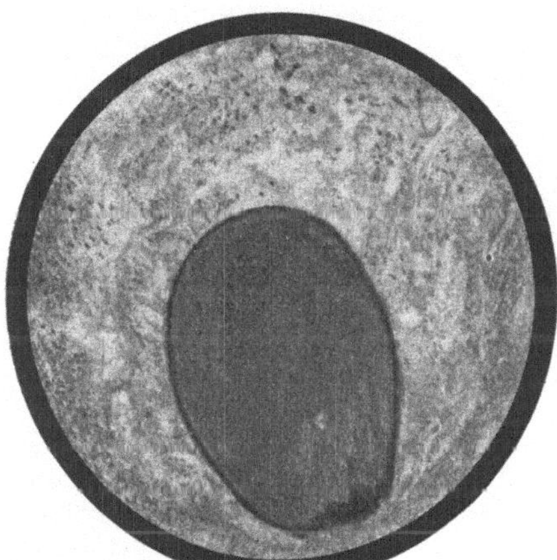

Abb. 30c. Zwei Monate nach der zweiten Elektrokoagulation.

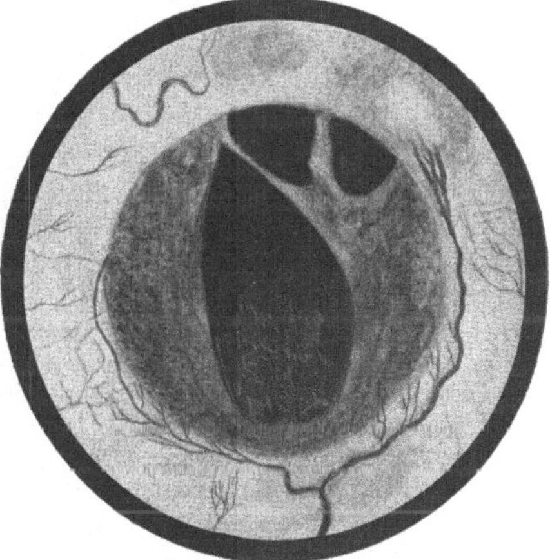

Abb. 30d. Nach Elektrokoagulation der temp. langen hinteren Ciliararterie, nach Iridenkleisis u. *Elliot*scher Skleraltrepanation. Tension normal. V.: 6/18, +3 sph Jg1.

1. Operation am 17. X. 1950: Nach üblicher Lokal- und Injektionsanaesthesie Skleralschnitt wie bei Cyclodialyse temporal unten 5 mm vom Limbus. Die Elektrode wird durch diesen Schnitt subskleral eingeführt. Durch Vor- und Seitlichschieben des Spatels unter jedesmaliger Stromeinschaltung (Elektrokoagulation, Variometerstellung $2^1/_2$, 80 mA, 2 bis 3 Sekunden), werden Ciliarkörper und Iriswurzel in einem Drittel Umfang über den sichtbaren Umfang der Geschwulst hinaus elektrokoaguliert. Die Elektrokoagulation wird ausgiebig vorgenommen, selbst auf die Gefahr einer Linsenschädigung hin, so daß es zur Bildung von Gasblasen in der Vorderkammer kommt. Diese und etwas Blut werden durch Massage aus der Cyclodialysenöffnung abgelassen. Der postoperative Verlauf ist auffallend gut, mäßige Uveitis mit Auflagerungen auf die vordere Linsenkapsel, doch ohne Trübung der Linse selbst. Die Tension wird normal (26 mm Hg) trotz zeitweisen Mydriaticis. Einen Monat später Visus gut: 6/24, + 1,50 sph mit — 4 cyl 35° 6/8 (postoperativer Astigmatismus). Da noch ein Rest der Geschwulst erkennbar war (Abb. 30 b), wurde eine 2. *Operation* mit Elektrokoagulation an entsprechender Stelle (bei 4 Uhr) ähnlich wie das erstemal durchgeführt, diesmal mit Vorbereitung durch SEE und Ciliarkörper-Ganglionanaesthesie und Procain-Adrenalin subconjunctival. Temporal unterhalb des horizontalen Meridians 3 mm vom Limbus wird ein kleiner vertikaler Skleralschnitt gemacht, die freigelegte Uvea mit diszissionsnadelartiger Elektrode zart ankoaguliert, um die Blutung zu stillen. Nun wird der isolierte Cyclodialysenspatel wie bei der ersten Elektrokoagulation subskleral eingeführt und in den Kammerwinkel vorgeschoben. Zuerst wird das obere Ende der noch vorhandenen pigmentierten Restgeschwulst nachkoaguliert, bis Gasblasen im Kammerwasser aufsteigen. Dann wird der Spatel entsprechend der Irisperipherie nach unten und nasal vorgeschoben und etappenweise jedesmal koaguliert, bis Gasblasen aufsteigen. Variometerstellung wie das erstemal, Stromeinwirkung etwas länger. Beim Zurückziehen des Spatels wird dessen Ende noch nach hinten ciliarkörperwärts geschoben und so etappenweise auch der Ciliarkörper entsprechend seinem temporal unteren Drittel nochmals mit Elektrokoagulation behandelt. Dann erst wird der Spatel herausgezogen. Abfluß von Kammerwasser erfolgt nicht. Das Auge ist jetzt noch weicher als vor der zweiten Operation, es erfolgte aber keine intraokuläre Blutung (eine kleine Blutung war nur bei der Inzision der Bindehaut und Sklera erfolgt).

Naht der Bindehaut, Atropin, Verband. Postoperativ starke Schmerzen, doch ist das Auge am nächsten Tag wenig gereizt, die Hornhaut leicht diffus getrübt und etwas matt, beides im temporal unteren Teil. Vorderkammer mitteltief, Gasblasen geschwunden. Soweit man temporal unten durch die getrübte Hornhaut beurteilen kann, ist dort die Iris verschmälert. Von den pigmentierten Geschwulstteilen ist nichts zu sehen, die Pupille weit, nach temporal unten entrundet. Mit dem Augenspiegel rotes Licht aus der Pupille erhältlich, keine gröbere Linsentrübung erkennbar, Tension für den Finger annähernd normal. Unter weiterer Behandlung mit Atropin, Irgamidsalbe, Stormin intramuskulär, allmähliches Abklingen der postoperativen Uveitis, die diesmal stärker ist als nach der ersten Elektrokoagulationsoperation. Am sechsten Tag ist das Auge stärker gereizt, mäßige ödematöse Hornhauttrübungen, aber kein Exsudat und keine Haemorrhagie in der Vorderkammer. Diese ist temporal unten etwas tiefer geworden, die Pupille dahin etwas verzogen. Auge weich. Am zwölften Tag ist die traumatische Hornhauttrübung wesentlich zurückgegangen, doch bestehen noch Falten der Descemeti. Kammerwasser leicht getrübt, präzipitatartige grauliche Auflagerungen gruppenweise auf der vorderen Linsenkapsel und Pigmentauflagerungen. Die Linse selbst zeigt mit dem Augenspiegel keine Trübungen. Die Iris nach temporal unten stark verschmälert, die Pupille entrundet und weit. Visus 1/36, + 5 cyl 110° 6/60. Unter Fortsetzung der früheren Therapie allmähliches Abklingen der postoperativen Entzündung mit Besserung des Visus auf

6/24 mit Korr. Abgabe auf die Radiumstation zur *Nachbestrahlung* (28. XII. 1950 bis 3. I. 1951). Bestrahlung am 29. XII. 1950: $^1/_{50}$ mg Radiumträger für 80 Minuten; Dosis totalis 66 mgh, Filter 0,6 mm Platin, keine Distanz.

Abgangsbefund am 8. I. 1951: mäßige Rötung der Bulbusbindehaut in der unteren Hälfte. Bei 4 Uhr 3 bis 4 mm vom Limbus eine etwas strahlig aussehende Operationsnarbe der Bindehaut, die mit der Sklera verwachsen ist. Sklera hier etwas abgeflacht, es schimmert leicht Pigment durch. Hornhaut größtenteils klar und glänzend bis auf die früheren Hornhautnarben und eine Trübung im Randteil temporal unten, wo auch eine oberflächliche Vaskularisation besteht. Hier sind auch an der Hornhauthinterfläche feine graubraune stippchenförmige Beschläge erkennbar. Vorderkammer mitteltief, Kammerwasser klar, Iris graubraun, deutlich strukturiert, an der Oberfläche feine Pigmentausstreuung. Pupille auf Atropin über mittelweit, nach 5 Uhr hin birnförmig verzogen, die Iris dort sehr schmal. Zwischen 3 und 6 Uhr bestehen solide hintere Synechien. Zwischen 3 und 4 Uhr bestehen in der auch sonst etwas atrophischen Iris etwas tiefere Krypten, die die Iris dort dunkler erscheinen lassen. Auf der Linsenvorderfläche sind bräunliche, zum Teil auch weißliche feinste bis stecknadelkopfgroße Auflagerungen, zwischen denen durch große freie Zwischenräume der Fundus gut erkennbar ist. Mit dem Lupenspiegel erkennt man temporal unten eine zur Operationsstelle hinziehende Faltung der vorderen Linsenkapsel. Die Linse selbst ist gut durchleuchtbar. An der Spaltlampe ganz geringe schlierige Trübung der vorderen und hinteren Schale und eine dem Alter entsprechende Kernsklerose. Hinter Iris und Linse und auch in der äußersten Peripherie des Fundus temporal unten sind mit dem Augenspiegel keine pathologischen Veränderungen erkennbar. Auge weich, 10 bis 11 mm Hg, Visus + 2 sph mit — 5 cyl 30° 6/12. Die Patientin wird vorläufig entlassen.

Die nach der zweiten Operation eingetretene Erweichung des Auges mit Abflachung der Sklera an der Operationsstelle ließ eine Zeitlang Ausgang in Atrophia bulbi befürchten, doch erholte sich das Auge wieder und wies am 12. II. 1951 folgenden Befund auf (Abb. 30 c): etwas erweiterte episklerale und conjunctivale Gefäße temporal unten. Die im Bereich der Operationsnarben früher vorhanden gewesene Abflachung der Sklera besteht kaum mehr. Der Bulbus ist in guter Form und normal gespannt (Tension 28 mm Hg). Im temporal unteren Drittel sind die Randteile der Hornhaut leicht skleraartig getrübt, die übrigen Teile der Hornhaut durchsichtig (bis auf die alten Makulae), glänzend. Vorderkammer mitteltief. Auf der Irisvorderfläche schnupftabakartige Pigmentverstreuung. Irisstruktur wohl scharf, aber etwas verflacht (leichte diffuse Atrophie). Die Geschwulst im temporal-unteren Quadranten ist nicht mehr erkennbar. Auch an der Stelle der zweiten Elektrokoagulation bei 4 Uhr ist nur eine Atrophie der Iris vorhanden, aber keine bucklige Verdickung wie früher. Die Iris ist temporal unten verschmälert, die Pupille entsprechend verzogen, so daß man von der Iris nur den pupillaren Teil sieht mit dem Pupillarrand, der durch Pigmentsynechien mit der Linse verlötet ist. Auf der Linsenkapsel Auflagerungen wie früher, besonders temporal unten, die Linse selbst ist gut durchleuchtbar, der Fundus gut erkennbar. Ausgeweitete, aber noch nicht randständige Exkavation, keinerlei tumorverdächtige Veränderungen hinter Iris oder Linse und in der Fundusperipherie. Visus 6/18, + 1 cyl 160° 6/12, Gesichtsfeldgrenzen gut [1].

Allmählicher Wiederanstieg des Druckes auf 35 bis 40 mm Hg, daher wird am 16. III. 1951 eine *subsklerale Elektrokoagulation* der langen hinteren temporalen Ciliararterie vorgenommen: Procain subconjunctival, Freilegung der Sklera unterhalb des horizontalen Meridians in Fortsetzung der früheren Operation. Das episklerale Narbengewebe und die Sklera selbst werden mit der Lanze 7 mm vom Limbus unterhalb vom horizontalen Meridian und ihm parallel durchtrennt. Der isolierte Cyclodialysenspatel wird subskleral nach oben eingeführt und bis oberhalb des horizontalen Meridians vorgeschoben und dann dreimal beim Zurückziehen kurz unter Strom gesetzt (Ophthalmotherm, Variometerstellung $1^3/_4$). Naht der Bindehautwunde, Verband. Mäßige postoperative Reizung des Bulbus temporal. Drucksenkung: bei der Entlassung am 24. III. 1951 17 mm Hg, Visus 6/12 f. Die Patientin ist die folgenden Monate beschwerdefrei, bei der Nachkontrolle im Mai 1951 Tension 31 mm Hg, unter zweimal täglich Pilokarpin, im Juli 1951 Tension

[1] Ophth. Ges. Wien, 12. II. 1950.

23 bis 26 mm Hg. Visus weiterhin korr. 6/12 f., Jg 2. Melanin negativ, kein Anhaltspunkt für Metastasen (Röntgen der Brust- und Lendenwirbelsäule ergibt Spondylarthrosis und beginnende Coxitis deformans bilateralis). Tension unter Pilokarpin normal, ebenso Januar 1952. Auch jetzt Melanin negativ, Schädelröntgen zeigt in der rechten Parietalregion zwei Aufhellungsherde, im Verlauf der Gefäßfurchen liegend, die Varixknoten entsprechen (Prof. ZDANSKY). April 1952 Tension trotz Pilokarpin auf 36 mm Hg gestiegen und läßt sich auch mit Mintakol nicht normalisieren. Visus schlechter geworden, korr. 5/24, Jg 3 mühsam. Gesichtsfeld stark konzentrisch eingeengt, kleines Zentralskotom durch degenerative Veränderungen der Makula. Die Patientin wird daher zur Vornahme einer Glaukomoperation aufgenommen. Am 29. IV. 1952 wird eine *Iridenkleisis* vorgenommen: subconjunctival Procain, Ablösung der Bindehaut oben bis an den Limbus, $1^1/_2$ mm vom Limbus Schnitt mit der Lanze, der sich vollständig glatt durchführen läßt. Die Iris hat wenig Neigung vorzufallen, wird noch mit Cocain beträufelt, da die Patientin sehr empfindlich ist, die zum Teil vorliegende Iris wird gefaßt, inzidiert, das nasale Irisstück intraskleral eingeklemmt. Es zeigt sich nachher, daß eine ganz schmale Brücke vom Pupillarrand stehengeblieben ist, die aber belassen wird, um die Linse nicht zu schädigen. Es ist auch die Pupille genügend hinaufgezogen und der nasale Teil der Iris eingeklemmt. Atropin vor und nach der Operation. Geringe Blutung in die Vorderkammer, sonst glatter Operationsverlauf. Auge hernach weich. Postoperativer Verlauf zuerst günstig mit Filtration der Operationsstelle, die mit Cortison und Massage dauernd offen zu erhalten gesucht wird. Trotzdem hört die Filtration allmählich auf und es entwickelt sich an der Iridenkleisisstelle eine staphylomatöse Narbe. Der Druck steigt wieder an, ist trotz aller Gegenmittel nicht unter 40 mm Hg zu senken (SEIDELscher Fluoreszenzversuch auch auf Druck negativ). Visus mit Korr. 6/36, Jg 8, Gesichtsfeld weiter verfallen. Daher am 28. V. 1952 neuerliche Glaukomoperation: Cyclodialyse wird wegen der Gefahr trophischer Schädigung des vorderen Augenabschnittes abgelehnt, da schon ein großer Teil des Ciliarkörpers durch die vorausgegangenen Tumorkoagulationen und die Elektrokoagulation der temporalen langen hinteren Ciliararterie geschädigt wurde. Die letztgenannte Operation hatte auch keinen Dauererfolg, so daß auch eine Elektrokoagulation der nasalen langen hinteren Ciliararterie nicht aussichtsreich erschien. Wir entschlossen uns daher zur Skleraltrepanation nach ELLIOT (28. V. 1952): Procain-Adrenalin subconjunctival, Ablösung der Bindehaut temporal oben bis zum Limbus, was ohne besondere Schwierigkeiten möglich ist, da hier fast keine Narben sind. Freilegung des Limbus selbst mit der Lanze, hart an ihm wird die Sklera mit einem 1,5-mm-Trepan ausgestanzt, was bei guter Schärfe des Trepans glatt vor sich geht. Das an einer Stelle noch anhaftende Skleralscheibchen wird mit der Weckerschere abgetragen, die sich etwas vordängende Irisperipherie exzidiert. Keine Blutung in die Vorderkammer, nur mäßige Blutung außen, die nach Abpräparieren des Bindehautlappens erfolgte. Auge weich, Hornhaut sogar gefältelt, Vorderkammer aufgehoben. Atropin, Cortisondepot subconjunctival unter den zurechtgestrichenen Bindehautlappen, Penicillintropfen, Verband.

Postoperativ glatter Verlauf bis auf geringe Blutung temporal oben auf der Iris bei sehr seichter Vorderkammer. Ausbildung eines schönen Filtrationskissens, das Staphylom an der Iridenkleisisstelle flacht ab, das Auge ist sehr weich, der Visus aber, wie sich später zeigt, nur vorübergehend, schwer verfallen: Patientin erkennt kaum die vorgehaltenen Finger. Dabei ist der Fundus deutlich erkennbar: die Papille blaß, nicht mehr exkaviert, unscharf begrenzt (ex hypotonia bulbi), Gefäße relativ eng. Therapie Calcium intravenös, Vitamin B forte intravenös.

Im weiteren Verlaufe mäßigt sich die unmittelbar nach der Operation aufgetretene Hypotonie, das Sehvermögen bessert sich gleichzeitig und ist am 6. VI. 1952 wieder erholt mit Korr. 6/18, Jg 4 mühsam. Das Auge nimmt bei Bestehenbleiben des breiten polsterartigen Filtrationskissens normale Druckwerte an und der Visus bessert sich weiter. Er beträgt am 21. VI. 1952 ohne Korr. 6/18, Jg 2 gut, Jg 1 mühsam mit + 3 sph. Entlassung am 18. VI. 1952 (Abb. 30 d): Einige Gefäßbildungen auf der Sklera entsprechend der subskleralen Elektrokoagulation, die Iridenkleisisstelle oben ist etwas dunkel verfärbt durch eingelagertes Uvealgewebe, aber ganz flach, die Skleraltrepanationsstelle weist ein gutes breites Filtrationskissen auf, das in der Mitte etwas blaß ist

(Filtration), herum noch leichte Rötung des Bindehautlappens. Auge weich, aber nicht extrem. Vorderkammer hergestellt, eher seicht, Blutung aufgesaugt. Iris mäßig atrophisch, Pigmentausstreuung auf ihrer Oberfläche und im unteren Teil der Pupille, während der obere, nach der Iridenkleisis entstandene Teil der Pupille frei von Auflagerungen ist. Außer dem fast totalen Kolobom nach der Iridenkleisis besteht auch ein peripheres Kolobom nach der ELLIOT-Operation. Linse bis auf die Auflagerungen klar geblieben, Fundus gut sichtbar: Papille etwas blaß, wenig exkaviert, kaum unscharf, Gefäße etwas eng. Zarte degenerative Veränderung der Foveola. Visus 6/18, — 1 cyl 145° 6/12, + 3 sph, Jg 1, Gesichtsfeld konzentrisch eingeengt, Tension 7 mm Hg. Weitere Kontrollen bis zum 14. XII. 1952 ergaben gleichen Visus und niedrige Tension (Vorstellung in der Gesellschaft der Ärzte in Wien, 14. XII. 1952): Im März 1953 erscheint die Kranke wieder, da sich das Sehvermögen verschlechtert hat: Visus 6/36 ohne Korr., mit Gläsern nicht zu bessern; + 3 sph + 3 cyl 125°, Jg 5. Diese Sehverschlechterung ist durch die inzwischen erfolgte Ausbildung einer hinteren Schalentrübung der Linse erklärt; die Papille ist etwas blaß, aber nicht exkaviert. Gesichtsfeld für Weiß und Rot mäßig eingeengt wie früher. Auge blaß und entzündungsfrei, die Narben nach Iridenkleisis und ELLIOTscher Skleraltrepanation flach. Tension niedrig: 11 mm Hg. Kein Rezidiv der Geschwulst im Auge, die Allgemeinuntersuchung ergibt keinen Anhaltspunkt für Metastasierung; Leber nicht vergrößert, Harn: Melaninprobe negativ. Allgemeinzustand gut (Patientin hat an Gewicht zugenommen), RR 150 mm Hg. Röntgenaufnahmen des Knochensystems (Schädel, Wirbelsäule, Becken) sind bezüglich Metastasen negativ.

Von einer Staroperation wird vorläufig noch Abstand genommen.

Bemerkenswert an diesem Falle ist, daß diese ausgedehnten und ausgiebigen Elektrokoagulationen des Ciliarkörpers vom Auge verhältnismäßig gut vertragen wurden, indem eine relativ mäßige entzündliche Reaktion erfolgte, die wieder abklang, und daß eine Linsentrübung, die eigentlich unmittelbar nach den Elektrokoagulationen erwartet worden war, vorerst ausgeblieben war und nur iritische Auflagerungen auf die vordere Linsenkapsel erfolgt waren; so blieb durch mehr als zwei Jahre ein recht brauchbares Sehvermögen erhalten. Trotz starker Hypotonie nach der zweiten Elektrokoagulation der Geschwulsst stieg der Augendruck wieder zuerst zu normalen, dann zu leicht übernormalen Werten an, es war also die Neigung zu Drucksteigerung trotz wiederholter und ausgiebiger Elektrokoagulation des Ciliarkörpers und später auch der Art. ciliaris post. longa nicht dauernd behoben worden. Es war an Stelle der vorher durch das Tumorgewebe in großer Ausdehnung hervorgerufenen Blockierung des Kammerwinkels dessen Verödung durch Narbengewebe erfolgt. Dadurch war der Augendruck wieder angestiegen und es waren weitere gegen das Glaukom gerichtete Operationen notwendig geworden, bis schließlich auf die ELLIOTsche Trepanation das Auge weich wurde. Diese unmittelbar nach der letztgenannten und -durchgeführten Operation vorerst sehr starke Hypotonia bulbi hatte zu vorübergehendem starkem Verfall des Sehvermögens geführt; dieses und die Tension erholten sich bald, doch blieb das Auge doch ziemlich niedrig gespannt (um 10 mm Hg).

Das Sehvermögen blieb durch mehr als zwei Jahre in gutem Zustande erhalten bis zum Auftreten der Linsentrübung, die wohl eher auf die Glaukomoperationen, besonders die zuletzt ausgeführte ELLIOTsche Skleraltrepanation zurückzuführen ist als auf die elektrochirurgischen Operationen. Bei weiterer Zunahme der Linsentrübung ist durch Staroperation wieder Besserung des Sehvermögens zu erwarten. Die Kranke ist bisher rezidiv- und metastasenfrei geblieben.

Wenngleich ein abschließendes Urteil über diesen Fall noch nicht möglich ist, erscheint mir der hier vorgezeigte Weg der subskleralen Elektrokoagulation geeignet, Melanoblastome der Iriswurzel und im Kammerwinkel zu operieren, in früherem Stadium, solange noch keine Drucksteigerung besteht, mit mehr Aussicht auf dauernden Erfolg. Da die an der Iriswurzel sitzenden Tumoren bekanntlich durch Exzision der Iris nicht radikal zu operieren sind, erscheint mir, zumindest bei einzigen Augen, der hier vorgezeigte Weg der subskleralen Elektrokoagulation erlaubt und aussichtsreich.

Im Mai 1952 kam ein ähnlicher Fall von *Melanoblastom im Kammerwinkel* an meine Abteilung, aber weniger weit vorgeschritten und nicht im einzigen Auge. Es war der Patientin gelegentlich einer im Rahmen der Allgemeinuntersuchung erfolgten Augenuntersuchung, bei der ein Melanoblastom der Iriswurzel im *L. A.* entdeckt wurde, die Enucleation dieses Auges angeraten worden. Diese wurde und wird auch weiterhin von der Patientin abgelehnt. Diese Weigerung und das Vorhandensein einer Lebervergrößerung mit tastbarer Verhärtung im rechten Lappen, die eine bereits erfolgte Metastasierung nicht ausschließen ließ, veranlaßten mich, von einer Enucleation abzusehen und die Zerstörung der Geschwulst mit Elektrokoagulation zu versuchen, obwohl es nicht das einzige Auge war.

Fall 4. K. L., 60jährige Patientin, Familienanamnese ergibt Herzgefäßleiden, aber keinen Tumorfall. 1928 Peritonitis, 1932 Pleuritis sicca, 1938 Uterusexstirpation wegen Myomatose, seit 1949 Herzbeschwerden. Mai 1952 wurde im Krankenhaus St. Pölten, das die Patientin wegen Nierenkoliken- und Blasenbeschwerden aufgesucht hatte, auf der dortigen Augenabteilung eine dunkle Geschwulst im *L. A.* entdeckt und die Probeexzision und eventuell Entfernung des Auges geraten. Patientin konnte sich dazu nicht entschließen und kam nach Wien, wo sie auf meiner Augenabteilung im Krankenhaus Lainz aufgenommen wurde. Aufnahmebefund im Mai 1952: Dekompensierte arterielle Hypertonie, Cor hypertonicum (Ödeme, Leberschwellung). Man hat den Eindruck, als ob der rechte Oberlappen leicht höckerig wäre, eine sichere Entscheidung ist nicht möglich, ob es sich um Stauung oder Metastase handelt. Melanin im Harn auch bei wiederholten späteren Untersuchungen immer negativ. Se-WaR negativ. Nach Strophantin-Stenovasankur gingen die peripheren Ödeme zurück.

Der Augenbefund ergab auf dem *R. A.:* Vorderer Abschnitt o. B., bis auf sternchenförmige Pigmentauflagerungen auf der vorderen Linsenkapsel (Spaltlampe), Linse dem Alter entsprechend, im Fundus Gefäße etwas stärker geschlängelt, sonst o. B.

Visus: + 0,50 sph mit + 1,25 cyl 90 6/6?,
+ 4,00 sph mit + 1,25 cyl, Jg. 1.

L. A.: Vorderer Abschnitt bis auf die Irisveränderung o. B., Hornhaut klar, Vorderkammer mitteltief, Kammerwasser klar. Im Ciliarteil liegt zwischen 3 und 4 Uhr auf der Iris ein etwa reiskorngroßes bräunlichschwarzes Gebilde mit höckeriger stufenförmiger Oberfläche, das im Kammerwinkel der Hornhauthinterfläche anliegt (Abb. 31 a). Feine Pigmentausstreuungen an der Grenze des Pupillar- und Ciliarteiles der Iris und nach unten zu. Die konzentrischen Falten der Iris sind durch die Geschwulst pupillarwärts verschoben, die übrige Iris ist gut strukturiert und o. B. Auf der Linsenvorderfläche auch dieses Auges sternchenförmige Pigmentauflagerungen. Die Pupille mittelweit, zentrisch, gut reagierend. Bei der Durchleuchtung der Pupille erscheint diese entsprechend der Lage der Neubildung in der Iris temporal unten dunkel, so daß zuerst der Eindruck entsteht, als ob die Geschwulst knotenartig nach hinten reichen würde, doch zeigt sich nach starker Erweiterung der Pupille mit L.-Glaukosan, wonach die Pupille entsprechend der Geschwulst temporal unten nur unvollständig und nierenförmig sich erweitert hat, daß entsprechend der Lage der Irisgeschwulst eine schalenförmige Linsentrübung besteht, die von der vorderen Corticalis über den Äquator der Linse nach hinten bis nahe zum hinteren Linsenpol reicht, wo sie sich mit scharfem, von der übrigen klaren Linse konvexem Rand absetzt, wodurch bei enger Pupille zuerst der Eindruck eines hinter der Iris liegenden Tumorknotens entstanden war. Der Fundus ist durch die sonst klare Linse gut erkennbar bis auf hypertone Veränderungen der Retinalgefäße o. B. Visus 6/18?, mit Korr. 6/12, Jg 2. Tension normal 22 mm Hg. Der Befund der Geschwulst selbst und die ihr entsprechend gelagerte Linsentrübung ließen ein benignes Melanom wohl auch in diesem Falle ausschließen.

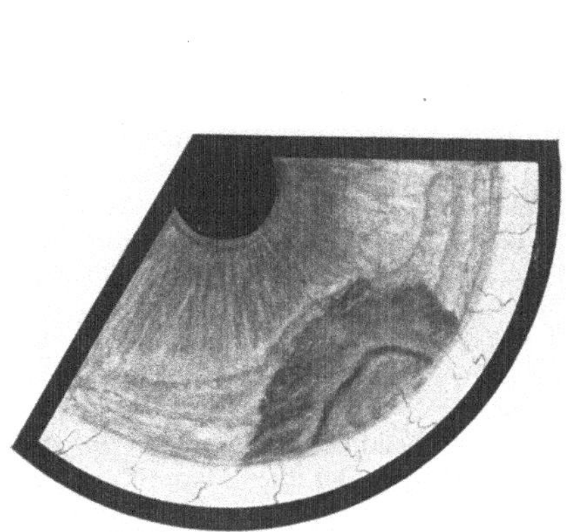

Abb. 31a. Melanoblastom der Iriswurzel, partielle Katarakt temp. unten, durch die Iris verdeckt. Visus corr. 5/5?

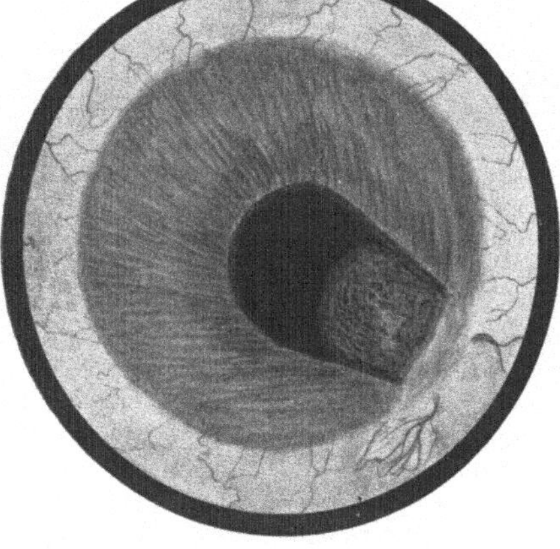

Abb. 31b. Melanoblastom der Iriswurzel, nach der Operation mit subskleraler Elektrokoagulation. Visus trotz der durch die Verziehung der Pupille schon äußerlich sichtbaren Linsentrübung corr. 6/12—6/8? (Linsenastigmatismus).

3. VI. 1952 *Operation* wie im vorausgegangenen Falle: Subsklerale Elektrokoagulation des Iriswurzel-Melanoblastoms. Procain subconjunctival, Freilegung der Sklera durch Bindehautschnitt temporal unten, $4^1/_2$ mm vom Limbus. Skleralschnitt mit der Lanze wie zur Cyclodialyse. Dann wird mit feinem blankem Cyclodialysenspatel die limbuswärtige Wundlippe der Sklera ganz kurz unterminiert, worauf der isolierte Cyclodialysenspatel (wie im vorigen Falle) subskleral eingeführt wird, bis sein blankes hinteres Ende vor der Irisgeschwulst liegt. Nun wird der Strom eingeschaltet; bei Variometerstellung 1 erfolgt noch keine sichtbare Koagulation, erst bei Stellung 2, zugleich mit leichter Gasblasenbildung. Es wird nun mit dieser Einstellung des Apparates die Geschwulst etappenweise durch Einschalten des Stromes und fächerförmiges Ausschwenken des Spatelendes entsprechend der ganzen Ausdehnung der Geschwulst koaguliert. Auch beim Zurückziehen des Spatels wird etappenweise der Strom eingeschaltet und koaguliert bis hinter den Limbus. Dann erst wird der Spatel herausgezogen. An der Hornhauthinterwand sind auf dem Kammerwasser schwimmende Gasbläschen zurückgeblieben, das Kammerwasser hat sich größtenteils entleert. Es ist keine Blutung ins Augeninnere erfolgt. Bindehautnaht. Da die Pupille ziemlich weit ist und man deren Verziehung möglichst vermeiden will, wird Eserin eingetropft.

Am nächsten Tage ist das Auge wenig gereizt, Vorderkammer seicht, Pupille etwas nach temporal unten verzogen. Atropinsalbe. Die Verziehung der Pupille nimmt im weiteren Verlauf zu, so daß die Linsentrübung nun schon bei äußerlicher Betrachtung sichtbar wird. Diese hat auch zugenommen und reicht in der hinteren Corticalis bis axial hinein. Stärkere Reizung des Auges und Lichtscheu (Atropin). Einen Monat nach der

Operation ist das Auge noch mäßig injiziert, die Sklera an der Inzisionsstelle nicht ganz von Bindehaut bedeckt, von ihr sprossen neugebildete Gefäße auf die bloßliegende Sklera. Hornhaut diffus hauchartig getrübt, stärker temporal unten entsprechend der Operationsstelle. Vorderkammer mitteltief, temporal etwas seichter, hier ist die Iris auch verschmälert und die Pupille unter Atropin stärker erweitert. Iris leicht grünlich verfärbt. Struktur etwas verwischt, die Stelle des Melanoblastoms nicht mehr dunkel, sondern graulich verfärbt. Einige hintere Pigmentsynechien. Die den Äquator umfassende Linsentrübung wie bei der Aufnahme, aber anschließend hintere axial gelegene Katarakt. Nasal oben ist die Linse noch gut durchleuchtbar, der Fundus gut zu erkennen. Visus 6/60, mit Korr., Jg 4. Der zuerst hoch gewesene Hornhautastigmatismus ist geringer geworden. Tension normal. An der Spaltlampe ist die Hornhaut temporal unten noch stark parenchymatös getrübt, die Trübung nimmt gegen die Mitte ab, deutliche Descemetifalten, die von der Operationsstelle divergierend nach nasal und oben verlaufen. Die Vorderkammer ist temporal unten an einer Stelle ganz aufgehoben, es besteht dort eine periphere vordere Synechie entsprechend der koagulierten Iris und Hornhauthinterfläche. Das Melanoblastom selbst ist auch mit der Spaltlampe nicht mehr zu erkennen, an dieser Stelle ist die Iris grau bis leicht rehbraun verfärbt, strukturlos. Pigmentsynechien und Pigmentauflagerungen an der Hornhauthinterwand und auf der Linsenvorderkapsel. Vorne ist die Linsentrübung nicht stärker als bei derAufnahme, nur hinten reicht sie als hintere sternförmige Katarakt weiter axial. Der Zustand und der Visus bessern sich allmählich und $3^1/_2$ Monate nach der Operation (Abb. 31 b) ist das Auge blaß, die Operationsstelle außen an der Bindehaut und Sklera flach vernarbt. Hornhaut klar, nur mit der Spaltlampe zarte Trübung der Peripherie temporal unten. Hier sind Iris und Pupille nunmehr ganz verzogen, so daß die vor der Operation durch die Iris verdeckt gewesene Linsentrübung schon bei äußerlicher Betrachtung sichtbar ist. Die nach der Operation aufgetretene sternförmige hintere Schalenkatarakt hat sich aber weitgehend zurückgebildet. Die Linsentrübung ist damit kaum stärker, als sie vor der Operation gewesen ist, der Fundus durch die nasalen Teile der hier klaren Linse gut sichtbar, der postoperative Astigmatismus der Hornhaut hat sich ganz zurückgebildet. Visus + 0,50 sph 6/18, + 3,50 sph, Jg 2—1, Tension 20 mm Hg. Im Dezember 1952, also ein halbes Jahr nach der Operation, ist das Auge ganz reizfrei, der Visus weiterhin gebessert mit Korr. 6/8?, Jg 2—1. Der aufgetretene Astigmatismus mit + 2,50 cyl 70° ist am Ophthalmometer als Hornhautastigmatismus nicht nachweisbar, er ist also in der Linse gelegen. Es ist entsprechend der Irisverziehung zur Elektrokoagulations-Operationsnarbe hin auch eine stärkere Spannung der Zonula in dieser Richtung anzunehmen, wodurch dieser Linsenastigmatismus entstanden ist. Tension normal. Die Leberschwellung hat nicht zugenommen, so daß sie wohl nicht durch Metastasierung, sondern kardial bedingt ist. Allgemeinzustand bis auf die kardiovaskulären Beschwerden gut. Melanin im Harn dauernd negativ. Augen- und Allgemeinbefund bis März 1953 unverändert.

Diese an den beiden angeführten Fällen von *Iriswurzel-Ciliarkörper-Melanoblastom* ausgeführte neue Methode der Elektrokoagulation mit subskleral eingeführter Spezialelektrode scheint mir gerade für solche im Kammerwinkel sitzende Geschwülste geeignet, die bisher mit der einfach chirurgischen Exzision, wie sie bei im Pupillarteil sitzenden Geschwülsten noch wirksam sein kann, nicht angreifbar waren oder zumindest nicht radikal beseitigt werden konnten. Gerade wegen des oft flächenhaften Wachstums dieser Melanoblastome von Iriswurzel-Ciliarkörper (sogenanntem Ringsarkom) kann sie die Elektrokoagulation besser erfassen als die knotig in den Glaskörper und gegen die Linse gewachsenen Melanoblastome von Ciliarkörper und Aderhaut, die schon wegen ihrer Dicke kaum radikal durchkoaguliert werden können, selbst wenn man außer der episkleralen und subskleralen Elektrokoagulation auch die perforierende Elektrokoagulation mit der Diathermienadel hinzufügen würde; abgesehen davon ist es fraglich, wie das Auge eine so große und kompakte koagulierte Masse aus eigenem verdauen könnte. Für solche knotige Geschwülste des Ciliarkörpers käme eher die Elektrotomie der Geschwulst in Betracht: So hat LINDNER zwei Fälle von Melanosarkom des Ciliarkörpers, die nicht flächenhaft, sondern knotig bis an die Linse herangewachsen waren, durch Kreuzschnitt in der Sklera und Exzision des Tumors mit der Diathermienadel operiert, mit gleichzeitiger Entfernung der Linse. Der erste Fall, 1936 operiert, bekam nach über einem Jahr ein lokales Rezidiv und das Auge mußte entfernt werden, doch waren keine Metastasen aufgetreten, was wohl auf die Operation mit Elektrochirurgie zurückzuführen ist. Ein zweiter ähnlicher Fall, auf ähnliche Weise 1946 primär mit Erhaltung des Auges operiert, ist im weiteren Verlauf unbekannt.

e) Chorioidea.

Die bösartigen pigmentierten Geschwülste der Aderhaut neigen wie die des Ciliarkörpers zu frühzeitiger Metastasierung auf dem Blutwege, so daß in der Regel auch bei noch voll sehfähigem Auge die schleunige Enucleation notwendig ist, wenn die Diagnose feststeht. Glücklicherweise sind fast nie beide Augen befallen im Gegensatz zum Glioma retinae der Kinder. Immerhin kann hie und da das einzig sehfähige Auge betroffen werden. Dieses enucleieren zu lassen, gestattet begreiflicherweise der Kranke gewöhnlich nicht, auch wenn man ihn schonend auf die ihn bedrohenden Gefahren aufmerksam macht („Lieber sterben als blind sein").

Unser Bestreben, trotz Gefahr der Metastasierung ein solches einziges oder einzig sehfähiges Auge zu erhalten, wird bestärkt durch die Erwägung, daß die Metastasierungsgefahr auch durch die Enucleation nicht absolut gebannt ist. Wegen der bekanntlich fast völligen Wirkungslosigkeit der Strahlenbehandlung bei den meist melanotischen Uvealgeschwülsten ist das elektrochirurgische Verfahren schon frühzeitig zur Operation dieser Tumoren herangezogen worden, da es auch dem mechanisch-chirurgischen Vorgehen gegenüber die Metastasierungsgefahr durch Verschluß der Blut- und Lymphgefäße verringert.

Schon im Frühjahr 1930 habe ich bei meinem Zielophthalmoskop für die Lokalisierung und Behandlung des Netzhautrisses mit zusätzlichem Ansatz für Elektrokoagulation auf die Möglichkeit hingewiesen, beginnende intraokuläre Geschwülste (Gliom, Sarkom) mit Hilfe der Elektrokoagulation gezielt angehen und unter Erhaltung des Auges zerstören zu können [1].

Am Menschenauge wurde die Elektrokoagulation eines beginnenden Aderhautsarkoms in der Makula eines einzigen Auges von WEVE [2] erstmalig gemacht, und zwar zweizeitig, indem die Geschwulst zunächst durch Oberflächenkoagulation im gesunden Aderhautgewebe abgegrenzt wurde. Mehrere Wochen später erfolgte perforierende Nadeldiathermie des Tumors selbst. Der Fall blieb durch mehrere Jahre rezidiv- und meta-

[1] Ges. d. Ärzte in Wien 1930.
[2] Arch. Augenhk. *110,* 482 (1937).

stasenfrei, ein wenn auch bescheidenes Sehvermögen erhalten. WEVE hat noch einige weitere ähnliche Fälle (Tumoren bis zu 7 PD groß) publiziert, die schon nach einmaliger Oberflächen-Diathermie-Koagulation mit der Kugelelektrode deutlichen Rückgang zeigten. Über Linsentrübungen als Komplikation wird nicht berichtet. Ein von vornherein aussichtsloser Fall mußte enucleiert werden. Auch der von LAUBER operierte Fall von kleinem Aderhautsarkom in der Nähe der Makula, der mit Nadeldiathermie operiert worden war, mußte wegen Rezidiv enucleiert werden. Immerhin ergab die mikroskopische Untersuchung eine teilweise Zerstörung des Spindelzellensarkoms an der Operationsstelle. Die Operation hatte wegen aufgetretener Blutung nicht beendet werden können, so daß ein restierender Teil der Geschwulst nachwucherte. CSAPODY berichtet über einen geheilten Fall von einem kleinen, mit Elektrokoagulation operierten Aderhautsarkom.

Als Indikation für die Elektrokoagulation solcher Aderhautsarkome schließe ich mich CSAPODY an, der die Bedingung stellt, daß sie nur bei einzigen oder einzig sehfähigen Augen angewendet werden darf, ein Grundsatz, von dem ich nur abgehe, wenn der Patient, trotz Aufklärung über seinen Zustand, die Enucleation verweigert.

Ein sehr kleines (unter 1 PD) Melanom im nicht einzig sehfähigen Auge haben SAVIN und PRICHARD mit Oberflächenkoagulation nach genauer Lokalisierung operiert; das erste Koagulat war etwas zu peripher, das zweite Koagulat traf das Melanom. Ausheilung mit zwei rundlichen, leicht pigmentierten Narben, mit guter Sehschärfe, aber mit sektorenförmigem Ausfall im Gesichtsfeld, offenbar durch Mitkoagulation der Netzhaut. Ein halbes Jahr Beobachtung.

Bei den *Tuberkulomen* der Aderhaut hat WEVE auch über günstige Erfahrungen mit Oberflächenkoagulation berichtet, so an Fällen, wo das eine Auge bei konservativer Behandlung allein erblindet war, das andere, allerdings nicht selten wiederholt koaguliert, geheilt werden konnte. Auch bei der mehr kleinfleckigen Form der Retino-Chorioiditis hat WEVE die Elektrokoagulation mit Erfolg angewendet nach genauer Skizzierung und Lokalisation mit Transillumination. Wir haben Tuberkulose der Netzhaut und Fälle von Retino-Chorioiditis konservativ behandelt (Streptomycin, Aminosalicylsäure, Tuberkulinkuren u. a.) und im allgemeinen damit gute Erfolge erzielt. Wenn aber eine Netzhautabhebung aufgetreten war, durch Einriß an altem chorioretinitischem Herd bedingt, wird die Rißoperation mit Elektrokoagulation gut vertragen. Diese Netzhautabhebungen geben nach unseren Erfahrungen eine günstige Prognose, da an sich eine große Neigung zu adhaesiver Entzündung besteht, die sich oft schon bei bestehender Abhebung durch das Vorhandensein von Pigmentstreifen oder andersartiger Pigmentierung im Fundus dokumentiert. Es erscheint mir durchaus gerechtfertigt, auch in frischeren Fällen, vor allem wenn es sich nur um einzelne oder wenige Tuberkulome handelt, das von WEVE angegebene Elektrokoagulationsverfahren anzuwenden mit episkleraler Elektrokoagulation oder mit subskleral eingeführter Elektrode, um näher an den Herd heranzukommen. Nach WEVES Erfahrungen bilden sich durch die erfolgreiche Elektrokoagulation der Tuberkulome auch die begleitenden Glaskörpertrübungen in überraschender Weise zurück. Es sind nicht selten wiederholte Operationen nötig, die besonders in der Nähe der Makula, des Sehnerven und der größeren Gefäße mit besonderer Vorsicht durchzuführen sind.

Zur Beförderung der Aufsaugung von *Glaskörpertrübungen* nach Entzündung und nach Blutung empfiehlt WEVE, die ursprüngliche Nadelpunktion nach ZUR NEDDEN durch Diathermiepunktionen des Glaskörpers zu ersetzen, um die Gefahr von Blutung oder Netzhautabhebung zu mindern.

Wir haben diese Modifikation der ZUR-NEDDENschen Operation der Glaskörperabsaugung ebenfalls in vereinzelten Fällen von alten atherosklerotischen Glaskörperblutungen angewendet, ohne Komplikationen und mit deutlicher Besserung des Sehvermögens.

In diesem Zusammenhang sei noch erwähnt, daß VERHOEFF bei *juvenilen Netzhaut-Glaskörper-Blutungen,* die medikamentös nicht beeinflußbar waren und auf einem Auge zur Erblindung geführt hatten, auf dem anderen Auge durch zweimalige nicht perforierende Diathermie des befallenen Netzhautbereiches guten Erfolg hatte. Der Patient ist nach 15monatiger Beobachtung rezidivfrei geblieben bei gutem Visus, allerdings mit stark eingeengtem Gesichtsfeld.

6. Retina.

a) Glioma retinae (Retinoblastom).

Die Erwartungen, die wir in die Behandlung des Netzhautglioms gesetzt haben, sind leider — wenigstens bis jetzt — nicht erfüllt worden, da neben wenigen als geheilt berichteten Fällen solche mit Rezidiven in der Mehrzahl sind. Und doch habe ich den Eindruck, daß bei verbesserter Technik der Elektrochirurgie diese wenigstens für Gliome im Anfangsstadium wirksam sein wird, so daß Kinder, denen ein Auge wegen vorgeschrittenen Glioms enucleiert werden mußte, durch Erhaltung des zweiten Auges mit beginnendem Gliom sehend und am Leben erhalten werden können. Das Kapitel über die intraokulären Geschwülste, besonders über das Gliom, gehört zu den Kapiteln in der Elektrochirurgie, die noch nicht abgeschlossen sind, so daß wir vielleicht heute dort stehen, wo wir vor 25 Jahren mit der Netzhautablösung standen und wobei es gilt, um jeden Fall zu kämpfen und aus jedem Fall, auch dem mißglückten, zu lernen.

Bei den Gliomen gilt es auch, die Wirksamkeit der *Strahlentherapie* gegen die der Elektrokoagulation abzuwägen. Im Gegensatz zu den Melanoblastomen der Uvea sind die Gliome der Netzhaut strahlensensibel. Die Röntgenbestrahlung — zumindest des ganzen Auges — hat bei den auf das Gliom wirksamen Strahlenintensitäten, wenn man sie nicht auf die Stelle des Glioms beschränkt, häufig eine Kataraktbildung zur Folge. Diese kann nach REESE mit der gezielten Röntgenbestrahlung des hinteren Augenabschnittes unter Schonung der Linse vermieden werden.

Erst vor kurzem hat CSAPODY über Heilung von zwei Gliomknoten im einzigen Auge eines Kindes mit dieser gezielten Röntgenbestrahlung berichtet. Auch bei der Radiumbestrahlung kann die Linsenschädigung meist vermieden werden, wenn man nach STALLARD Radiumträger nach Eröffnung der TENONschen Kapsel durch kleine Inzision episkleral entsprechend dem Sitz des Glioms einlegt, befestigt und dort, entsprechend dosiert, entsprechend lange Zeit liegen läßt. STALLARD selbst hat mit seinem Verfahren sehr gute, schon viele Jahre andauernde Heilungen des Glioms erzielt. Auch wir haben (gemeinsam mit dem leider zu früh verstorbenen Vorstand der Radiumstation Dozent E. MAIER) an solchen einzig verbliebenen Augen mit Gliom die Strahlenbehandlung mit episkleraler Einführung von Radiumträgern gemacht und konnten die Beeinflußbarkeit der Gliomknoten durch die Strahlentherapie eindeutig bestätigen. Wir konnten wiederholt sehr weitgehenden und jahrelang anhaltenden Rückgang der Gliome mit Ausbildung chorioretinaler Vernarbungsherde feststellen. Leider zeigten sich aber auch nach Jahren Rückfälle, so in zwei Fällen, wo weiter hinten Rezidivknoten in der Nähe des Nervus Opticus und der Makula auftraten, die bei neuerlicher Radiumbestrahlung in einem Falle zum Verlust des Sehvermögens durch Netzhaut-Opticus-Atrophie unter Erhaltung des Bulbus und des Lebens, im anderen Falle nach Auftreten von Blutungen in den Glaskörper trotz Enucleation zum Tode durch Allgemeinmetastasierung führten. So habe ich mich neuerdings berechtigt gefühlt, in einem geeignet erscheinenden Falle die elektrochirurgische Behandlung durchzuführen, bei dem wiederholte Radiumbestrahlung keinen ausreichenden Erfolg gezeigt hatte und weitere Bestrahlungen wegen Gefahr einer Skleralnekrose vom Radiologen abgelehnt worden waren.

Den Gedanken, das beginnende Gliom unter Erhaltung des Auges mit Elektrokoagulation anzugehen und zu zerstören, habe ich schon 1930 auf Grund von Versuchen mit der Elektrokoagulation am Tierauge niedergelegt, doch hatte ich nicht die Gelegenheit, es am Menschenauge durchzuführen. 1933 hat WEVE zwei Gliomknoten im verbliebenen Auge mit der von mir für die Netzhautabhebung angegebenen Bürstenelektrode diathermokoaguliert. Der eine Tumor verschwand später vollständig, vom anderen blieb eine Sichel fovealwärts bestehen. Das Kind starb an Hirntumor. THIEL resumiert in seiner Operationslehre, daß er und WEVE beim Glioma retinae keine Dauererfolge mit der Elektrochirurgie erzielen konnten, im Gegensatz zu den günstigen Erfolgen bei der Angiomatosis Retinae. WEVE erklärt diese Häufigkeit von Rezidiven mit der Neigung zur multilokulären Gliomentstehung zum Unterschied vom Uvealsarkom, das meist unilokulär ist, und auch durch die Möglichkeit der Aussaat in das Augeninnere, die durch perforierende Koagulationen und Freiwerden von lebenden Gliomzellen sogar befördert werden könne, eine Möglichkeit, die ich aus eigener Erfahrung bestätigen muß (s. Fall 1, S. 81). WEVE hat 1947 erfolgreich ein nicht sehr großes Gliom (3 bis 4 PD) im verbliebenen Auge mit Oberflächen-Elektrokoagulation zerstört, der Erfolg war nach einem Jahr noch festzustellen. Länger beobachtet ist ein Fall von HEINZ, der 1947 über ein Kind berichtete, dessen einziges Auge nach wiederholter Elektrokoagulation durch seinen Vorgänger SEEFELDER ein Rezidiv bekam, das HEINZ mit Elektrokoagulation der zuführenden Arterie und des Tumors selbst zum Rückgang brachte. Das Kind ist seither rezidivfrei geblieben.

Der folgende eigene Fall von Netzhautgliom im einzigen Auge soll ausführlich dargestellt werden, der nach erfolgloser Strahlenbehandlung vorerst scheinbar mit Erfolg elektrochirurgisch operiert worden war, jedoch schließlich nach nochmaliger Elektrokoagulation und intensiver Radiumbestrahlung als Mißerfolg endete; er zeigt so die Schwierigkeiten und Gefahren der elektrochirurgischen wie der Strahlenbehandlung.

Fall 1. Z. G., 3jähriger Knabe. Das *L. A.* war im Stadium des amaurotischen Katzenauges enucleiert worden. Im *R. A.* ein nasal in der Peripherie liegendes Gliom (ca. 3 PD, Abb. 33 a). Radiumbestrahlungen von Mai bis Oktober 1950 nach STALLARD (I. Bestrahlung 13. V. 1950: für 48 Stunden; Dosis totalis 190 mgh. — II. Bestrahlung 5. VIII. 1950: Dosis totalis 190 mgh. — III. Bestrahlung 17. X. 1950: Dosis totalis 170 mgh), danach unvollständiger Rückgang der Geschwulst und dann Einsetzen von neuerlichem Wachstum. Wegen Gefahr einer Skleralnekrose wird vom Radiologen nochmalige Bestrahlung abgelehnt.

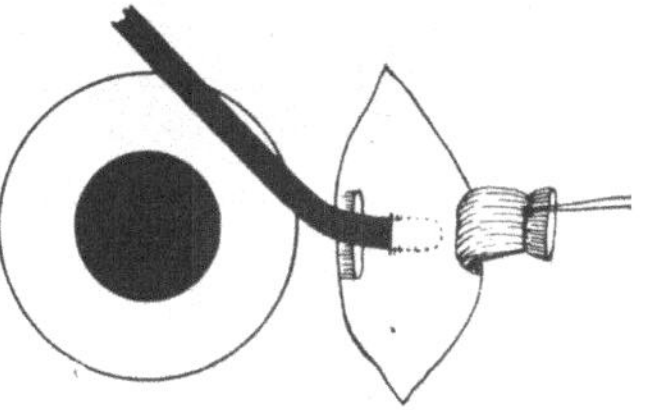

Abb. 32. Subsklerale Elektrokoagulation eines peripheren Netzhautglioms mit isoliertem Cyclodialysenspatel, an dem nur das Ende an seiner der Aderhaut-Netzhaut zugekehrten Seite blank ist. (Siehe auch Abb. 29.)

So entschloß ich mich zur Elektrokoagulation des Glioms, *am 12. I. 1951:* Um eine Nekrose der Sklera, die durch die Strahlenbehandlung geschädigt war, zu vermeiden, aber doch das Gliom breitbasig angehen zu können, wurde die Elektrokoagulation subskleral durchgeführt mit dem gleichen isolierten Cyclodialysenspatel, den ich bei der erfolgreichen Zerstörung des Kammerwinkel-Melanoblastoms verwendet habe (Abb. 29, 30, 31). Nach Freilegung der Sklera und temporärer Resektion des Musculus rectus int. wurde ein limbusparalleler Schnitt durch die Sklera entsprechend der Ora wie zur Cyclodialyse angelegt. Durch diese Öffnung wurde der Spatel nach hinten subskleral eingeführt, entsprechend dem Sitz des Glioms, und dieses etappenweise beim Vorschieben des Spatels nach hinten, oben und unten kräftig koaguliert (Abb. 32). So wurde die Uvea samt aufsitzendem Gliomknoten elektrokoaguliert, in der Absicht, das Gliom auch durch Verödung der zu ihm führenden Gefäße zum Rückgang zu bringen. Anschließend wurden nur wenige Diathermiestichelungen, die Sklera perforierend, mit der Nadel gesetzt, um die stark vorbestrahlte Sklera zu schonen. Das Auge vertrug den Eingriff gut, die Linse blieb vorerst klar, trotz diesem und einem weiteren Eingriff sowie der vor und nach den Elektrokoagulationseingriffen durchgeführten Radiumbestrahlungen.

Unmittelbar nach dieser vorwiegend subskleralen Elektrokoagulation war mit dem Augenspiegel ein weißes Koagulationsband um den mehr grauweiß scheinenden Gliomknoten zu erkennen. Allmählich entwickelte sich daraus eine Pigmentchorioiditis, ähnlich wie nach Netzhautabhebungsoperation. Die zu- und abführenden Netzhautgefäße hatten deutlich ihre frühere Überfüllung verloren. Schließlich blieb nur eine flache Narbe, an deren äußerster Peripherie ein grauweißes, etwas prominentes Areal zurückgeblieben war. So hielt sich der Befund durch längere Zeit, so daß man auf definitive Abheilung hoffte (Abb. 33 b).

Nach Monaten konnte man deutlich eine neuerliche Propagation der Geschwulst glaskörperwärts feststellen (Abb. 33 c). Es war offenbar durch die Elektrokoagulation wohl die der Aderhaut anliegende Basis der Geschwulst zerstört worden, während ein glaskörperwärts gelegener Anteil der Elektrokoagulation entgangen war, die vorwiegend sub-

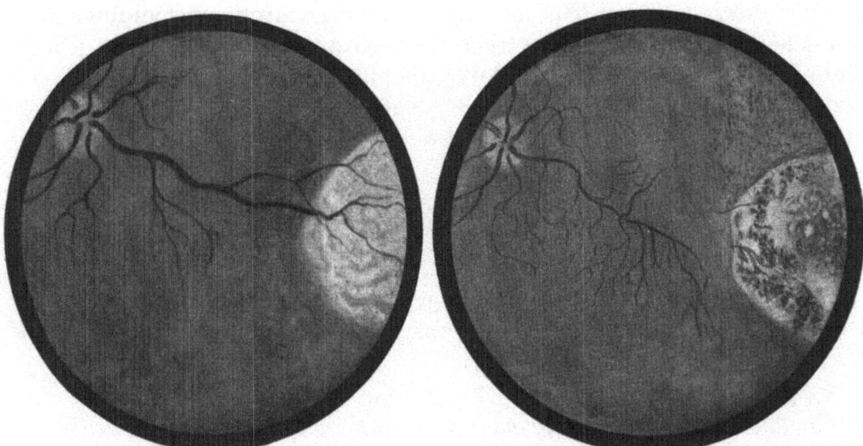

Abb. 33 a. Netzhautgliom in der Peripherie des verbliebenen Auges (anderes Auge wegen vorgeschrittenen Glioms enucleiert).

Abb. 33 b. Netzhautgliom 2 Monate nach der ersten subskleral durchgeführten Elektrokoagulation. An Stelle des Glioms pigmentierte Narbe, nur glaskörperwärts einige verdächtige rundliche, weiße Flecken.

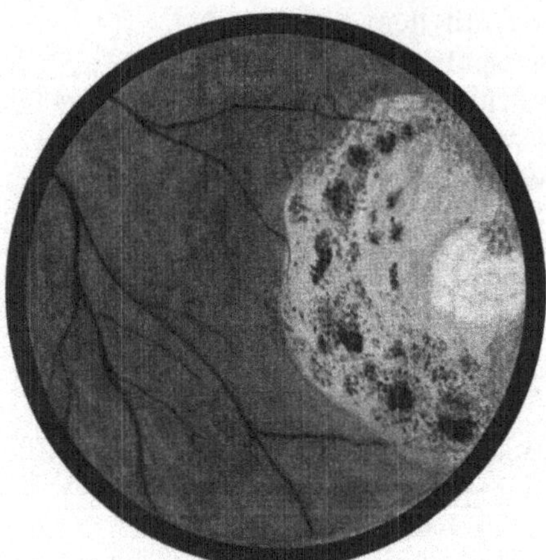

Abb. 33 c. 3 Monate nach der ersten Elektrokoagulation: Basis der Geschwulst zerstört, durch chorioidale Narbe ersetzt, glaskörperwärts jedoch neuerliches Wachstum in Form von weißlichen, traubigen Gebilden.

skleral und flächenhaft und nur zum geringen Teil perforierend mit der Diathermienadel durchgeführt worden war.

So wurde am *17. VIII. 1951 eine 2. Operation mit perforierender Elektrokoagulation* durchgeführt, um auch den glaskörperwärts gelegenen Gliomteil zu erreichen und zu zerstören. Es wurde eine diszissionsmesserartige schaftisolierte Elektrode verwendet (Abb. 3 c). Nach neuerlicher Freilegung der Sklera nasal unterhalb des horizontalen Meridians entsprechend dem Sitz der Rezidivgeschwulst wurde die Elektrode unter Strom durch die Sklera durchgestochen und unter Kontrolle des Augenspiegels die blanke Spitze in die Geschwulst eingeführt. Durch wiederholtes Aus- und Einschalten des Stromes (Ophthalmotherm, Variometerstellung 2 bis $2^1/_2$, 100 mA) und pendelartige Bewegungen der Elektrodenspitze im Tumorgewebe wurde dieses koaguliert, wobei mit dem Augenspiegel eine leicht oszillierende Lichtwirkung und ein leichtes Zittern des Tumorgewebes gesehen wurde. Es bildeten sich dann Gasblasen, die sich an der Linsenhinterfläche ansammelten, so daß man schließlich den Einblick auf den Fundus verlor und die Operation beenden mußte. Auch dieser Eingriff wurde äußerlich ohne besondere Reaktion vertragen. Keine iritische Reizung, Pupille auf Atropin weit, Linse ungetrübt. Die Gasblasen verschwanden in den nächsten Tagen, der Fundus wurde wieder gut erkennbar und man konnte als unliebsame Überraschung einige *präzipitatartige weiße Flecken* nasal und unten auf der Netzhaut, einige wenige auch im Glaskörper, erkennen. Ihr Ursprung wurde bei Betrachtung des zuletzt koagulierten Rezidivknotens klar. Dieser erschien wie zerklüftet, kraterartig mit einem weißlichen Wall. Es war offenbar durch die perforierende starke Elektrokoagulation und die über 100° erfolgte Erhitzung

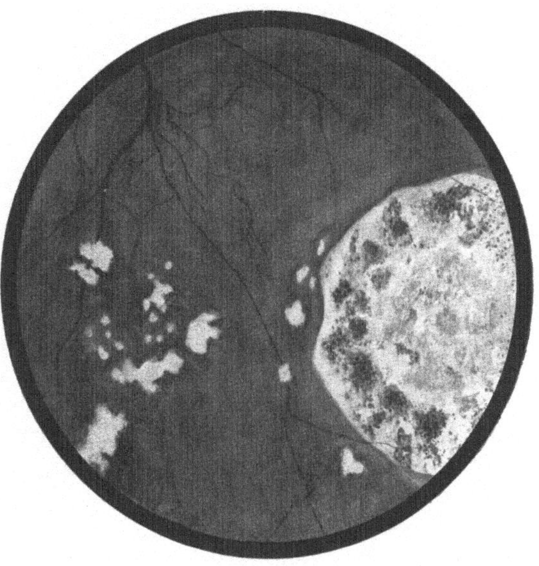

Abb. 33d. 2 Monate nach der zweiten perforierend transvitreal von der Ora aus mit der schaftisolierten Diszissionsnadel durchgeführten Elektrokoagulation: Aussaat von Gliomteilchen auf die Netzhaut, z. T. auch in den Glaskörper, später auch auf die Papille (e).

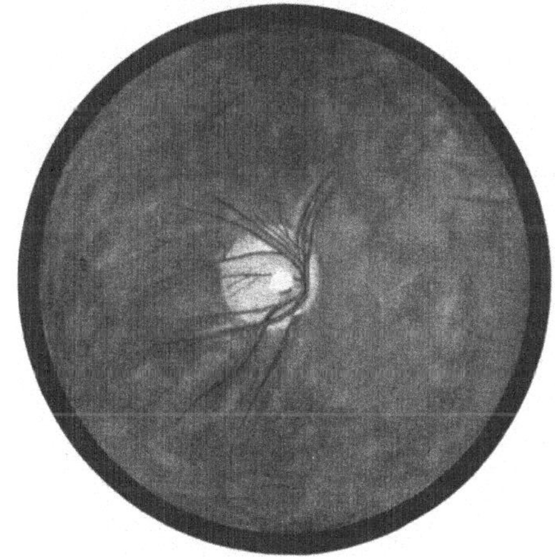

Abb. 33e. Rundliches perlartiges Knötchen auf der Papille, in der physiologischen Excavation liegend.

mit Dampfbildung eine Zersprengung des Tumorknotens erfolgt, wobei Tumorteilchen, mit den aufsteigenden Gasblasen mitgerissen, teils in den Glaskörper gelangten, teils auf der Netzhaut präzipitierten (Abb. 33 d). Da es sich dabei um noch lebende und wucherungsfähige Gliomteilchen handeln konnte, eine Elektrokoagulationsbehandlung dieser multiplen Teilchen nicht möglich war, wurde kurz nachher mit Radium nachbestrahlt (IV. Bestrahlung 24. VIII. 1951: Dosis totalis 380 mgh. — V. Bestrahlung 19. X. 1951: Dosis totalis 380 mgh), indem der nasal-untere Teil des Fundus und des Glaskörpers unter Kreuzfeuer genommen wurde. Dabei kam es bei Einlegen des Radiumträgers trotz aller Vorsicht infolge der starken Verwachsungen mit der dünnen und brüchigen Sklera an einer Stelle zu einer kleinen Perforation, wobei aber nur wenig flüssiger Glaskörper abfloß. Es gelang trotzdem, die Sklera unterhalb des Musc. rect. int. und Musc. rect. inf. freizulegen und unter diesen Muskeln je zwei Radiumträger einzulegen und an den Muskeln zu befestigen. Übernähung der Bindehaut. Entfernung der Träger nach 36 bzw. 48 Stunden. Auch dieser Eingriff wurde gut vertragen. Die ausgesäten Knötchen zeigten danach deutliche Rückbildung mit schärferer polygonaler Begrenzung, wie geschrumpft. Auch der Rezidivknoten selbst zeigte deutliche Regression. Glaskörper fast, Linse gänzlich klar. Visus mit Hakentafel 6/20. Das Kind benimmt sich wie ein gut sehendes Kind.

Im Oktober 1951 konnte wieder eine Zunahme des glaskörperwärtigen Knotens nasal in der Peripherie der Netzhaut festgestellt werden, so daß eine neuerliche Einlegung von vier Radiumträgern (zwei unter dem Ansatz des M. r. internus für 30 Stunden, Dosis totalis 120 mgh, zwei im unteren Meridian für 48 Stunden, Dosis totalis 191 mgh) vorgenommen wurde.

Im März 1952 auf der scharf begrenzten Papille im Gefäßtrichter eine stecknadelkopfgroße, weißliche, runde, scharf begrenzte Perle (Abb. 33 c), offenbar einem verschleppten Gliomknötchen entsprechend. Am nasalen Papillenrand ein feinstes Knötchen an der temporal-unteren Arterie. Am oberen Papillenrand eine feine strichförmige Haemorrhagie. In der Makula verstärkte Chagrinierung. Am hinteren Rande der als chorioiditisches Band erkennbaren früheren Koagulationsstelle zahlreiche feine Netzhauthaemorrhagien. Meist an den Ästen der temporal unteren Netzhautarterie zahlreiche konglobierte über stecknadelkopfgroße weißliche Flecken, die wohl verschleppten Gliomteilchen entsprechen.

Im April 1952 ist die Papille unscharf begrenzt, sonst ist der Befund im wesentlichen gleich. Im Mai ist die Papille unscharf begrenzt und leicht getrübt und auch die umgebende Netzhaut zeigt, besonders nasal, eine diffuse Trübung (Spätreaktion auf die Radiumbestrahlungen), dabei ist die Linse klar, der Glaskörper nur leicht diffus getrübt. Weitere Eingriffe und auch die Entfernung des Auges lehnen die Eltern des Kindes ab.

Im Juni 1952 besteht mäßiger Enophthalmus, Retraktion des Bulbus nasalwärts (durch das nasal entstandene Narbengewebe). Bulbus blaß, epitheliale Hornhautveränderungen nasal unten, Linse durchsichtig, zarte staubförmige Glaskörpertrübungen, dabei Fundus gut erkennbar: Papille temporal etwas blaß, nasal gut gefärbt, unscharf begrenzt. Am Papillenrande und in der diffus zart getrübten Netzhaut feine Blutungen und Gefäßneubildungen. Die weißlichen Streuherdchen auf Papille und Netzhaut sind nicht größer geworden, ebensowenig der größere ursprüngliche Herd in der Peripherie. Die Pigmentierungen haben zugenommen. Der hintere Rand des durch die erste Elektrokoagulation entstandenen chorioretinitischen Herdes scheint jetzt der Papille näher zu liegen. Entweder hat die Narbenausdehnung zugenommen oder es ist durch Narbenschrumpfung eine Bulbuswandverkürzung eingetreten. Tension gut. Dieser Befund läßt auf eine Spätreaktion auf die vielen Radiumbestrahlungen schließen. Der Stillstand des ursprünglichen Glioms und der ausgesäten Knötchen läßt erwarten, daß sie durch die Elektrokoagulation und vielleicht auch durch die nachgeschickte Radiumbestrahlung geschädigt und nicht mehr lebend sind.

Im August 1952 ist das Auge äußerlich entzündungsfrei, Hornhaut bekommt während der Untersuchung ein gehämmertes Aussehen (Dystrophie), Linse (zum erstenmal) zart getrübt an der hinteren Rinde axial (beginnende Strahlenkatarakt), Glaskörper ziemlich klar. Papille weniger verwaschen, aber blässer. Nasal unten feinfleckige Netzhauttrübungen und kleinfleckige Netzhautblutungen. Die weißen Knötchen sind nicht größer und nicht zahlreicher geworden. Keine vergrößerten Lymphknoten tastbar. Allgemeinzustand gut.

Im September 1952 Fundus verändert: Temporal unten von der Papille größeres Areal von grauweiß getrübter Netzhaut, in der Makula ein plumpsternförmig gelappter weißlichgrauer Herd, sonst Netzhaut klarer. Keine Propagation des Glioms und der Streuherdchen. Trotz der Makulaveränderung Visus 6/30 bis 6/20 (Hakentafel). Eine weitere Bestrahlung kommt wegen der schon aufgetretenen und noch zu erwartenden Spätschädigungen nicht in Betracht. Eine weitere Elektrokoagulation scheint nicht notwendig, da seit Monaten keine Propagation des Glioms nachzuweisen ist. Das Kind sieht auch nach Angabe der Mutter recht gut, findet sich zurecht, so daß es im Kindergarten ohne Schwierigkeiten an den Spielen der anderen Kinder teilnimmt.

Im November 1952 tritt eine plötzliche starke Verschlechterung des Sehens auf, so daß das Kind nicht mehr allein herumlaufen kann (es ist in den Straßengraben gestürzt, weil es den Weg verfehlt hat). Der Augenbefund ergibt eine dichte Trübung des Glaskörpers, Pupillarreaktion gut auslösbar, der Visus auf Erkennen der Finger vor dem Auge herabgesetzt. Nach Homatropinerweiterung der Pupille erkennt man eine dichte klumpige Trübung des Glaskörpers, die einer *Glaskörperblutung* entspricht. Papille und Makula sind gänzlich verdeckt, aus den Randteilen der Pupille rotes Licht. Nach Links-Glaukosan-Erweiterung erkennt man besonders nasal, entsprechend einem helleren Reflex die Stelle des ursprünglichen Gliomknotens als alten chorioiditischen Narbenherd, peripher einige grauweiße Träubchen, die seit einem Jahr nicht gewachsen sind. Die Glaskörperblutung scheint von einer am hinteren Rand der alten Narbe noch erkennbaren Netzhautblutung ausgegangen zu sein, die schon früher zugleich mit anderen verstreuten Netzhautblutungen sichtbar gewesen war. (Spätfolge nach Radiumbestrahlung mit Schädigung der Netzhautgefäße.)

Trotz Ruhigstellung mit Lochbrille und strenger Bettruhe, als Therapie Calcium, C-Vitamin, Jod, erfolgt in den weiteren Wochen nur leichte Aufhellung des Glaskörpers in den Randteilen. Die hinteren Teile des Fundus, einschließlich Papille und Makula, sind noch immer durch die klumpige Glaskörpertrübung verdeckt. Sehvermögen nicht besser. Der Fall ist noch immer nicht abschließend zu beurteilen, doch mit größter Wahrscheinlichkeit als Mißerfolg zu verzeichnen.

Wir hatten in einem ähnlichen Falle von Netzhautgliom im einzig verbliebenen Auge nach wiederholten, durch Rezidive notwendig gewordenen Radiumbestrahlungen Spontanblutungen in den Glaskörper beobachtet. Das Auge war vorher durch die Bestrahlung viele Jahre sehfähig gehalten worden, das Kind hatte in der Normalschule lesen und schreiben gelernt. Trotzdem erfolgte weit hinten ein Rezidiv des Glioms, nach dessen Bestrahlung Rückgang des neuen Knotens, dann aber Blutung in den Glaskörper und nachfolgend allgemeine lymphogene Metastasierung und Tod des Kindes.

Massive Blutungen mit Retinitis proliferans und Netzhautabhebung hat auch STALLARD bei einigen von ihm mit üblem Ausgang radiumbestrahlten Fällen beschrieben.

Der Fall, bei dem ein Gliom im einzigen Auge von uns mit Radiumbestrahlung und Elektrokoagulation kombiniert behandelt wurde, erscheint mir als Warnung, das Gliom mit perforierender Elektrokoagulation anzugehen und die Koagulation bis zu einer Hitzewirkung auf 100^0 zu steigern, da eine explosionsartige Zersprengung des Gliomzellverbandes mit Dissemination in das Augeninnere erfolgen kann. Vielleicht wirkt dabei eine elektrodynamische zellverbandsprengende Wirkung des elektrischen Stromes mit (JELLINEK).

WEVE scheint mit der perforierenden Diathermie ähnliche Erfahrungen gemacht zu haben und zu ähnlichen Schlüssen gekommen zu sein (Vortrag in London, 1939).

Ich hatte ursprünglich geplant, den restlichen, glaskörperwärts gewachsenen Rezidivknoten nach Eröffnung des Glaskörperraumes an der Ora durch eine in den Glaskörper und hinter den Knoten eingeführte kürettenartige Elektrode mit Elektrokoagulation auszuschaben, doch hatten mich Bedenken, zu viel Glaskörper zu verlieren, davon abgehalten. Vielleicht wäre es besser gewesen.

Es scheint mir, daß beim Gliom die Elektrokoagulation nur dort am Platze ist, wo es im einzigen Auge noch sehr klein und nicht stark glaskörperwärts gewachsen ist, so daß Aussicht besteht, es mit einer einzigen Elektrokoagulationsoperation restlos beseitigen zu können, wobei die epi- oder subsklerale Elektrokoagulation mir weniger gefährlich erscheint als die perforierende Nadelelektrokoagulation.

Bei der Nadeldiathermie besteht überdies nach SUURKULA die Gefahr der Wucherung von Tumorzellen durch die Stichellöcher unter die Bindehaut.

b) Angiomatosis retinae.

Günstige Bedingungen für die Elektrokoagulation geben die Knoten der Angiomatosis retinae (VON HIPPEL-LINDAUsche Erkrankung). Nach den Berichten von WEVE, ROCHAT, RUMBAUR, LEWIS, KAYE u. a. wurde teils mit Oberflächen-, teils mit Nadeldiathermie mit Erfolg operiert. Im letzteren Fall beabsichtigt WEVE eine Verödung der zu den Knoten hinziehenden Gefäße. Die Lokalisation der Knoten wird mit Transilluminationsmethode (s. S. 99) durchgeführt, der Koagulationseffekt mit dem Augenspiegel kontrolliert. KAYE hat dabei die Oberflächendiathermie mit Katholyse verbunden. LEWIS empfiehlt die Koagulation des Knotens und Diathermiepunktionen um das Angioneurom. ROCHAT betont die Erfolglosigkeit der Radiumbestrahlungen, dagegen den guten Erfolg der Oberflächenkoagulation. RUMBAUR hält die Elektrokoagulation für durchaus angezeigt, da sich danach überdies noch schwere sekundäre Netzhautveränderungen rückbilden können. PILLAT kauterisierte bei HIPPEL-LINDAUscher Erkrankung einen Knoten mit der diathermischen Einzinkerelektrode. Nach einem Jahr war der Knoten flach, kaum kenntlich, die Netzhautdegeneration nicht weiter vorgeschritten, der Visus erhalten geblieben [1]. Kürzlich wurde von HANDL aus der Klinik LINDNER ein mit gutem Erfolg durch Oberflächen- und perforierende Elektrokoagulation kombiniert operierter Fall von Angiomatosis retinae vorgestellt [2].

c) Ablatio retinae (Netzhautabhebung, Netzhautablösung).

Das Hauptindikationsgebiet für die Elektrokoagulation am Auge ist heute ebenso wie vor mehr als 20 Jahren die Netzhautabhebung. In diesen Jahren hat sich die Operation mit Elektrokoagulation so bewährt, daß sie die meistgebräuchliche Operationsmethode der Netzhautabhebung geworden und dies bis heute auch geblieben ist.

Bekanntlich hat GONIN bei den meisten früher als idiopathisch bezeichneten Netzhautabhebungen (Myopie, Senium) und bei vielen traumatischen Netzhautabhebungen Risse und Löcher der Netzhaut als deren Ursache erkannt und durch Verschluß dieser Risse auf operativem Wege Heilungen erzielen können. Die Ignipunktur mit dem PAQUELINschen Brenner und dem Galvanokauter, die er dazu verwendete, erwies sich aber als zu derb und zu umschrieben, so daß die Operation einerseits mit Gefahren verbunden, anderseits nur für ausgewählte Fälle anwendbar war.

In dem Bestreben, das Gefahrenmoment durch Schonung der Netzhaut herabzusetzen und die Verlötung zwischen Netzhaut und Aderhaut im Rißgebiet möglichst flächenhaft zu gestalten, haben GUIST und LINDNER ihre Ätzmethoden angegeben, bei denen auf chemischem Wege durch Ätzkali eine adhaesive Chorioiditis erzeugt wird.

---

[1] Ophth. Ges. Wien 1950, Diskussion zu KURZ. ref. Klin. Mbl. Augenhk. *117*, 93 (1950).

[2] Ophth. Ges. Wien. Dezember 1952.

Zu gleicher Zeit wurde aber von verschiedenen Seiten als Verbesserung der Hitzekoagulation die *Elektrokoagulation mit dem Hochfrequenzstrom (Diathermie)* für den operativen Rißverschluß und zur Erzeugung einer adhaesiven Chorioiditis in die Behandlung der Netzhautabhebung eingeführt.

Weve hat im Mai 1930 in Holland über Heilung von Netzhautabhebung am Menschenauge berichtet, die er durch episklerale Anwendung der Elektrokoagulation mit einer Kugelelektrode beim peripheren Riß erzielen konnte.

Larsson hat einige Monate später unabhängig davon über Heilerfolge ebenfalls mit episkleraler Elektrokoagulation bei Netzhautabhebungen berichtet. Er nahm ursprünglich auf das Vorhandensein von Rissen keine Rücksicht, sondern erstrebte, ausgedehnte Verwachsungen zwischen Aderhaut und Netzhaut im Bereich der Netzhautabhebung zu erzeugen, was gegenüber Gonin ideell ein Rückschritt war. Erst zwei Jahre später beschränkte er die Flächenkoagulationen auf den Quadranten, in dem der Riß liegt oder wo die Netzhautabhebung begonnen hatte. Seine Vorarbeiten zur Schaffung einer adhaesiven Chorioiditis durch Elektrokoagulation gingen aber auf viele Jahre zurück, ebenso wie deren Anwendung bei anderen Erkrankungen des Auges, besonders bei epibulbären Tumoren. Die Larssonsche Methode war wegen ihrer zu großen Intensität und Extensität mit Komplikationen verbunden: Glaskörpertrübungen und -blutungen, oft schlechtes Sehvermögen auch in anatomisch geheilten Fällen durch Netzhautatrophie und Makulaschädigung.

Unabhängig von diesen beiden Autoren hatte *ich* seit Ostern 1930 Kaninchenversuche durchgeführt, um die Goninsche Ignipunktur bei Netzhautabhebung durch die Elektrokoagulation mit dem Hochfrequenzstrom zu ersetzen. Ich ging von allem Anfang an nicht episkleral vor, sondern perforierte die Sklera mit einer kurzen dornförmigen schaftisolierten Elektrode. Um die Elektrokoagulation zarter zu gestalten, dabei aber doch auf eine größere Fläche, entsprechend dem supponierten Riß, einwirken zu lassen, bin ich Anfang Mai 1930 auf das Prinzip übergegangen, verschiedenartige Elektroden, mit mehreren Nadeln versehen, anzuwenden, um an mehreren Stellen zugleich die Augapfelwand zu durchdringen [1]. Darin ist die grundsätzliche Feststellung enthalten: „Von Wichtigkeit erscheint mir die Tatsache, daß man mit derartigen Elektroden, deren Ende verschiedenartig gestaltet werden kann, eine flächenhafte Koagulation des Gewebes entsprechend der Netzhautrißstelle erzielen zu können in der Lage ist.“ Ich hatte in den nächsten zwei Jahren durch äußere Umstände keine Gelegenheit, die perforierende Diathermiestichelung am Menschen bei Netzhautabhebung durchzuführen.

Meller hat 1931 nach Bekanntwerden der Larssonschen Methode diese angewendet und darüber in der Z. Augenhk. berichtet unter dem Titel: „Über die Schaffung von flächenhaften Verlötungen der Netzhaut

[1] Patentanmeldung 5. V. 1930 als Ansätze zu meinem Zielophthalmoskop, Publikation in der Gesellschaft der Ärzte in Wien 30. V. 1930, Veröffentlichung in der Z. Augenhk. Juli 1930.

mit der Aderhaut durch Endothermie." Die Methode erwies sich wegen der bei Anwendung der Kugelelektrode zu hohen Stromdosen und der zu großen Koagulationen als nicht ungefährlich, ebenso wie bei LARSSON.

Um diese unerwünschten Nebenwirkungen der episkleralen Elektrokoagulation zu vermeiden, dabei aber doch eine flächenhafte Einwirkung ohne gröbere Schädigung der Gewebe, besonders der Netzhaut, zu erzielen, erschien mir der frühere Gedanke der multiplen diathermischen Nadelstichelung der Bulbuswand an der dem Risse entsprechenden Stelle bei entsprechend vorsichtiger Dosierung und unter Anwendung kurzer, nur in den subretinalen Raum reichender Nadeln schonender und am Menschenauge anwendbar [1]. Die nach diesem Prinzip gebauten gestielten Elektroden mit senkrecht aufgesetzten kurzen Nadeln und die Steckelektroden habe ich in der Ophthalmologischen Gesellschaft Wien im März 1932 gezeigt und in der gleichen Gesellschaft im April 1932 mit ihrer Anwendung angelegte Fälle von Netzhautabhebung vorgestellt. Auch weitere Fälle verliefen ebenso günstig, so daß ich über meine Methode und deren primär günstige Erfolge auf der Leipziger Tagung der Deutschen Ophthalmologischen Gesellschaft 1932 berichtete.

Auf der gleichen Tagung teilten WEVE und CLAUSEN ebenfalls ihre günstigen Erfahrungen mit der diathermischen Behandlung der Netzhautabhebung mit. WEVE war ebenfalls neben seiner episkleralen Methode mit der Kugelelektrode auf eine Behandlung mit perforierender Diathermienadel übergegangen, die er als „Einkreisung des Rißgebietes mit multiplen Mikropunktionen" bezeichnet. Beide Arten der Operationstechnik sind in seiner Monographie [2] eingehend dargelegt. In der gleichen Sitzung besprach JESS die experimentellen Grundlagen derartiger Mikropunktionen mit Hochfrequenzstrom und der damit erzielten Verlötungen zwischen Netz- und Aderhaut, worüber er schon kurz vorher berichtet hatte [3]. Auch GENET hat über Fälle von Netzhautabhebung ohne sichtbaren Riß berichtet, die er mit einfacher Diathermiepunktion zur Anlegung gebracht hatte [4]; die Beobachtungsdauer war allerdings kurz gewesen.

Eine zusammenfassende Darstellung meiner Methode, an 24 Augen angewendet, erschien als Beiheft 16 der Z. Augenhk., Berlin: Karger, 1933 unter dem Titel „Behandlung der Netzhautabhebung mit multipler diathermischer Stichelung".

Während WEVE bei seiner zweiten perforierenden Methode eine längere und feinere Nadel bis an die Netzhaut selbst einführte und durch Setzen von Mikrokoagulationen längs des Rißrandes eine Einkreisung des Risses unter Kontrolle des Augenspiegels machte, war ich bestrebt, unter Schonung von Netzhaut und Glaskörper die kurzen Nadeln nur in den subretinalen Raum einzuführen, damit nach Abfluß der subretinalen Flüssigkeit durch die Punktionsöffnungen (Steckelektroden) die anrückende intakte Netzhaut mit der gestichelten Aderhaut verklebe und verwachse. Es

---

[1] Diskussion zu SALLMANN, Ophth. Ges. Wien, Februar 1932.
[2] Zur Behandlung der Netzhautabhebung mittels Diathermie. Berlin: Karger, 1932.
[3] Ref. Klin. Mbl. Augenhk. *87*, 838.
[4] Ann. Ocul. (Fr.) (1932).

hat sich später gezeigt, daß eine nicht zu starke Mitkoagulation der Netzhaut ohne deren Perforation meist nicht schadet (zum Unterschied von der Ätzung), sogar in Fällen, bei denen ein Zug am Rißrand durch den Glaskörper besteht, wie bei Retinitis proliferans, bei geschrumpfter Netzhaut und in aphaken Augen, notwendig sein kann.

Es hat sich im Laufe weiterer Erfahrung auch gezeigt, daß die Kombination von skleraler und perforierender Elektrokoagulation für die Operation der Netzhautabhebung am günstigsten ist, nur pflege ich die episklerale Elektrokoagulation nicht mit der Kugel flächenhaft zu machen, sondern nicht perforierende Koagulationen der Sklera mit ganz kurzer Nadel durchzuführen, um die Chorioidea zu reizen, aber größere Skleralnekrosen zu vermeiden, da zwischen den einzelnen Stichelstellen lebendes Skleralgewebe erhalten bleibt.

Experimentelle und histologische Untersuchungen zur Elektrokoagulation bei Netzhautabhebung am Tier- und Menschenauge.

Hier seien vor allem die grundlegenden experimentellen Untersuchungen von Jess mit der Nadeldiathermie genannt (1931), denen später ausgedehnte Tierversuche mit histologischen Untersuchungen über die Wirkung der episkleralen und der perforierenden Elektrokoagulation durch viele andere Autoren folgten (Arruga, Campos, Coppez, Scheie und Jerome, Szily und Machemer, Safar, L. Weekers).

Histologische Untersuchungen an erfolgreich mit Elektrokoagulation wegen Netzhautabhebung operierten Augen von Patienten, die an interkurrenten Erkrankungen kurze Zeit nach der Operation gestorben waren, sind von Safar, Fischer, Hillers, Redslob, Jeandelize und Baudot, Stallard u. a. vorgenommen worden.

Diese experimentellen und histologischen Untersuchungen kurz zusammengefaßt, ergeben folgendes Bild:

Episklerale Elektrokoagulation: Ausgedehnte Skleralnekrosen, in der Aderhaut starke Hyperämie und Blutungen, besonders in der Suprachorioidea, die die Ausbildung adhaesiver Chorioiditis fördern, und eiweißreiches Exsudat. Bei starker Überdosierung kann dabei Netzhautabhebung eintreten (Salus, Szily-Machemer, L. Weekers). Bei anliegender Netzhaut wird diese bei der Elektrokoagulation mitzerstört, daher soll die Dosierung und Ausdehnung der Elektrokoagulation nicht übermäßig sein. Wesentlich zur Vermeidung unerwünschter Übereffekte sei nach Coppez die erreichte Temperatur, die optimal 80° C betrage, gemessen mit der pyrometrischen Elektrode. Im Vernarbungsstadium wächst allmählich junges Bindegewebe aus der Episklera in die nekrotischen Teile der Sklera ein, was viele Wochen dauert. Aderhaut und Netzhaut sind im koaguliert gewesenen Gebiet atrophisch, von Pigment durchsetzt. Dieses ist auffallend resistent und spielt bei der chorioretinalen Verwachsung eine große Rolle (wie auch aus der klinischen Beobachtung hervorgeht, Verf.). Die intakte übrige Netzhaut ist an den Rändern der Narbe angewachsen und dort entweder unvermittelt in allen ihren Schichten erhalten oder es sind die äußeren Schichten eine kurze Strecke weit verschwunden und nur die inneren Schichten intakt geblieben. Im Bereich der Narbe selbst ist die Netzhaut in ein gliöses Häutchen verwandelt, bei ausgedehnter episkleraler Elektrokoagulation in großer Ausdehnung, eine Mahnung, die Elektrokoagulation auf das engere Rißgebiet zu beschränken.

Perforierende Elektrokoagulation: Hier zeigt die Sklera nur um die Stichelstellen eine umschriebene Nekrose, konfluierende Nekrosen nur bei sehr eng gesetzten Stichelstellen. Der Stichkanal wird von der Episklera aus von Granulationsgewebe durchwachsen, das sich allmählich durch Wochen in Narbengewebe umwandelt. Dieses wächst auch in die perforierte Aderhaut ein und gelangt bis zur Netzhaut, so daß es bei dieser Art der Operation mit zur Vernarbung beiträgt in Form umschriebener fester Nietstellen. Die Aderhaut zeigt — aber weniger intensiv und umschriebener als bei der episkleralen Elektrokoagulation — entzündliche Reaktion und Hyperämie mit Blutungen. Der Zellverband der Pigmentepithelzellen ist zersprengt und durchsetzt als unregelmäßiger Haufen pigmentierter und unpigmentierter Zellen die Aderhaut. Er ist auch in die Netzhaut eingedrungen und trägt so zur chorioretinalen Verwachsung maßgeblich bei. Die Netzhaut ist weniger ausgedehnt zerstört als bei der episkleralen Elektrokoagulation, ihre Schädigung verschieden, im Tierversuch bei anliegender Netzhaut stärker als bei abgehobener Netzhaut im Menschenauge. Nach CAMPOS sei eine Mitdurchbohrung der Netzhaut mit der Diathermienadel keine Vorbedingung für deren Anheftung (wir trachten im Gegenteil, deren Perforation durch Anwendung der Steckelektroden zu vermeiden, um Glaskörperfistel und Sekundärlochbildung zu verhüten, Verf.). Nach L. WEEKERS soll jede Netzhautabhebungsoperation die Lederhaut durchbohren, um der Episklera die Beteiligung an der Wundheilung zu ermöglichen (abgesehen von der Notwendigkeit der Evakuierung der subretinalen Flüssigkeit, damit Ader- und Netzhaut verwachsen können). Die rein episklerale Diathermie sei weniger wirksam als die perforierende. Ein Fehler der jetzt meist üblichen Operationsmethoden sei, daß gleich nach der ersten Punktion Flüssigkeit absickert. (Dies wird durch meine Steckelektrodenmethode verhindert!)

Die von SCHEIE und JEROME im Tierexperiment gefundene Volumensveränderung des Augapfels ist uns aus der klinischen Beobachtung wohlbekannt und bewirkt bei der Operation älterer Fälle von Netzhautabhebung, wenn wir die Sklera absichtlich durch „Dessikation" mit der Kugel nach WEVE oder, wie ich es vorziehe, durch Nachstichelung der Sklera mit kurzer Einnadel nachkoagulieren, einen gewissen Verkürzungseffekt, der mit zur Heilung beiträgt.

Prinzip und Vorteile der von mir bei der Netzhautabhebung angewendeten elektrochirurgischen Operationsmethode.

1. Erzeugung reaktiver adhaesiver Chorioiditis an der Rißstelle durch Setzen kleiner multipler Koagulate in der Aderhaut bei Schonung von Netzhaut und Glaskörper.

2. Schaffung guter Filtration aus dem subretinalen Raum durch die multiplen Perforationsöffnungen, zugleich mit der Aderhautkoagulation erzeugt, durch Setzen der Steckelektroden bei hartem Bulbus.

3. Dadurch gleichmäßige Ausbreitung und Anlegung der Netzhaut ohne Faltenverziehung im Gegensatz zu einfacher Perforation mit größerem Instrument (Ignipunktur) oder Einnadelstichelung.

4. Größere Aussicht, den Riß zu treffen infolge der Streumöglichkeit der Stichelung: Man schießt sozusagen mit Schrot und nicht mit der Kugel.

5. Aus den Verklebungen werden solide, zarte, nicht schrumpfende Narben.

6. Kontrollmöglichkeit der Lage und Intensität der Koagulate im Augenhintergrund mit dem Augenspiegel vor (Lokalisationskoagulat), während und nach der Operation.

7. Einfache und saubere Technik, dem Einzelfall anzupassen (verschiedene Elektroden), Nachkorrekturen während der Operation und Nachoperationen unschwer möglich.

8. Komplikationen gering: postoperative Reizung mäßig, Glaskörpertrübungen und Blutungen selten.

9. Aseptisches Operieren, Infektion und sympathische Ophthalmie habe ich bei meinen Fällen nie gesehen, noch davon gehört.

10. Bei entsprechender Lokalanaesthesie sind Operations- und Wundverlauf wenig schmerzhaft. Allgemeinnarkose auch bei Reoperationen nicht nötig.

Demgegenüber stehen als *relativ geringe Nachteile:*

1. Die allerdings bei allen Netzhautoperationen langsame Vernarbung, die eine längere Ruhigstellung beider Augen und des Patienten nötig macht (Pneumonie- und Thrombosegefahr bei alten Leuten, der wir entsprechend entgegenwirken müssen).

2. Bei Überdosierung und zu ausgedehnter Koagulation Gefahr der Skleralnekrosen, Hornhautschädigung, Linsentrübung, Retinalatrophie, Fernschädigung der Makula. Alle diese möglichen Schädigungen sind aber heute bei entsprechender Technik und Dosierung vermeidbar.

3. Die Abhängigkeit von einem gut funktionierenden Apparat.

Untersuchung des Patienten.

Wenn bei der Untersuchung eines Patienten eine Netzhautabhebung festgestellt wurde, ist die Ausdehnung der Netzhautabhebung und der *Sitz des oder der Risse oder Löcher* festzustellen und womöglich in einer Skizze festzuhalten (z. B. im AMSLERschen Schema). Dies erleichtert unter Umständen die Beurteilung und Operation eines Falles außerordentlich, da Dehiszenzen der Netzhaut im weiteren Verlauf der Abhebung unter Falten verschwinden können und da peripher oben liegende Risse nach erfolgter Senkung der Abhebung in der dann oben nur flach abgehobenen Netzhaut schwer erkennbar werden. Später können auch zunehmende Glaskörpertrübungen die Sicht erschweren. Schon der Erstuntersucher soll also die Rißlage oder zumindest die Gegend, wo die Abhebung begonnen hatte, feststellen, da in einem scheinbar rißlosen Falle der Riß ganz peripher an der Ora im Quadranten des Abhebungsbeginnes zu vermuten ist. Ein solcher oranaher Riß wird manchmal doch entdeckt, wenn die Pupille nicht nur mit Atropin, sondern mit Links-Glaukosan- (oder Neo-Synephrin-) Tropfen oder mit subconjunctivaler Adrenalininjektion (0,1 bis 0,2 ccm Lösung 1 : 1000) maximal erweitert wurde. Diese Injektion knapp vor der Operation vorzunehmen, ist aber nicht ratsam wegen der starken Erweichung des Bulbus und einer der primären Gefäßverengung folgenden reaktiven Gefäßerschlaffung.

Zur Sichtbarmachung eines solchen peripheren, vorerst latenten Risses kann auch die TRANTASsche Methode der Eindellung der Bulbuswand mit einem Glasstäbchen nach 1%iger Pantocaineintropfung mit Erfolg angewendet werden.

Dieser Methode bedient sich SCHEPENS (Boston) in ganz besonderer Weise: Mit einem fingerhutartigen Behelf, der mit einem stumpfen Fortsatz versehen ist, wird die Bulbuswand eingedrückt. Die Beobachtung der Fundusperipherie erfolgt mit einem eigenen binokulären Ophthalmoskop, das, frei aufgehängt, mit der anderen Hand gehalten wird. SCHEPENS hat mit dieser Methode sehr eindrucksvolle Bilder von der Netzhautperipherie bei Augen mit Netzhautabhebung oder dazu disponierten Augen geliefert.

Besonders bei trüben Medien ist es notwendig, nicht nur die gewöhnliche Spiegellampe, sondern starke Lichtquellen, wie sie von LAUBER und WEVE angegeben wurden, zu verwenden, um beim Spiegeln im umgekehrten Bilde durchzudringen. Durch diese indirekte Methode ist man nicht selten imstande, vor allem in der Peripherie, noch Risse zu erkennen, deren Entdeckung im aufrechten Bilde nicht möglich gewesen war.

Dagegen ist die Methode des Spiegelns im aufrechten Bilde mit den elektrischen Spiegeln nach MAY, COMBERG u. a. eher geeignet, bei klaren Medien kleine degenerative Löcher, z. B. ein *Makulaloch,* erkennen zu lassen und sie von kleinen Blutungen zu unterscheiden. Makulalöcher sind besonders schwer zu erkennen, wenn sie, nicht vor dem normalen Pigmentepithel liegend, sich nicht durch ihre normale Farbe abheben, sondern, wie nicht selten bei Myopie, vor einem weißen chorioidalatrophischen Areal liegen. Die sichere Entscheidung, ob ein schon durchgreifendes Loch besteht oder nicht, kann meist eindeutig nur an der Fundusspaltlampe mit dem GOLDMANNschen Auflegeglas oder dem für den Patienten angenehmeren, aber für den Untersucher wegen der Verkleinerung schwierigeren Vorschaltglas von HRUBY getroffen werden. Makulalöcher sind selten primär, meist sekundär degenerativ bedingt bei Abhebungen, die durch einen peripheren Riß entstanden sind. Man soll sich also mit der Feststellung eines Makulaloches nicht begnügen, sondern den primären Riß, der weit in der Peripherie liegen kann, suchen, wie man überhaupt nach Auffindung eines Risses oder Loches nie verabsäumen soll, nach weiteren Dehiszenzen zu suchen, da besonders bei myopen Augen die Rißbildung sich nicht auf einen Quadranten beschränken muß. Es ist mißlich, wegen eines übersehenen Defektes eine zweite Operation durchführen zu müssen. Wir trachten, alle gefundenen Risse womöglich in *einer* Operation zu schließen.

Es ist ratsam, durch Ruhelage des Patienten und Tragenlassen einer Lochbrille eine Abflachung der meist zu Beginn hohen und blasigen Netzhautabhebung zu erzielen.

Tritt so Abflachung ein, so ist schon an sich die Prognose für die Operation günstig, außerdem können dann oft Dehiszenzen entdeckt werden, die früher in Falten oder hinter dem überhängenden Rand der Netzhautabhebung verborgen waren, anderseits kann aber auch bei ganz flach gewordener Netzhautabhebung ein Riß schwerer erkennbar werden, der früher bei hoher Abhebung der grau getrübten Netzhaut an seiner roten Farbe gut erkennbar gewesen war. Die Abflachung hoch abgehobener Netzhaut vor der Operation ist aber auch deswegen anzustreben, weil die Rißlokalisation bei flacher Netzhautabhebung richtiger ist. Wir müssen mit allen Mitteln die Rißfindung anstreben und können GONIN nur zustimmen, der meinte, daß „der Augenspiegel das wichtigste Instrument für die Operation der Netzhautabhebung ist", und WEVE, der bemerkte, „wer Netzhaut operiert, darf nicht nach der Uhr schauen". Dies gilt besonders für die Voruntersuchung. Die bei der Untersuchung vor der Operation aufgewendete Mühe erspart dem Patienten und dem Operateur oft eine mühevolle ausgedehnte und unsichere Operation, manchmal auch weitere Eingriffe, und befähigt uns, zielsicher und schonender zu operieren. So gehen wir erst nach Ausschöpfung aller Untersuchungsmöglichkeiten und dem Vertrautsein mit allen Einzelheiten des Augenhintergrundes an die Operation der Netzhautabhebung. Nur wenn es uns nach Anwendung aller Mittel nicht möglich war, einen Riß zu entdecken, können wir den Fall als „rißlos" bezeichnen und müssen ihn entsprechend operieren.

Vorbereitung des Patienten.

Ist bei einem Patienten eine operable Netzhautabhebung festgestellt worden, so ist eine schonende Allgemeinuntersuchung, am besten nach erfolgter Aufnahme des Patienten, vorzunehmen, vor allem wegen arterieller Hypertonie, Diabetes, Neigung der Luftwege zu katarrhalischen Affektionen, Feststellen von Varizen. Besonders bei alten Leuten ist wegen der nach der Operation erforderlichen langen Ruhigstellung Vorsicht geboten. Während sich bei jüngeren Menschen die Operation meist ohne jede Gefahr für den Allgemeinzustand durchführen läßt (Tuberkulose ist kein Gegengrund, Diabetiker müssen vorbehandelt werden), ist bei alten und gefäßkranken Menschen die Indikation sehr individuell zu stellen. So wird man sich bei kranken oder sehr gebrechlichen alten Leuten mit geringer Lebenserwartung mit gutem anderem Auge nicht so leicht zur Operation entschließen, vor allem bei ungünstiger Prognose der Netzhautabhebung. Neben dem Allgemeinzustand ist hier auch die Lage der Netzhautabhebung und der sie verursachenden Risse entscheidend. Liegen sie oben, so daß die nach der Operation nötige Tieflagerung des Kopfes und des Patienten für einen sonst nicht gesunden oder alten Patienten gefährlich werden kann, wird man sich schwerlich zu einer Operation entschließen oder nur dann, wenn es sich um das einzige Auge handelt. Liegen die Risse unten, wird man sich auch bei alten Leuten zur Operation auch des nicht einzigen Auges leichter entschließen können, da der Kranke nach der Operation im Bette hochgelagert und auch früher außer Bett gesetzt werden kann. Ein längeres Liegen vor der Operation ist besonders bei alten Leuten nicht angezeigt, sondern nur einige Tage bis zur Abflachung der Netzhaut. In dieser Zeit soll auch die interne Vorbereitung des Patienten erfolgen. Indikation und Vorbereitung hat in Zusammenarbeit mit dem Internisten (Hausarzt) zu geschehen.

Wird von dem erstuntersuchenden Augenarzt eine Netzhautabhebung festgestellt oder vom praktischen Arzt nach den Symptomen vermutet, so ist als erste Hilfe eine Lochbrille (LINDNER) tragen zu lassen, um eine weitere Ausbreitung der Netzhautabhebung zu verhüten. Der Praktiker kann eine solche Brille, wenn nötig, improvisieren, indem die beiden Brillengläser (meist handelt es sich um Myope) mit undurchsichtigem Papier verklebt werden mit Ausnahme eines 3 bis 4 mm großen zentralen Loches. Die Sicht nach der Seite soll durch entsprechende, als Blenden wirkende Kartonstücke an den Bügeln verhindert werden. Dies muß an beiden Augen geschehen, damit brüske Bewegungen der Bulbi, besonders Rollungen, vermieden werden, die nach LINDNER eine weitere Ausbreitung der Ablösung hervorrufen. Unter Umständen gelingt es bei drohender Netzhautabhebung, deren Eintritt durch rechtzeitiges Tragen der Lochbrille und Ruhigstellung des Patienten durch einige Wochen sogar ganz hintanzuhalten (s. später).

Im allgemeinen operieren wir, wie schon erwähnt, den Patienten nicht sofort, sondern warten unter Lochbrille und Lagerung des Patienten nach der Seite des Risses die Abflachung der Netzhaut einige Tage ab. Eine vollständige Senkung der Netzhautabhebung bei oberen Rissen allerdings warte ich nicht ab, um ein Vordringen der Netzhautabhebung in die Makula zu verhüten. Denn wenn diese einmal abgehoben war, ist eine volle Sehschärfe — auch nach vollständiger Wiederanlegung — selten zu erzielen. Besonders bei Netzhautabhebung mit Rissen temporal oben pflegt die Makula sich sehr bald und hoch abzuheben.

Manchmal kommt ein Patient mit hoher blasiger Abhebung von temporal oben und mit einem Visus von nur Fingerzählen, der sich schon nach flacher Lagerung nach temporal und Lochbrille in wenigen Tagen auf Lesefähigkeit bessert und nach der Operation normal wird. Hier war die Makula durch den überhängenden Rand der Netzhaut verdeckt, jedoch noch nicht selbst abgehoben gewesen.

Bei unteren und nasalen Rissen pflegt die Netzhautabhebung erst wesentlich später die Makula zu erreichen als bei oberen temporalen Rissen.

Durch die einige Tage vor der Operation eingehaltene Lagerung gewöhnen sich die Patienten auch an die nach der Operation nötige Ruhelage.

Am Tage vor der Operation erfolgt gründliche Stuhlentleerung durch Einlauf, bei Hypertonikern wird Calcium intravenös und Karan gegeben.

Vorbereitungen zur Operation.

Allgemeinnarkose ist bei der Netzhautabhebung kaum jemals nötig, wohl aber ist, besonders bei nervösen Patienten, ein beruhigendes und schmerzstillendes Mittel vor der Operation zu empfehlen (Cibalgin, Novalgin, Heptadon u. a. als Zäpfchen oder als intramuskuläre Injektion). Vor ausgedehnten und Reoperationen ist SEE schwach, eine halbe bis eine Ampulle intramuskulär, eine halbe bis eine Stunde vor der Operation oder eine halbe Ampulle intravenös knapp vor der Operation zu empfehlen. Bei alten Leuten Vorsicht! Es ist nicht wünschenswert, wenn der Patient ganz unansprechbar wird. Es können auch nach SEE Aufregungszustände nach der Operation auftreten, so daß ich es nur selten und nur schwach verwende.

Nur bei Kindern oder langdauernden kombinierten Operationen ist Allgemeinnarkose notwendig, am besten ein Rektidon- oder Hedonalklysma vorher und Intubationsnarkose durch Anaesthesisten. Bei Verwenden von Äther ist Funkung bei der Operation zu vermeiden.

Am Auge wird vor der Operation die Pupille mit Atropin erweitert. Als Oberflächenanaesthesie verwende ich 1% Pantocain statt Cocain zur Instillation, um die Hornhaut für die Augenspiegelkontrolle klar zu erhalten. Nur an der Stelle der vorzunehmenden Injektion wird ein mit 10%iger Cocainlösung getränkter Stieltupfer auf die Bulbusbindehaut gedrückt. Dann Infiltrationsanaesthesie mit 2%iger Novocainlösung mit Corbasilzusatz, besser ohne Adrenalin, da bei retrobulbärer Injektion mit Adrenalinzusatz vorübergehende Amaurose durch Krampf der Zentralarterie der Netzhaut im Nervus opticus eintreten kann. Die Infiltration wird in dem zu operierenden Gebiet subconjunctival und parabulbär und längs der entsprechenden Augenmuskeln vorgenommen. Bei ausgedehnten Operationen, weit hinten liegenden Rissen und Reoperationen, bei denen die Infiltrationsanaesthesie nicht immer ausreicht, ist eine Leitungsanaesthesie des Ganglion ciliare mit 1 bis $1^1/_2$ ccm der gleichen 2%igen Novocain-Corbasil-Lösung zu empfehlen. Diese Injektion kann temporal unten durch die mit Oberflächenanaesthesie unempfindlich gemachte Bindehaut erfolgen oder bei Reoperationen, wenn die Bindehaut dort narbig mit dem Bulbus verwachsen ist, besser durch die Haut hindurch. Es ist selbstverständlich, daß man während der Operation, wenn nötig, eine weitere Infiltrations- oder eine Ganglionanaesthesie hinzufügen kann. Von der angegebenen Lösung werden bis zu 8 ccm ohne Schaden vertragen. Etwa zehn Minuten nach den Injektionen ist die Anaesthesie vollständig und hält fast eine Stunde an, ein Zeitraum, der gewöhnlich auch für eine ausgedehnte Sticheloperation genügt. Man kann auch während der Operation Eukodal intravenös nachspritzen, was rasch wirkt, aber leider die Pupille verengert.

Den Rißmeridian pflege ich am Limbus mit kurzer Nadel zart und oberflächlich mit Elektrokoagulation zu markieren (Variometerstellung 1); die Markierung mit Tusche vermeide ich, da sie eine dauernde Entstellung bedeutet, besonders wenn sie im Lidspaltenbereiche vorgenommen wurde, die Elektrokoagulationsnarbe dagegen ist verschwindend klein.

Ich operiere die Netzhautabhebung bipolar. Der Patient liegt mit dem bloßen Gesäß auf der inaktiven Bleiplattenelektrode. Die Stelle des Kabelansatzes an der Bleiplatte soll gegen die Haut des Patienten isoliert sein (Gummi, Gaze, Tuch), um Verbrennung zu vermeiden. Es ist gut, die Platte vorher mit Seifenlösung zu befeuchten.

Apparat, auf richtige Spannung und Elektrokoagulation gestellt, und Leitung müssen vorher ausgeprobt sein. Die letzte Probe ist das Markierungskoagulat am Limbus.

Die Operation.

Die Freilegung der Sklera entsprechend der Stelle des Risses, oder bei Fällen ohne gefundenen Riß zur Absteppung eines bestimmten Areals, geschieht in der Regel durch zirkulären Einschnitt von Bindehaut und TENONscher Kapsel im Bereich der Conjunctiva bulbi vor ihrem Übergang in den Fornix. Operiert man temporal oben, soll der Bindehautschnitt nicht zu nahe dem Fornix angelegt werden, um nicht den palpebralen Teil der Tränendrüse freizulegen. Die Ausdehung des Schnittes ist verschieden, je nach dem Areal, das zur Stichelung gelangen soll. Liegt der Riß in einem schiefen Meridian, genügt meist eine zirkuläre Inzision zwischen den benachbarten geraden Augenmuskeln, bis zu deren Ansätzen im Bogen vorgeführt, um eine gute Darstellung der Skleraloberfläche entsprechend der Rißstelle zu erzielen. Eine Muskelresektion ist in solchen Fällen vermeidbar. Die benachbarten beiden geraden Augenmuskeln können durch unterlegte Zügelnähte zur Seite gehalten, der Bulbus durch an den Muskelansätzen verankerte Nähte auf die Gegenseite gerollt werden, so daß die Sklera, wenn nötig, auch in ihrem hinter dem Äquator gelegenen Teil exponiert werden kann. Vor dem Verwenden der Elektroden ist die Sklera von anhaftendem Gewebe frei und trocken zu halten, am besten mit kleinen trockenen spitzen Gazetupfern, die, mit kleinen Klemmen fixiert, von der instrumentierenden Schwester immer gewechselt werden. Das Operationsfeld wird mit isolierenden Spateln (Elfenbein, Glas, Hartgummi, Abb. 34 d, e, f, g) freigehalten, die unter die Lider und unter die Conjunctiva bulbi eingeführt werden. An dieser können auch Zügelnähte befestigt werden, um das Operationsgebiet besser freizumachen. An den Zügelnahtenden der Muskeln werden schwere, an denen der Bindehaut leichte Klemmen oder Schieberpinzetten angehängt, das Halten der Spateln und das Trockenhalten der Sklera werden von je einem Assistenten vorgenommen. Auch in Fällen ohne sichtbaren Riß kann auf diese Weise eine Absteppung in einem Quadranten ohne Schwierigkeiten durchgeführt werden und ohne Muskelresektion. Das Operieren ohne Muskelresektion ist vorteilhaft, da postoperative Reizung des Auges und postoperative Stellungsanomalien in diesem Falle nicht so zu befürchten sind wie nach Operationen mit temporärer Muskelresektion. Diese ist schwer zu vermeiden, wenn der Riß in einem geraden Meridian, also unterhalb der Muskeln liegt. Doch bemühen wir uns auch in solchen Fällen, möglichst ohne oder nur mit partieller temporärer Muskelresektion auszukommen: Bindehaut und TENONsche Kapsel werden seitlich, meist parallel zum Muskel eröffnet, der Muskel nach der Gegenseite durch unterlegte Zügelnaht oder Glashäkchen weggezogen, um an die dem Riß entsprechende Stelle der Sklera heranzukommen. Wenn man aber wegen ausgedehntem oder zu weit hinten liegendem Riß oder bei ausgedehnter Absteppung gezwungen ist, Muskel zu resezieren, soll dieser vorerst unweit von seinem Ansatz am Bulbus durch eine Nahtschlinge fixiert und dann erst so von seinem Ansatz abgetrennt werden, daß nur ein Stumpf bleibt, an dem eine Fixationsnaht durchgelegt wird. Um einen in solchen Fällen bei der Wiedervereinigung leicht eintretenden unliebsamen

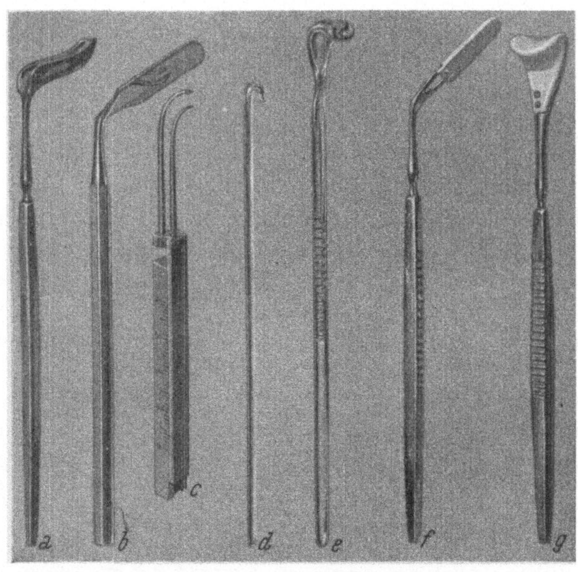

Abb. 34. a *Arruga*-Spatel (für Transilluminationsmethode mit dunklem Lack überzogen, b Spiegelspatel nach *Safar*, aus blankem spiegelndem Metall, zur Sichtbarmachung der Sklera hinter dem Äquator, c Schubleere mit mm-Einteilung, zum Abmessen der Entfernung vom Limbus (bei weit hinten liegenden Rissen handlicher als der gewöhnliche Tasterzirkel), d feines Glashäkchen zum Abhalten von Gewebe (Muskel), e *Desmarres*scher Lidhalter aus Glas, f gerader Spatel aus Elfenbein, g *Desmarres*scher Lidhalter aus Elfenbein (etwa $^1/_2$ der wirklichen Größe).

Verkürzungseffekt zu vermeiden, wird diese durch den Sehnenstumpf gelegte Fixationsnaht matratzenartig angelegt, und zwar so, daß die beiden Nahtenden hinter dem Muskelstumpf hervorkommen. Beim späteren Knüpfen dieser vier Nahtenden (obere und untere gesondert) wird auf diese Weise ein unerwünschter Vorlagerungseffekt zu vermeiden getrachtet. Aber auch ohne temporäre Muskelresektion kann es zu unangenehmer Muskelgleichgewichtsstörung kommen mit Diplopie im Sinne von Höhen- oder Seitenschielen, wenn unter dem Muskel stark skleral koaguliert wurde, so daß der Muskel durch Narbengewebe hinter seinem ursprünglichen Ansatz an die Sklera fixiert wurde. Doch pflegen sich derartige, zuerst sehr unangenehme Muskelstörungen mit der Zeit auszugleichen. Dabei sind Höhendisparationen auch hier viel störender und schwerer ausgleichbar als Seitendisparationen. Bei Einäugigen spielen diese Dinge natürlich keine große Rolle. Es wurde sogar bei Einäugigen mit Neigung zu Netzhautabhebung prophylaktisch oder zur Unterstützung des Operationseffektes durch Ruhigstellung des Auges die Durchtrennung der geraden Augenmuskeln empfohlen (LINDNER).

Sind große Absteppungen notwendig, wie bei großen Orarissen oder bei Fällen von unsichtbarem Riß, oder bei ausgedehnten multiplen Lochbildungen wird Muskelresektion kaum zu vermeiden sein. Zwei benachbarte Augenmuskeln soll man womöglich nicht gleichzeitig resezieren, da die Ernährung des vorderen Bulbusabschnittes dadurch Schaden nehmen könnte, wodurch die Gefahr von Hornhautkomplikationen entsteht. Durchtrennung eines schiefen Augenmuskels am Ansatz, wie sie nur bei weit hinten liegenden Rissen oder bei Makulalöchern notwendig wird, pflegt weder der Ernährung noch der Stellung des Auges zu schaden. Bei nicht zu weit hinten gelegenen Rissen ist Durchtrennung eines schiefen Muskels meist nicht nötig.

Bei Operationen weit hinten oder in einem großen Areal muß nicht selten eine äußere Kanthotomie gemacht werden, die ich in üblicher Weise mit der Schere vornehme, und nicht zu ausgiebig, um eine größere Blutung zu vermeiden. Etwa blutende Gefäße werden mit kleinen Schieberpinzetten abgeklemmt, die vor der eigentlichen Netzhautabhebungs-Operation gewöhnlich wieder abgenommen werden können. Blutstillung im Lidwinkel durch Elektrokoagulation kann leicht eine kleine Nekrose mit Abstoßung des Gewebes zur Folge haben mit folgender Dehiszenz der Lidränder. Kanthotomie durch Elektrotomie kann eine sichtbare Narbe zurücklassen.

Rißlokalisation: Bei *peripheren Rissen* genügt nach meinen Erfahrungen die vor der Operation erfolgte Feststellung des Meridians und die Schätzung der Entfernung des Risses (1 PD ist $1^1/_2$ mm) mit dem Augenspiegel von der bei maximal weiter Pupille gerade noch sichtbaren äußersten Fundusperipherie, das ist 9 mm vom Limbus im emmetropen, 10 mm im myopen Auge. Im markierten Rißmeridian wird die so gefundene Entfernung mit dem Meßinstrument (Abb. 34 c) gemessen und mit kleiner Kugelelektrode an der Sklera markiert. Diese von GONIN und AMSLER angegebene einfache Methode durch Schätzung hat sich mir bei peripheren Rissen als ausreichend bewährt.

Von WEVE und LINDNER wurde die während der Operation durchzuführende *Transilluminationsmethode* mit diaskleraler Durchleuchtung mit dem Augenspiegel im indirekten oder direkten Bilde angegeben: Der Riß wird mit dem Augenspiegel bei engfokussiertem Licht im Fundus eingestellt und auf der im Rißgebiet freigelegten Sklera wird durch den Assistenten die Stelle der an der Rißstelle aufleuchtenden Sklera markiert (Methylviolett, Tusche, kleine Kugelelektrode). So einfach und eindeutig diese Methode theoretisch erscheint, so schwierig und unsicher kann sie manchmal bei praktischer Anwendung sein. Der an der Sklera erscheinende Leuchtfleck ist bei hoher Ametropie trotz enger Spiegelblende nicht immer punktuell, sondern mehr diffus, so daß man auch hier nicht mit einer absolut sicheren Lokalisation rechnen kann.

Diese Methode erfordert überdies eine sehr gute Kooperation von Operateur und markierendem Assistenten. Ist der Riß sehr peripher, so ist das Spiegeln für den Operateur schwer, die Markierung an der Skleraoberfläche leichter, bei weit hinten gelegenen Rissen ist es umgekehrt. Nase und Orbitalränder sind oft hinderlich. Bei weit hinten liegenden Rissen ist die Einstellung nur mit Hilfe des ARRUGA- oder meines Spiegelspatels möglich (Abb. 34 a, b).

Von STRAMPELLI wurde ein eigenes Lokalisationsinstrument angegeben, bei dem der Riß durch diasklerale Durchleuchtung von außen mit dem Augenspiegel eingestellt und die Skleralstelle, die dem Riß entspricht, durch Elektrokoagulation bezeichnet wird. Das Instrument heißt Diathermodiafanoskop.

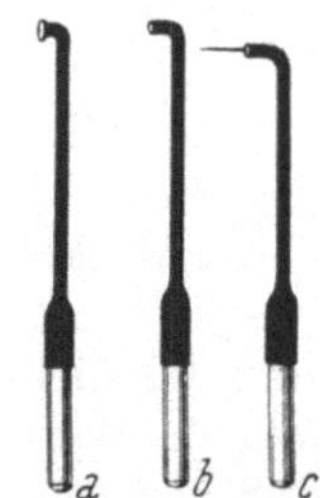

Abb. 35. a, b Gestielte Elektroden, mit rechtwinklig abgebogenem Endteil, Basis blank, stumpf (b) oder mit 1/2 mm Nadel inmitten der blanken stumpfen Basis (a) (zur episkleralen und skleralen Elektrokoagulation). Mod. n. *Lindner*. c Gestielte Elektrode mit sehr feiner dünner Nadel, in verschiedener Länge (2 bis 5 mm) zum Setzen eines Lokalisationskoagulates in abgehobener Netzhaut. (Zwei Drittel der wirklichen Größe.)

Bei *weit hinten liegenden Rissen* und Löchern ziehe ich ein Lokalisationskoagulat vor, das mit feiner langer Nadel (Abb. 35 c) in der Netzhaut in Rißnähe gesetzt wird, an der mit Schätzung oder Transillumination gefundenen Stelle. Je nach dem Abstand der abgehobenen Netzhaut von der Bulbuswand wird eine kürzere oder längere Nadel benützt. Konnte mit kürzerer Nadel die Netzhaut nicht erreicht werden, wird auf eine längere Nadel übergegangen, bis das Koagulat in der Netzhaut durch Spiegelkontrolle sichtbar ist. Eine Perforation der Netzhaut ist möglichst zu vermeiden; ist sie aber erfolgt, so schadet es meist bei der Feinheit der Nadel nicht (0,1 mm Dicke), wenn man nur nachträglich die korrespondierende Stelle der Aderhaut nachkoaguliert. Dies wird ohnehin nach Herausziehen der Nadel gemacht, um durch Dessikation und Zusammenziehung der Sklera einen vorzeitigen stärkeren Abfluß von Augenflüssigkeit und Erweichung des Bulbus vor der eigentlichen Elektrokoagulation hintanzuhalten. Mit dem Augenspiegel wird die Lage des Koagulates zum Riß kontrolliert und dann durch Setzen der eigentlichen Operationskoagulate der Riß umgrenzt und geschlossen, immer unter Kontrolle mit dem Augenspiegel während und nach der Operation. Über das *Makulaloch* und seine Lokalisation s. S. 113.

Vor der Besprechung der eigentlichen Operationstechnik sei eine Beschreibung der von mir derzeit im Gebrauch stehenden Elektroden gebracht.

1. *Gestielte Elektroden:* Auf einem lackisolierten Stiel, dessen Ende ein parallel gestelltes dünnes Plättchen aus Isoliermaterial bildet, ist senkrecht darauf eine blanke Nadel aus hartem rostfreiem Stahl eingesetzt. Im allgemeinen wird eine Nadel von 1,5 mm Länge und 0,2 mm Dicke zur eigentlichen Operation, besonders der hinteren Risse, verwendet, wenn die Elektrokoagulation perforierend erfolgen soll. Für sehr weit hinten liegende Defekte werden auch entsprechend der Bulbuswand gekrümmte Stiele verwendet (Abb. 36). Für nicht perforierende Elektrokoagulation,

zur Nachstichelung von Sklera und Chorioidea, auch zur Ergänzung der Elektrokoagulation mit Steckelektroden werden kürzere Nadeln (0,5 bis 1 mm) verwendet. Für die Kombination von episkleraler und intraskleraler Elektrokoagulation werden die von LINDNER angegebenen Elektroden verwendet, deren isolierter Stiel am Ende rechtwinkelig gebogen ist, mit kleiner (1,5 mm) runder blanker Fußplatte ohne oder mit ganz kurzer (0,5 mm) eingesetzter Nadel (Abb. 35 a, b). Wenn bei Nachoperationen die Sklera und Aderhaut durch aufgelagertes Narbengewebe und Quellung verdickt sind, muß man längere Nadeln (2 bis 3 mm) verwenden. Da bei

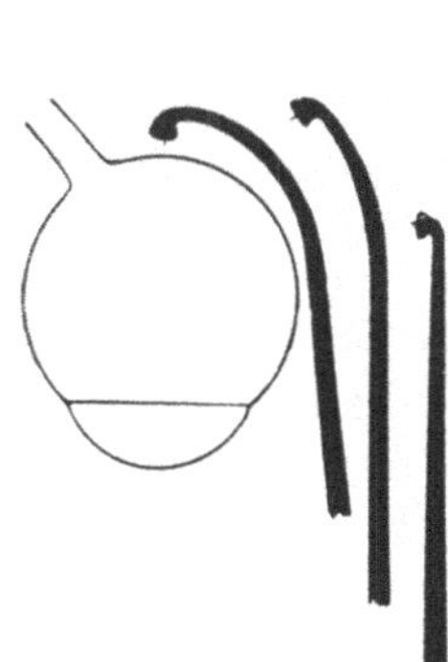

Abb. 36. Gestielte Einnadelelektroden (kurze, 1 bis 1,5 mm lange Nadel, Basis mit Isolierplättchen versehen). Lackisolierter gerader oder gekrümmter Stiel (für vorne und hinten). Ansatzstück in der Zeichnung weggelassen. (Zwei Drittel der wirklichen Größe.)

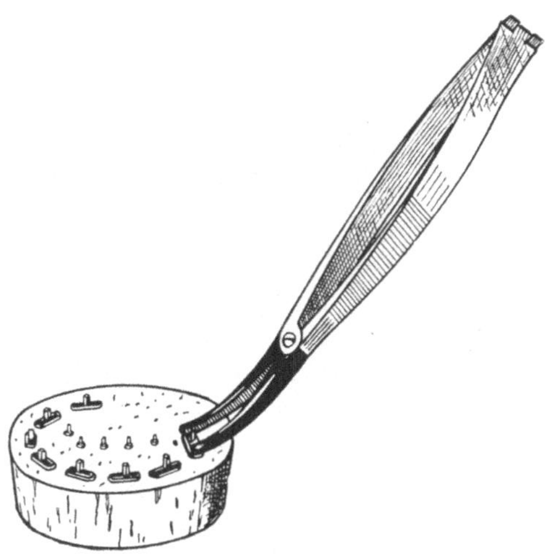

Abb. 37. Zwei- und einnadelige Steckelektroden in Kork; Faßpinzette.

Nachoperationen, besonders nach episkleraler Erstoperation, die Sklera auch sehr dünn sein kann, soll man immer mit kürzerer Nadel beginnen. Gestielte Nadeln werden auch zur Setzung des Lokalisationskoagulates verwendet, die länger (2 bis 3 bis 5 mm), aber dünner (0,1 mm) sind.

Das andere Ende der gestielten Elektroden ist zylindrisch und blank und paßt in den Ansatz des Kabelhandgriffes (Abb. 35, 36). Dieser ist aus Isoliermasse und mit einem Knopf zur Stromein- und -ausschaltung versehen. Die Ein- und Ausschaltung kann auch durch Fußschalter erfolgen, der an den Apparat angeschlossen ist.

Kugelelektroden verwende ich bei der Netzhautabhebung nur noch für den Stromschluß bei den Steckelektroden. Doch kann man gewiß auch mit kleiner Kugelelektrode (1 bis 2 mm Durchmesser) episkleral koagulieren wie WEVE, LARSSON u. a., doch glaube ich, daß kurze Nadeln weniger konfluierende Skleralnekrosen erzeugen. Bürstenelektroden verwende ich in der Regel nicht mehr.

2. *Steckelektroden:* Eine Basisplatte, ca. 2,5 : 1,5 mm groß aus rostfreiem Stahl, nach unten mit einer dünnen Lage von Isoliermaterial gedeckt, nach oben lackisoliert, hält an der Unterseite zwei blanke Nadeln

(1,5 : 0,2 mm), in 1,5 mm Distanz, an der Oberseite in der Mitte einen kleinen blanken Faßkontakt (Abb. 38). Die früher von mir verwendeten drei- bis vierzinkigen Nadelrechen verwende ich nicht mehr, da sie mehr Strom benötigen und dieser auch ungleich an den Rand- und Mittelteilen abfließt, wodurch die Koagulate ungleichmäßig werden. Die Einzinker verwende ich nur noch als Ergänzung, wenn nicht genug Platz für die Zweinadel-Steckelektroden ist, z. B. in der Nähe von Vortexvenen (Abb. 38). Die zweinadeligen Steckelektroden haften besser in der Sklera als die einnadeligen, sie halten wie Mauerhaken. Die Steckelektroden sind stiellos und werden unter Benützung von Gummi- oder auch nur Zwirnhandschuhen mit einer eigenen Faßpinzette aus Metall gefaßt, deren Enden mit Ausnahme ihrer Innenseite, mit der der Faßkontakt der Steckelektrode gefaßt wird, lackisoliert sind (Abb. 37). Der Strom wird durch Berühren einer blanken Stelle der Faßpinzette mit der aktiven Kugelelektrode geschlossen. Die so stromführend gemachten Nadeln der Steckelektroden werden in die Bulbuswand eingestochen, der Kontakt wird durch Öffnen der Pinzette unterbrochen, die Elektrode in der Bulbuswand stecken gelassen. Durch nochmaliges kurzes Berühren des Faßkontaktes der Steckelektrode mit der aktiven Kugelelektrode wird eine noch bessere Haftung der Elektrode in der Bulbuswand zugleich mit einer stärkeren Koagulation erzielt. Bei dem Setzen der zweinadeligen Elektroden verwendet man pro Elektrode 80 mA (Thermoflux, Stellung Elektrokoagulation, Variometerstellung 2). Eine Steckelektrode nach der anderen wird so entsprechend dem Rißrande gesetzt. Das Herausziehen der Steckelektroden erfolgt erst nach beendeter Umsteppung des Risses oder Rißgebietes; es ist leicht und soll mit der Faßpinzette vorsichtig, ohne Kanten der Elektroden und in der Richtung des Einstiches senkrecht zum Bulbus geschehen, damit vor allem nicht die anrückende Netzhaut durch die im subretinalen Raum liegenden Spitzen verletzt wird.

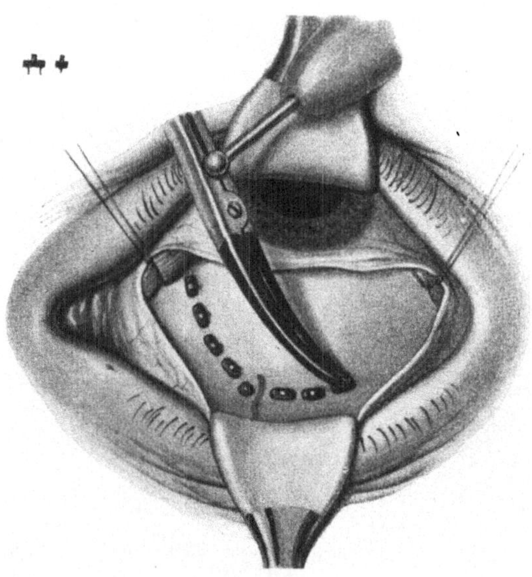

Abb. 38. Umgrenzung des Rißgebietes von Ora zu Ora mit zweinadeligen Steckelektroden, aushilfsweise Einnadelelektrode. Die Steckelektroden werden durch Berühren des blanken Teiles der Faßpinzette mit der aktiven Kugelelektrode stromführend gemacht. (Schonung einer Vortexvene.)

So kann die Abgrenzung selbst großer Teile der Netzhautperipherie in kurzer Zeit und in *einer* Sitzung bei hartem Bulbus durchgeführt werden, wodurch auch eine Gleichmäßigkeit der Koagulate entsteht, da die steckenden Elektroden die Perforationsöffnungen in der Bulbuswand vorerst tamponieren. Der *besondere Vorteil* der Steckelektroden besteht darin, daß die Netzhaut geschont und deren Perforation vermieden wird, daß durch das Hartbleiben des Bulbus während der steckenden Elektroden die aufeinanderfolgenden Stichelungen schnell, gleichmäßig und ohne Druck auf den Bulbus gesetzt werden können und daß nach Herausziehen der Steckelektroden und nach dem Abfließen der subretinalen Flüssigkeit durch die gesetzten zahlreichen Perforationsöffnungen die unverletzte Netzhaut sich gleichmäßig an die Aderhaut anlegt. Durch das Steckenlassen der Elektroden ist nach meinen Erfahrungen die Filtration besser,

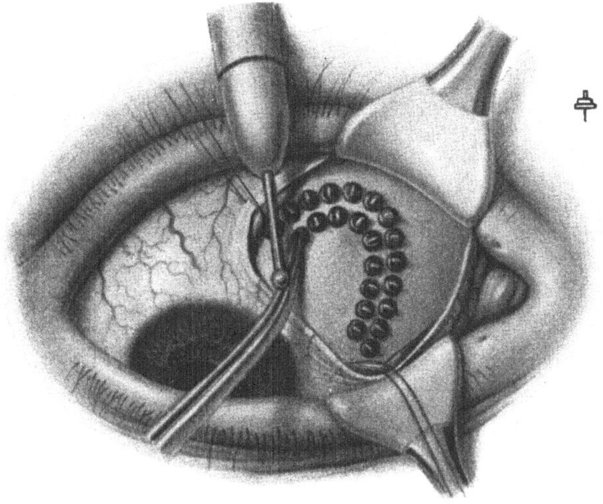

Abb. 39. Umgrenzung eines Risses mit zwei Reihen einnadeliger Steckelektroden.

als sie bei hintereinander erfolgenden Stichelungen mit der gestielten Einnadel zu sein pflegt. Dies ist besonders bei höheren Abhebungen ein großer Vorteil. Die Technik des Nadelsetzens erfordert natürlich eine gewisse Geschicklichkeit und eine geübte aufmerksame Assistenz, so dürfen beim Trockentupfen der Sklera die gesetzten Elektroden nicht weggewischt werden. Ein Verschwinden und Vergessen der kleinen Stecker habe ich noch nicht erlebt, es ist aber gut, sich zu merken, wie viele man gesetzt hat.

Abänderungen zur Verbesserung der Elektrodenfaßpinzette haben Klein, Lindner, Stein, Thomas angegeben. Walker verwendet als Steckelektroden kleine Einzelnadeln aus Platiniridium, deren ösenartiges Ende durch einen Seidenfaden gesichert ist. Diese nicht isolierten Nadeln perforieren und koagulieren gleichzeitig die Sklera. Seine Methode stellt im Prinzip eine Modifikation der von mir angegebenen Anwendung der Steckelektroden dar.

Cole Marshall, Jeandelize, Pischel u. a. haben die von mir angegebene Steckelektrodenmethode, besonders bei großen Rissen, mit Erfolg angewendet. Jeandelize formte für meine Steckelektroden den Ausdruck „puces viennoises“.

Die Elektroden müssen auf die gut abgetrocknete Sklera aufgesetzt werden. Dieses Trockenhalten geschieht am besten mit kleinen tütenartigen, zusammengefalteten Gazetupfern, die nicht fasern. Sie werden in einer feinen Schiebepinzette eingeklemmt. Anderseits ist die Hornhaut während der Operation durch Auftropfen von physiologischer Kochsalz- oder Ringerlösung vor Austrocknung zu bewahren (Gefahr der Erosion, Erschwerung der Funduskontrolle mit dem Augenspiegel). Für beides ist gewöhnlich eine zweite Assistenz nötig. Als Faßpinzette für die Steckelektroden verwende ich ein Modell, das, mit scherenartigem Scharnier versehen, federnde Blätter hat (Abb. 37). Die fassenden Enden sind leicht gebogen und können in verschiedener Art die Faßkontakte der Elektroden fixieren, wodurch das Aufsetzen der Elektroden auf die Sklera in verschiedener Weise erfolgen kann, je nach Zugänglichkeit. Damit die etwas klobigen Enden bei ungewolltem Berühren von Gewebe nicht Strom ableiten, sind sie außen lackisoliert.

Operationstechnik.

Man operiert verschieden, je nach Lage, Größe und Art des Risses oder ob es sich um Fälle ohne sichtbaren Riß handelt.

1. Periphere Risse: Hier genügt, wie schon beschrieben, die Lokalisation durch Schätzung, die durch Transillumination noch ergänzt werden kann.

Ich mache hier im Prinzip eine Abriegelung des dem Riß entsprechenden Netzhautteiles, hinter dem hinteren Rißrand beginnend, peripherwärts zur Ora ziehend, unter Verwendung meiner zweinadeligen Steckelektroden. Vor und nach dem Herausziehen der Steckelektroden wird das Areal vom Abgrenzungsbogen skleral nachkoaguliert mit einer kurzen gestielten Einnadel, die ich der Kugel vorziehe, um zwischen den Nachstichelungen die Sklera intakt zu erhalten. Damit werden die Gefahren einer größeren Skleralnekrose vermieden, das Gewebe wird weniger geschädigt und reaktionsfähiger erhalten, als wenn man mit der Kugelelektrode breite Flächenkoagulationen macht. Auch werden auf diese Weise die nach der Oberflächenkoagulation stärkeren narbigen Verwachsungen an der Außenseite der Sklera vermieden, die bei Nachoperationen sehr stören. Die nicht perforierende Nachstichelung bei noch steckenden Steckelektroden dient dazu, die Aderhaut zu reaktiver Chorioiditis noch mehr anzuregen, die Nachstichelung nach Herausziehen der Steckelektroden, die Sklera durch Dessikation der anrückenden Netzhaut zu nähern (eine Art Verkürzung). Die Nachkoagulation nach herausgezogenen Steckelektroden ist ebenso wie die Nachstichelung mit der gestielten Einnadel nach einmal erfolgter Perforation ungleichmäßig, da viel Strom in die absickernde Flüssigkeit abfließt und die Sklera nur schwer trocken gehalten werden kann. Eine etwa miterfolgende zarte Koagulation der anrückenden Netzhaut ist, wie sich zeigte, meist nicht schädlich, sondern manchmal sogar anzustreben, z. B. dann, wenn bei Sichelrissen der am peripheren Rißzipfel anhaftende Glaskörper zentralwärts zieht. In diesem Falle ist die Mitkoagulation der Netzhaut zur Verstärkung der Haftung günstig. Ebenso wichtig ist die

Mitkoagulation der Netzhaut im aphaken Auge, vielleicht wegen des geringeren Glaskörperdruckes und bei Netzhautabhebung infolge Luxation der Linse in den Glaskörper, wobei ein Zug der Linse an der Netzhaut anzunehmen ist.

In nicht komplizierten Fällen kann aber auch bei Abschluß mit rein *sub*retinaler Elektrokoagulation längs des hinteren Rißrandes und bis zur Ora eine dauernde Vernarbung und Heilung erfolgen, trotzdem der periphere vorstehende Rißzipfel noch erkennbar ist (Abb. 40). Ebenso kann die Heilung erfolgen bei einfachem *Abschluß* des noch vorhandenen Netzhautloches durch Nietstellen, die mit rein subretinaler perforierender Elektrokoagulation erzeugt wurden (Abb. 41). In Fällen von degenerativer multipler Lochbildung, bei denen die Netzhaut nicht glaskörperwärts gezogen ist, soll nach meinen Erfahrungen die ohnehin mürbe Netzhaut nicht mitkoaguliert werden, um nicht neue Löcher zu setzen, die am Rande des Vernarbungsareals entstehen können, aber auch nicht Löcher auf der Gegenseite, wenn durch zu starke Mitkoagulation der Netzhaut diese narbig verzogen wurde.

Mit der bei der Nachkoagulation erfolgenden Zusammenziehung der Sklera nach herausgenommenen Steckelektroden kann man auch, wenn sie in der Nähe der Perforationsöffnungen gesetzt wird, eine übermäßige Filtration wieder eindämmen.

Große *Oraabrisse,* wie sie oft nach Traumen (Kontusionen) auch in nicht myopen Augen vorkommen, vorwiegend temporal unten, eignen sich besonders zur Anwendung von Steckelektroden, wobei ich hinter dem Rißrand und parallel zu ihm von Ora zu Ora absteppe (Abb. 42 a, b). Ist bei Oraabriß der Rißrand nach vorne eingerollt, soll man vor der Operation durch entsprechende Lagerung des Patienten während einiger Tage mit Lochbrille versuchen, den umgeschlagenen Rand des Oraabrisses zurückzulagern, ihn möglichst der Ora und der Bulbuswand wieder zu nähern und dann erst operieren. Man darf nicht in den offenen Riß perforieren wegen Gefahr einer Glaskörperfistel, sondern dahinter, wo Netzhaut vor der Aderhaut liegt, damit nur subretinale Flüssigkeit abfließt. Auch hier erfolgt eine sklerale Nachstichelung, doch nur parallel zum Steckelektrodenbogen, ca. 1 mm vor und hinter ihm, um den Rißrand selbst zu fixieren. Das von diesem Bogen umgrenzte Areal (das ist der offene Riß) wird nicht gestichelt. Beim Orariß empfiehlt es sich auch, unter Kontrolle des Augenspiegels sichtbare Koagulationen der Netzhaut selbst am Rißrand zu setzen. Bei diesen traumatischen Fällen in emmetropen Augen, wenn Netzhaut und Glaskörper sonst gesund sind, geben Oraabrisse eine gute Prognose, und wenn die Netzhaut einmal zur Anlegung gekommen ist, pflegt kein Rezidiv einzutreten.

Bei *Löchern in verschiedenen Quadranten* hat sich mir die Anwendung der Steckelektroden sehr bewährt. Bei einiger Vorsicht und mit guter Assistenz kann man auch bei steckenden Elektroden den Bulbus nach der Gegenseite rotieren, um in einem anderen Quadranten bei noch hartem Bulbus zu operieren. Ich habe so mit meinen Steckelektroden bei einem Fall von Netzhautabhebung mit Rissen in drei verschiedenen Quadranten in *einer* Sitzung operiert und die Netzhautabhebung mit *einer* Operation geheilt.

Es war dies ein Fall, bei dem ich auf einer Vortragsreise in USA beide Augen eines Patienten zugleich operieren mußte. Das eine Auge mit totaler Netzhautabhebung und

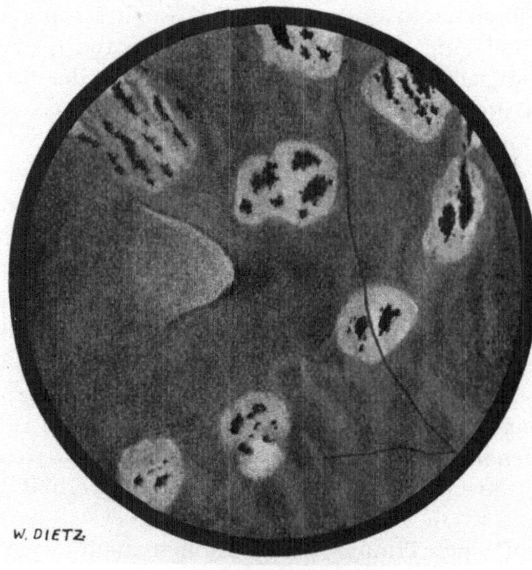

Abb. 40[1]. Umgrenzung eines peripheren Risses mit chorioidit. Nietstellen; ein Netzhautgefäß zieht unversehrt über einen derartigen Herd hinweg. Peripherer Rißrand noch erkennbar.

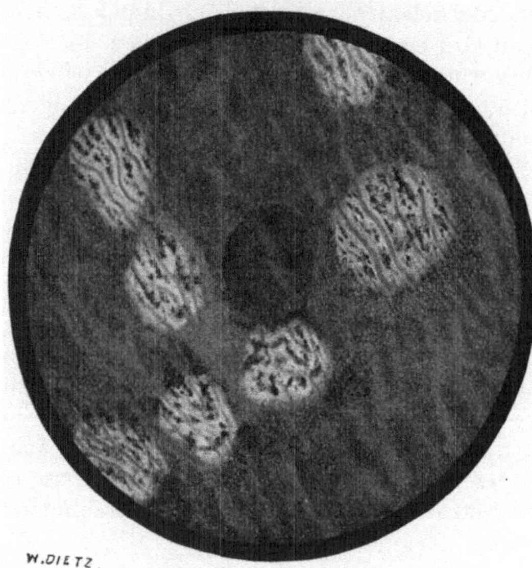

Abb. 41. Umgrenzung eines Netzhautloches durch zarte chorioidit. Herde nach diathermischer Stichelung. Loch als rote Scheibe noch erkennbar.

Rissen in drei verschiedenen Quadranten, prognostisch also ungünstig, heilte nach einmaliger Operation mit Steckelektroden. Das andere Auge mit partieller frischer Netzhautabhebung mit Riß oben, prognostisch also günstig, im oberen Quadranten mit Steck-

[1] Abb. 40—42 und 52 aus Abhandlungen aus der Augenheilkunde und ihren Grenzgebieten, Heft 16. Berlin: S. Karger, 1933.

elektroden operiert, heilte vorübergehend, doch war wegen Rißbildung an anderer Stelle eine zweite Operation notwendig, ein Beweis, wie unsicher die Prognose im guten wie im schlechten Sinne bei der Netzhautabhebung sein kann.

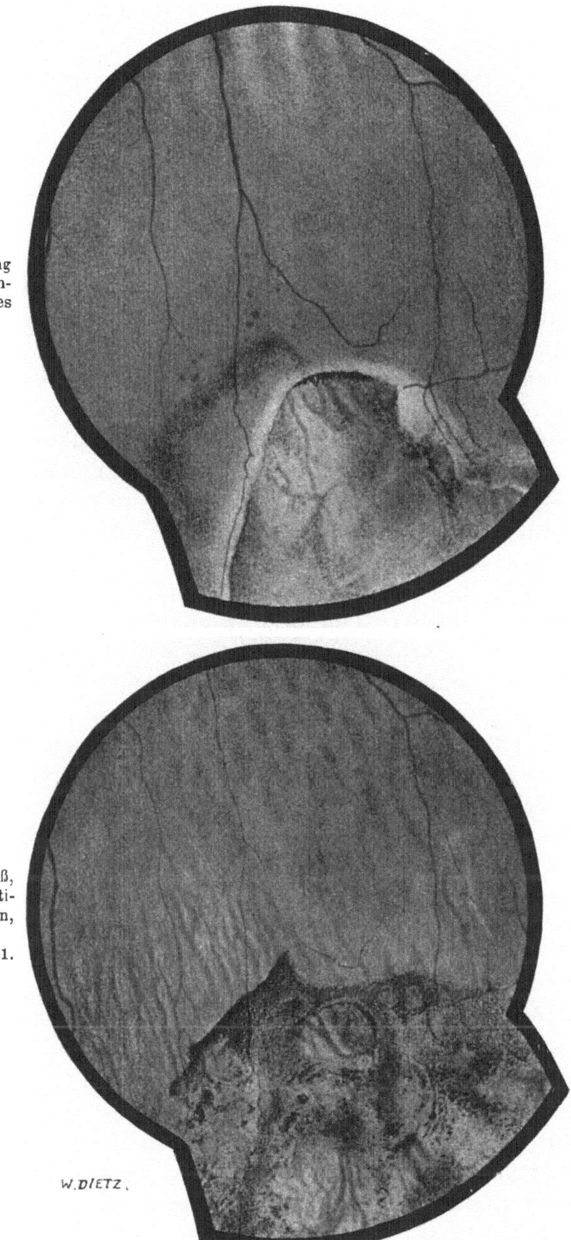

Abb. 42a. Netzhautabhebung durch großen Oraabriß nach Kontusion des emmetropen Auges eines zwölfjährigen Knaben. V.: Fz in $2\frac{1}{2}$ m.

Abb. 42b. Gleicher Oraabriß, geheilt nach diathermischer Stichelung mit Steckelektroden, längs des Rißrandes gesetzt. V. nach 3 Monaten: 6/18? Jg 1.

Ganz *kleine Risse oder Löcher* bei flacher Abhebung in der Peripherie können auch ohne oder fast ohne Abfluß subretinaler Flüssigkeit zum

Verschluß gebracht werden, z. B. mit reiner episkleraler Elektrokoagulation (WEVES erster Fall). Hier ist die Anwendung von Steckelektroden nicht nötig, in Fällen von sehr kleiner flacher Abhebung sogar nicht ratsam. Besonders wenn der kleine Riß unter einem Muskel liegt, wo die Sklera sehr dünn ist, ist es vorteilhafter, nach Inzision der Bindehaut und der TENONschen Kapsel parallel zum Muskel diesen mit unterlegtem Faden oder Isolierspatel abzuhalten und die Sklera entsprechend der Rißstelle mit kurznadeliger (0,5 bis 1 mm) gestielter Elektrode einige Male koagulierend zu sticheln, vom hinteren Rißrand bis zum Muskelansatz, der ungefähr der Gegend der Ora entspricht. Die meisten Koagulate werden skleral, einige wenige die Sklera perforierend gesetzt. Man vermeidet damit eine Muskelresektion mit den manchmal unangenehmen Folgen, wie stärkere postoperative Reaktion und Diplopie. Diese kann aber auch bei einer unter dem Muskel erfolgten Elektrokoagulation eintreten, wenn auch seltener und schwächer.

Auch hier empfiehlt es sich, zumindest bei myoper und seniler Netzhautabhebung, die Elektrokoagulation nicht zu eng auf den Riß selbst zu beschränken, sondern die Umgebung in die Vernarbung mit einzubeziehen, da neben dem sichtbaren kleinen Riß noch weitere Dehiszenzen in der äußersten Peripherie vorhanden sein oder sich neu bilden können. Man vermeidet mit dieser rechtzeitigen Einbeziehung der umgebenden Netzhaut in die Adhaesion und durch Erzeugung einer solchen Verlötung auf breiterer Basis manche Rezidive. Bei Operationen in der Netzhautperipherie, besonders temporal in der Pars coeca retinae spielt eine ausgedehntere Vernarbung für das Sehen kaum eine Rolle. Selbst wenn eine kleine Einbuße der Gesichtsfeldperipherie eintritt, ist dies leichter hinzunehmen als ein Weiterbestehen der Netzhautabhebung durch unvollständigen Rißverschluß oder eine neuerliche Netzhautabhebung durch Offenbleiben eines Nebenloches mit allen daraus entstehenden Folgen.

Bei alten Leuten, mit schon nach unten gesenkter Ahebung bei oben liegendem Riß habe ich, um eine zu lange Tieflagerung des Patienten nach der Operation zu vermeiden, wiederholt eine *kombinierte Operation* gemacht durch Setzen von Steckelektroden unten zur Erzeugung guter Filtration und Rißverschluß oben durch Elektrokoagulation mit gestielter Elektrode. Dieser Vorgang ist besonders notwendig, wenn sich schon bei der Ruhelage des Patienten vor der Operation gezeigt hat, daß er das Tiefliegen nicht verträgt (Kopfschmerzen, besonders bei Hypertonikern, Beklemmung durch Zwerchfellhochstand).

Bei oben liegenden Rissen kann trotz Lagerung mit erhöhtem Kopfe das Anrücken der Netzhaut gegen die Aderhaut durch die — schon von OHM gemachte — *Lufteinblasung in den Glaskörper* befördert werden (ARRUGA, ROSENGREN): 1 bis 3 ccm sterile Luft werden nach der eigentlichen Netzhautabhebungsoperation von der Ora aus in den Glaskörper eingeblasen, wobei die aufsteigende Luft das Auge sozusagen aufbläst. Da das Auge durch die vorausgegangene Netzhautabhebungsoperation weich ist, kann die Einblasung nicht einfach mit einer Durchstechung der Bulbuswand mit der Injektionsnadel gemacht werden, sondern es muß vorher die Sklera mit perforierender Diathermie oder mit feinem Messerchen durchbohrt werden. Wir selbst haben die Lufteinblasung nicht gemacht.

Die Annäherung der Bulbuswand an die Netzhaut kann durch die von JESS angegebene episklerale Einlagerung eines *Gazeröllchens* befördert werden, das, in den TENONschen Raum eingelegt und mit Fäden befestigt, bis zu 14 Tagen liegenbleiben kann. Wir haben in ähnlicher Weise ein nicht zu dickes Gummidrainröhrchen eingelegt, entweder unmittelbar auf die Sklera, wo es mit Ausnahme eines oder beider Enden, an denen es nach 10 bis 12 Tagen herausgezogen wird, mit Bindehaut und TENONscher Kapsel übernäht wird, oder das Gummiröhrchen nach Verschluß der Wunde mit Knopfnähten gleichzeitig durch diese außen befestigt, oder wir haben es zuletzt auch frei in den unteren Fornix gelegt, wo es von selbst liegenbleibt, vom Unterlid an den Bulbus angepreßt, und nicht hinaufsteigt, wenn die Enden nicht in die Lidspalte ragen.

Zur Ruhigstellung des Auges nach der Operation wurde von ARRUGA die retrobulbäre Injektion von *Eigenblut,* bis zum Auftreten eines mäßigen Exophthalmus, empfohlen. Zu dem gleichen Zwecke wird von ARRUGA eine *Zügelnaht* durch den Rectus inferior angelegt, deren Enden durch das Unterlid geführt und über einem Plättchen geknüpft werden.

Eine *Perforation der Netzhaut* ist bei der Netzhautabhebungs-Operation mit der Diathermienadel möglichst zu vermeiden. Wenn die Elektrokoagulation zart ist, die nicht hoch abgehobene Netzhaut mit kurzer Nadel koaguliert wird, so daß die koagulierte Stelle in Netz- und Aderhaut korrespondiert, schadet selbst eine Perforation der Netzhaut meist nicht, da ein solches artifiziell gesetztes Netzhautloch ebenso wie der Primärriß in die der Elektrokoagulation folgende chorioretinale Vernarbung mit einbezogen wird. Wird eine hoch abgehobene Netzhaut mit langer Nadel perforiert (Lokalisation), korrespondieren Netzhautloch und Koagulat in der Aderhaut nicht immer überein, oder es kann das Koagulat in der Aderhaut zu schwach sein, entsprechend der Eigenschaft des Stromes, mehr an der Nadelspitze zu koagulieren. Es muß dann die Aderhaut an der dieses Loch umgebenden Stelle nachkoaguliert werden.

2. *Scheinbar rißlose Fälle:* Sie werden operativ ähnlich wie periphere Risse behandelt, da es sich in der überwiegenden Mehrzahl der Fälle um Abhebungen mit Rissen und Löchern in der äußersten Peripherie handelt, die mit dem Augenspiegel nicht entdeckt werden konnten. Wir sind also hier genötigt, nicht auf ein sichtbares Ziel zu schießen, sondern sozusagen ein Streufeuer auf jene Gegend zu legen, wo der Riß vermutlich liegt. Wenn die Netzhautabhebung frisch zur Beobachtung kam, also noch partiell ist, setzen wir im Quadranten des Abhebungsbeginnes eine Abriegelung der Ora wenige Millimeter hinter ihr, also 11 bis 12 mm vom Limbus mit Steckelektroden. Das Feld peripher bis zur Ora wird mit kurzer Einnadel nachkoaguliert. Ist die Netzhautabhebung weiter vorgeschritten, kann bis zu einem gewissen Grade nach den Angaben des Patienten auf den Quadranten, wo die Abhebung begonnen hat, geschlossen werden, und zwar aus der Richtung der beginnenden Gesichtsfeldstörung (die

natürlich der Abhebung gegensinnig ist). Aus den vorangegangenen oder noch bestehenden Photopsien ist kein sicherer Rückschluß auf die Stelle des Abhebungsbeginnes zu ziehen, da Photopsien sowohl entsprechend der Seite des Risses angegeben werden, aber auch an der Gegenseite, wahrscheinlich durch Zug des Glaskörpers an der oranahen Retina, während an der Rißstelle selbst die Retina schon entspannt sein kann. Besonders bei diesen sogenannten rißlosen Fällen ist der vom Voruntersucher erhobene Befund sehr wichtig. Selbstverständlich entspricht die Stelle der höchsten Abhebung gewöhnlich nicht der Stelle des Risses, außer bei ganz beginnender umschriebener Abhebung. Ist eine Netzhautabhebung, die oben begonnen hatte, schon nach unten gesenkt, so pflegt die Netzhautabhebung unten hoch zu sein, während sie oben schon abgeflacht ist. Läuft zum Beispiel eine solche Netzhautabhebung nach temporal oben flach aus, während die Netzhaut nasal oben noch angelegt ist, so ist der periphere unsichtbare Defekt am ehesten temporal oben zu vermuten, läuft sie nach nasal oben aus, ist der Defekt nasal oben anzunehmen. In diesen Fällen mit gesenkter Netzhautabhebung empfiehlt es sich aber, nicht nur im entsprechenden Quadranten peripher zu umsteppen, sondern mit den Steckelektroden zumindest auch den entsprechenden unteren Quadranten zu perforieren, um die nach unten gesenkte subretinale Flüssigkeit ausreichend entleeren zu können. In alten Netzhautabhebungen können unten sichtbare oder unsichtbare Sekundärlöcher entstanden sein, so daß man in solchen älteren Fällen gezwungen sein kann, auch drei Viertel der Fundusperipherie in *einer* Sitzung zu umsteppen, was wir wiederholt und seit vielen Jahren mit Erfolg getan haben. In solchen Fällen pflege ich im Bereich der unten hohen Abhebung nach temporärer Resektion des Musc. rect. inf. die untere Hälfte peripher, bei sichtbaren Löchern bis hinter diese, abzuriegeln, um durch die vielen subretinalen Perforationen eine gute Filtration zu erhalten. Dann wird entsprechend dem flachgewordenen oberen Quadranten (temporal oder nasal) mit gestielter kurzer Nadel peripher nachgestichelt, dies auch unter dem entsprechenden horizontalen Muskel, der samt seiner Bindehautbrücke nicht reseziert, sondern mit Haltefäden abgezogen wird. So kann ein Abgrenzungsbogen durchlaufend angelegt werden, der drei Viertel des Umfanges umfaßt. Vorher wird die Bindehaut zirkulär durchtrennt, im oberen Quadranten besser meridional, um die Ernährung der Hornhaut nicht zu schädigen.

So habe ich wiederholt ohne Schaden für Hornhaut oder Linse mit Erfolg operiert und ich führe die gute Verträglichkeit so ausgedehnter Operationen mit Elektrokoagulation darauf zurück, daß zwei benachbarte Muskeln nicht zugleich durchtrennt werden und daß nicht eine Kugelelektrode verwendet wird, so daß konfluierende Skleralnekrosen vermieden werden.

Die periphere Absteppung kommt natürlich nur dort in Betracht, wo mit großer Wahrscheinlichkeit oranahe Risse oder Löcher vorhanden sind, nicht aber, wenn ein Netzhautdefekt etwa weiter hinten in Falten gelegen oder, infolge seiner Kleinheit oder durch Medientrübungen verdeckt, der

Beobachtung entgangen war. Hier ist, wie erwähnt, wiederholtes Spiegeln bei abgeflachter Netzhaut und mit starken Lichtquellen noch manchmal imstande, Klärung zu bringen und die Operation zielsicher zu machen. Es sei nochmals betont, daß wir von einem „rißlosen" Fall nur dann sprechen sollen, wenn alle Möglichkeiten zur Entdeckung des Risses erschöpfend, aber ohne Erfolg, angewendet worden waren.

Natürlich gibt es auch wirklich rißlose Fälle von Netzhautabhebung, wie z. B. bei Retinitis proliferans, durch Zug schrumpfenden Glaskörpers an der Netzhaut. Hier kommt wohl nur mehr die operative Bulbusverkürzung in Frage oder vielleicht in besonderen Fällen die DEUTSCHMANNsche Durchschneidung des Glaskörpers.

3. Hintere Risse: Sie bedingen im Gegensatz zu den peripheren Rissen, daß wir die Netzhaut besonders schonen und unsere Operation auf den Riß selbst beschränken, denn die Netzhaut ist um so wertvoller, je näher wir zur Makula kommen. Bei solchen Rissen und Löchern ist also eine möglichst exakte Lokalisation anzustreben. Hier genügt eine einfache Schätzung von der Ora aus in PD nicht mehr, denn je weiter wir nach hinten kommen, um so größer werden die Fehlerquellen sowohl dem Meridian wie dem Breitegrad nach. Hier läßt man den Patienten vor der Operation möglichst so lange liegen, bis man eine Abflachung der Netzhaut erzielt hat, da bei hoher Netzhautabhebung bei hinteren Rissen die Fehlerquellen in der Lokalisation besonders groß sind. Sollte sich trotz Ruhelage die Netzhautabhebung nicht genügend abflachen, empfiehlt es sich, eine Diathermopunktion vorauszuschicken, um durch Ablassen oder Absaugen der subretinalen Flüssigkeit die Netzhaut abzuflachen und dann erst, entweder gleich oder erst nach einigen Tagen, die genaue Lokalisierung und Operation folgen zu lassen. Ich habe so im Jahre 1932 zum ersten Male und mit Erfolg operiert [1].

Die Lokalisation wird heute nicht mehr mit komplizierten Apparaten und Berechnungen gemacht, sondern auf einfachere Art und während der Operation durchgeführt, und zwar mit der *Transilluminationsmethode* (WEVE, LINDNER) oder mit dem *Lokalisationskoagulat,* auch mit beiden hintereinander, wie im Kapitel über die Lokalisation beschrieben. Die Umgrenzung des Risses erfolgt durch weitere Koagulate mit perforierender gestielter Einnadel (Abb. 36).

Abb. 43 a, b, c zeigt die Fundusbefunde eines Falles von Netzhautabhebung mit ziemlich weit hinten liegendem Sichelriß, der mit Transillumination lokalisiert wurde. Den Befund unmittelbar nach Umsteppung des Risses mit perforierenden Koagulationen zeigt b, den Zustand drei Monate nach der Operation, nach erfolgter Vernarbung c. Visus vor der Operation: Hb. vor dem Auge, keine Lesefähigkeit, Visus nach der Operation: — 15 sph 6/24, Jg 1 ohne Korr. Gesichtsfeldgrenzen für Weiß und Blau fast frei.

Auch die Sklera selbst soll nachträglich im Rißgebiet ankoaguliert werden zur Erzeugung einer adhaesiven Chorioiditis. Dabei soll man Vortex-

[1] Fall 24 im Beiheft 16 zur Z. Augenhk. 1933.

venen möglichst aus dem Wege gehen, sie vor allem nicht nach innen perforieren, damit es nicht zu Blutungen in das Augeninnere kommt. Auch das Ankoagulieren eines größeren Netzhautgefäßes soll vermieden werden, da sonst ein sektorenförmiger Gesichtsfeldausfall eintreten kann. Die Gefahr intraokulärer Blutungen ist bei hinteren Operationen größer als bei peripheren, da hinten größere Gefäße in der Aderhaut liegen und besonders dann, wenn man nahe von Vortexvenen operieren muß.

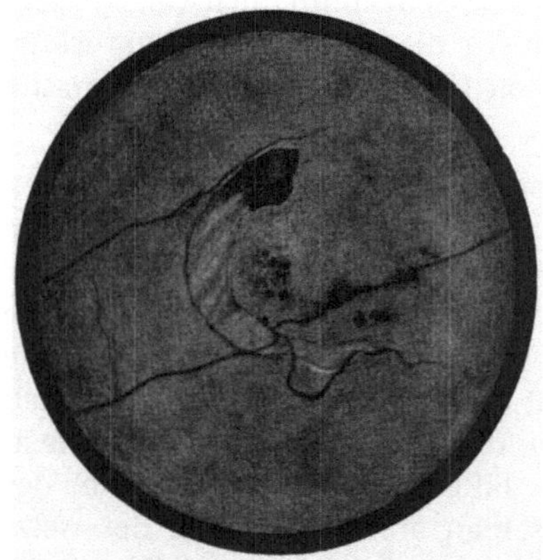

Abb. 43a. Typischer Sichelriß bei frischer myoper Netzhautablösung.

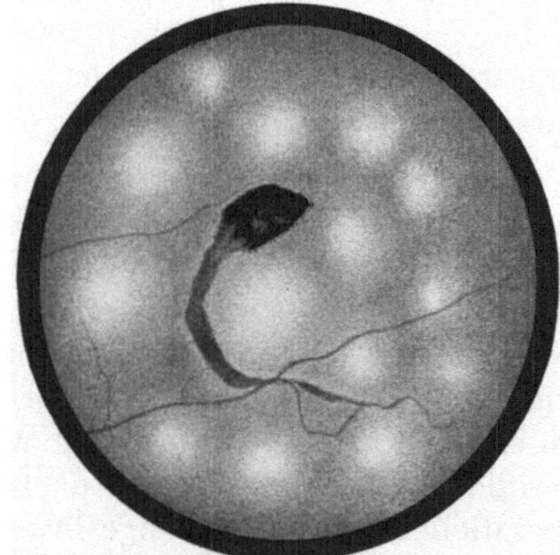

Abb. 43b. Spiegelbefund unmittelbar nach der Operation: Riß von weißen Koagulaten umgrenzt.

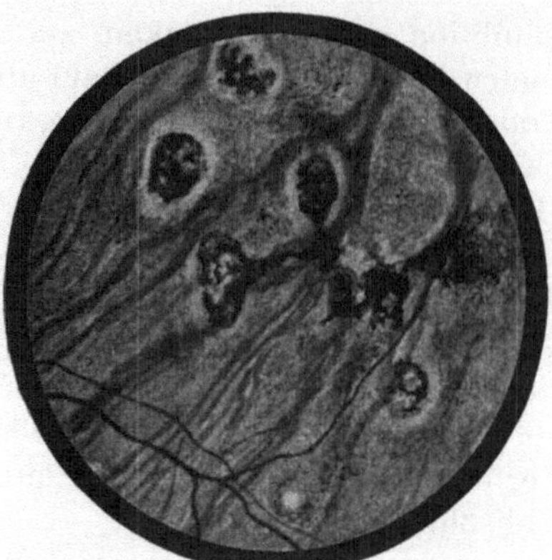

Abb. 43c. 3 Monate später: Koagulate verschwunden, an deren Stelle chorioretinitische Nietstellen, dazwischen zarte Pigmentverschiebungen.

Für weit hinten liegende Risse sind die Steckelektroden nicht gut anwendbar, sondern nur bis zum Äquator, temporal etwas dahinter. Bei hinteren Rissen verwenden wir gestielte Elektroden, mit einer und mehreren Nadeln versehen. Aus denselben Gründen wie bei den Steckelektroden verwende ich heute hauptsächlich die gestielte Einnadel und nicht mehr die seinerzeit von mir angegebenen Bürsten. Diese benötigen mehr Strom und können dadurch in Makulanähe Makulaschäden hervorrufen. Bei der Einnadel muß man allerdings in Kauf nehmen, daß man bei erweichendem

Bulbus nachsticheln muß. Doch sind hinten liegende Risse meist kleiner, so daß man weniger Koagulate setzen muß als in der Peripherie.

Zur Erreichung der einem hinteren Riß entsprechenden Sklerastelle ist meist die temporäre Resektion eines geraden Augenmuskels, manchmal auch die eines schiefen nötig. Auch eine Kanthotomie ist gewöhnlich notwendig. Weit hinten liegende Risse, besonders große Lappenrisse, sind weitaus seltener als periphere Risse.

Abb. 44 a zeigt einen solchen großen, weit nach hinten reichenden Lappenriß (Fall 23 meiner Abhandlung 1933). Dieser war noch vor der Zeit der Lokalisation durch Trans-

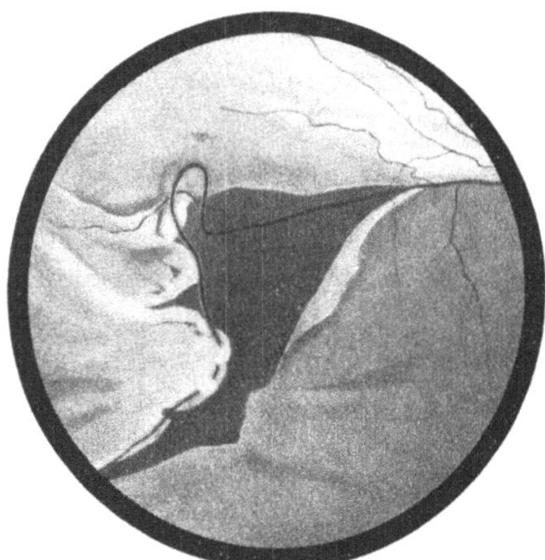

Abb. 44 a. Großer Lappenriß, weit nach hinten reichend, ein Netzhautgefäß zieht frei durch.

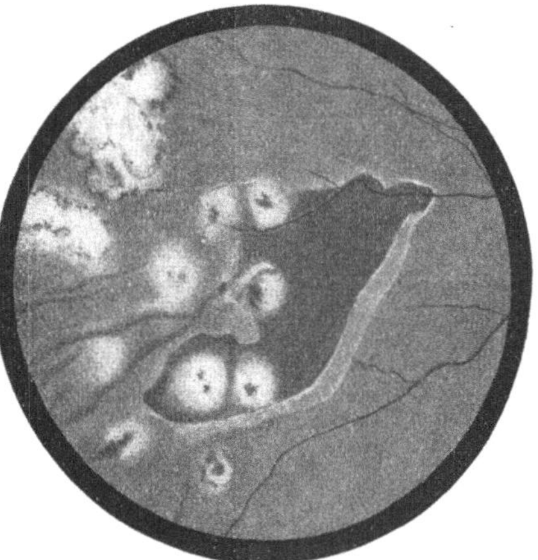

Abb. 44 b. Bei der Operation wurde zu kurz geschossen, der hintere Rißrand nicht getroffen; trotzdem Heilung durch zarte Pigmentverschiebungen hinten, der vordere, vorstehend gewesene Rißzipfel solid vernarbt.

illumination nur mit Schätzung am Perimeter-Gullstrand und Berechnung in Millimetern vom Limbus operiert worden. Das hintere Rißende war nicht getroffen worden, trotzdem heilte der Fall und die Netzhaut blieb auch nach Beobachtung durch viele Jahre angelegt, das Sehvermögen gut. Der periphere Rißzipfel war durch die Koagulationen, die ihn direkt getroffen hatten, solid vernarbt und damit der glaskörperwärts erfolgte Zug abgewendet. Die hinteren Rißränder waren durch zarte Pigmentverschiebungen verlötet worden, die sich als ausreichend erwiesen, die dort nicht mehr glaskörperwärts gezogene Netzhaut anliegend zu erhalten (Abb. 44 b).

Dieser Fall stellt natürlich eine Ausnahme dar und soll nicht ermutigen, die Rißlokalisation zu vernachlässigen und sich auf den Zufall als Helfer zu verlassen.

4. *Das Makulaloch:* Dieses nimmt eine Sonderstellung unter den weit hinten liegenden Rissen und Dehiszenzen der Netzhaut ein, und zwar diagnostisch, prognostisch und operativ. Die Diagnose des Makulaloches ist meist nicht allein mit dem Augenspiegel zu stellen. Nicht jede rundliche, rot aussehende Stelle in der Makula muß ein Loch sein. Schon normalerweise sieht die Foveola etwas rötlicher aus als die umgebende Netzhaut. Viel stärker in der Farbe von der umgebenden Netzhaut abgehoben als sogenannter kirschroter Fleck ist die Foveola bei Verschluß der Zentralarterie. In ähnlicher Weise kann sie auch bei der Netzhautabhebung von sonst trüber abgehobener Netzhaut abstechen und so von minder Erfah-

renen als ein Loch fälschlicherweise diagnostiziert werden. Auch rundliche Blutungen in der Netzhaut können dem Anfänger Löcher vortäuschen. Anderseits können wirkliche Löcher am hinteren Augenpol (übrigens auch in der Peripherie) übersehen werden, wenn sie, vor chorioidalatrophischem Areal gelegen, wie nicht selten bei Myopie, sich nicht durch die sonst vorhandene Farbe des Lochgrundes abheben, oder, wie in einem von mir beobachteten Ausnahmsfalle, wo bei einer Netzhautabhebung ein metacystisches Loch vor dem Weiß eines Chorioidalkoloboms lag und lange übersehen wurde.

Besonders schwer wird die Diagnose, wenn noch Medientrübungen bestehen, weiters kann die Netzhaut gerade entsprechend der Foveola besonders stark verdünnt oder cystisch degeneriert sein, wodurch sehr leicht ein Makulaloch vorgetäuscht wird. In einem solchen Falle an der Makula zu operieren, wäre nicht nur überflüssig, sondern muß wegen Herabsetzung des Visus durch Schädigung der Netzhaut vermieden werden. Meist ist bei genauer ophthalmoskopischer Untersuchung des Augenhintergrundes der eigentliche Riß in der Peripherie der Netzhaut zu finden und die Heilung der Netzhautabhebung durch dessen operativen Verschluß allein zu erzielen.

Auch bei sichergestellter Diagnose eines Loches in oder neben der Makula darf man sich nicht mit dessen Feststellung allein begnügen, da es nur in seltenen Fällen das einzige Loch, sondern häufiger sekundär bedingt ist, besonders in länger abgehobener Netzhaut, während der primäre Riß oft in der Peripherie liegt und gleichfalls operativen Verschluß erfordert. Es soll beides in *einer* Sitzung gemacht werden, wobei zuerst das Makulaloch und dann der leichter zugängliche periphere Riß operiert werden sollen.

Die für das operative Vorgehen und die Prognose so wichtige Unterscheidung, ob Loch oder Pseudoloch, erfordert die Anwendung starker Lichtquellen, Untersuchungen am GULLSTRANDschen Ophthalmoskop mit Rotfreilicht und besonders mit der Fundusspaltlampe (mit Kontaktglas nach GOLDMANN oder Vorschaltlinse nach HRUBY, s. S. 93). Nur wenn über der lochverdächtigen Stelle das Lichtband der Spaltlampe vollständig ausgelöscht ist, kann ein durchgreifendes Loch diagnostiziert werden, während beim Pseudoloch, auch wenn eine noch so zarte Membran besteht, diese an der Reflexion erkannt wird, so daß das Lichtband des Spaltes an dieser Stelle nicht ganz ausgelöscht, sondern nur verdünnt ist. Nur dann ist die Operation an der Makula indiziert, doch ist sie wegen der schweren Zugänglichkeit technisch schwierig und wegen der besonderen Verletzlichkeit dieses Netzhautareals nur mit möglichst schonenden Methoden durchzuführen.

Die Ignipunktur und die GUISTsche Ätzmethode sind für das Makulaloch zu roh oder zu kompliziert. Daher suchte man dafür geeignetere Methoden. So hat LINDNER als Abänderung des Ätzverfahrens seine Unterminierungsätzmethode gerade für Makulalöcher ersonnen und zuerst angewendet und dabei relativ gute Erfolge erzielt. Sie ist aber nicht anwendbar bei Bestehen von chorioidalen Atrophien in der Makula, wie sie oft bei Myopie vorkommen, bei der auch das Makulaloch häufiger ist.

Von verschiedenen Seiten wurde das Makulaloch auf elektrischem Wege operiert mit Elektrokoagulation (Hochfrequenzstrom) und mit Elektrolyse (Gleichstrom).

Mit Elektrokoagulation haben gearbeitet SABBADINI, SOBHY, STEIN, WEVE, SAFAR, BÖCK. Die so operierten Fälle hatten bei den erstgenannten Operateuren trotz Anlegung ein relativ bescheidenes Sehvermögen, während VOGT die Elektrolyse (von ihm mit der Kathodennadel durchgeführt, als Katholyse bezeichnet) als ein besonders geeignetes und schonendes Verfahren gerade zur Operation der Makulalöcher bezeichnete. Dies war der Grund, daß auch in Wien die Katholyse für derartige Fälle von Netzhautabhebung mit Makulaloch verwendet wurde, doch waren die Erfolge auch hier nicht befriedigend: SALLMANNS Fall, primär mit gutem Sehvermögen angelegt, wurde rezidiv. Bei LINDNER und BÖCK war primär mit der Katholyse keine Heilung eingetreten, während BÖCK und ich Fälle von Netzhautabhebung mit Makulaloch zu dauernder Wiederanlegung mit Diathermiestichelung brachten [1].

Diese beim Makulaloch mit Katholyse beobachteten Mißerfolge haben wir in noch größerem Ausmaße bei eigentlichen Rissen der Netzhaut erlebt, wobei die Katholyse sich im allgemeinen als nicht ausreichend erwies, den in vielen Fällen glaskörperwärts gezogenen Rißrand genügend an die Aderhaut zu fixieren. Wir haben sie daher bei Rißfällen aufgegeben und sind wieder zur Elektrokoagulationsmethode mit Hochfrequenzstrom zurückgekehrt. Für das Makulaloch, in dessen Bereich die Netzhaut meist nur flach abgehoben ist, da sie in der Nähe, nämlich an der Papille, fixiert ist und auch kein Zug vom Glaskörper her an der Netzhaut besteht, der in solchen Fällen meist schon primär von der Netzhaut abgehoben ist, mag der durch die Elektrolyse (Katholyse) gesetzte Entzündungsreiz genügen, die Netzhaut hier zu fixieren. Auch die Möglichkeit, den bei der Katholyse entstehenden Bläschenschaum, durch Aufsteigen von Wasserstoffgas bedingt, zur ophthalmoskopischen Kontrolle und Lokalisation benützen zu können, erscheint vorteilhaft, und es mögen bei guter Einarbeitung in diese elektrolytische Methode gute Erfolge bei Erhaltung guter Funktion erzielt werden können, was beim Makulaloch besonders wichtig ist. Sie wurde von VOGT angegeben als perforierende Nadelelektrolyse mit Kathode, Anode am Auge, Stromstärke 1 mA, 1 Sekunde, später, vor allem beim Makulaloch, 2 bis 4 mA, 1 bis 6 Sekunden, da scheinbar die anfangs angegebenen Stromdosen und Zeiten zu gering waren. Chemische und Diathermiemethoden wurden von VOGT als zu riskant bezeichnet. Er leugnete übrigens den Glaskörperzug auch bei Orarissen und hielt die Katholyse auch für diese geeignet. Bemerkt sei, daß die Elektrolyse im allgemeinen für die Behandlung der Netzhautabhebung schon vor Jahrzehnten angewendet worden war zur Erzeugung von Netzhaut-Aderhaut-

[1] SAFAR: Z. Augenhk. *93,* 261 (1937); BÖCK: Musspr. z. SAFAR, Wien. Ophth. Ges., 19. IV. 1937.

Adhaesionen überhaupt (SCHOELER, ABRAND, ABADIE, VERHOEFF), später für den eigentlichen Rißverschluß (V. SZILY und MACHEMER, V. IMRE, SABBADINI, VOGT).

Ich selbst habe Fälle von Makulaloch und ein parapapilläres Loch mit Hilfe meines modifizierten *Diathermo-Zielophthalmoskops* mit Erfolg und Erreichung von relativ gutem Visus operiert (publiziert 1937). Dieses Instrument gestattet zumindest das Setzen eines Lokalisationskoagulates in der Nähe des hinten liegenden Loches.

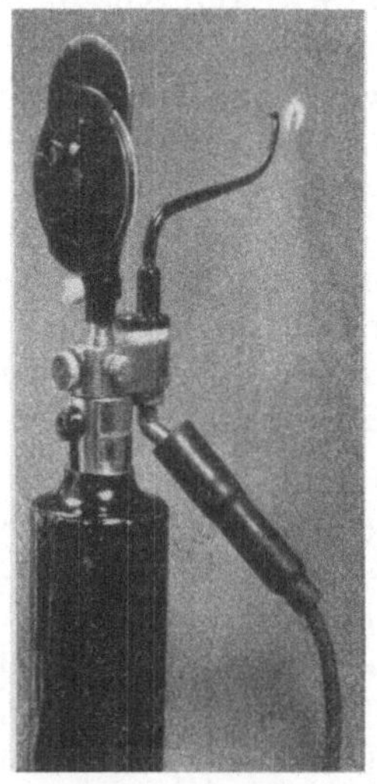

Abb. 45. Diathermo-Zielophthalmoskop. Kauterende liegt im Zentrum des eng fokussierten Lichtbüschels des *May*schen Augenspiegels.

Dieses neue Modell meines Diathermo-Zielophthalmoskops (erstes Modell 1930) besteht aus einem entsprechend geformten Ansatz für Elektrokoagulation, der an dem MAYschen Ophthalmoskop angebracht ist, das — für das Spiegeln im aufrechten Bilde verwendbar — mit einer Hand gehalten werden kann, während die andere Hand für das Fixieren des Bulbus mit Pinzette oder Zügelnaht frei ist (Abb. 45).

Das Lichtbüschel des Ophthalmoskops ist verengt durch eine auf das Lämpchen aufgesetzte Blende von 1 mm lichter Öffnung. Dadurch wird auf dem Augenhintergrund ein verhältnismäßig kleines Leuchtfeld erzeugt, in dessen Mitte der zu koagulierende Netzhautdefekt, beziehungsweise die zu koagulierende oder vorerst mit einem Lokalisationskoagulat zu versehende Fundusstelle eingestellt wird. Ist das Kauterende am Ophthalmoskop vorher genau in die Mitte des engen Lichtbüschels eingestellt worden (Abb. 45), so erfolgt die Koagulation an der eingestellten Fundusstelle oder doch in deren nächster Umgebung. So kann zumindest ein defektnahes Koagulat gesetzt werden, das dann als Marke für die weitere Koagulation an richtiger Stelle dient. Man verwendet dazu eine lange Einnadel an gebogenem Stiel (Abb. 36). Natürlich darf man bei der Einstellung mit dem Zielophthalmoskop nicht die Papille zur Orientierung benützen, da dabei der Kauter den Opticus verletzen könnte, sondern man kann sich nur längs der temporalen Gefäße an die Makula herantasten. Darin sind gewisse Schwierigkeiten gelegen sowie auch im Einführen des starr mit dem Ophthalmoskop gekoppelten Kauters in den TENONschen Raum, wo das Kauterende sich manchmal im Gewebe verfangen kann.

Der Diathermokauter besteht aus hartem rostfreiem Stahl, der mit Ausnahme seines blanken Endes gut isoliert und so gebogen ist, daß er nach Eröffnung der Bindehaut und TENONschen Kapsel und nach temporärer Resektion des Musculus rectus externus, wenn nötig auch des Musculus obliquus inferior, mit seinem Ende an den hinteren Augenpol herangeführt werden kann, so daß sein blankes kurzes, dornförmiges Ende von außen die Sklera durchdringt und bei gleichzeitiger Einstellung der Makula mit dem Ophthalmoskop die Koagulation an der Makula erfolgt, wenn der

Strom eingeschaltet wird (durch einen Gehilfen oder durch Fußschalter).

Mit diesem Diathermo-Zielophthalmoskop erfolgreich operierte Fälle (zwei Makulalöcher und ein parapapilläres Loch) habe ich 1937 veröffentlicht [1]:

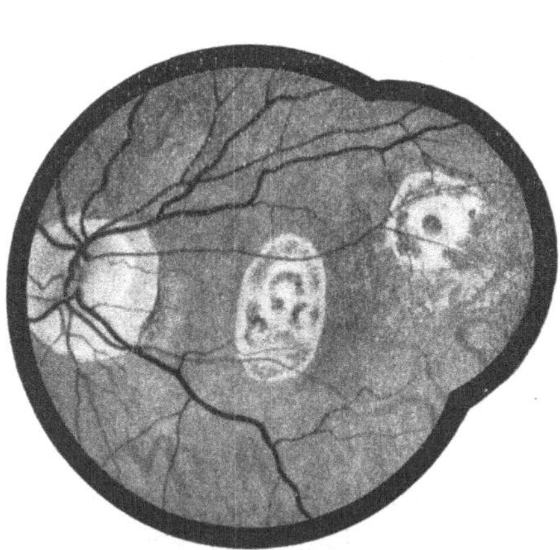

Abb. 46. Vernarbung eines Makulaloches nach perforierender Diathermie: erstes (Lokalisations-) Koagulat temporal von der Makula, mit Diathermo-Zielophthalmoskop gesetzt, zweites Koagulat direkt an der Makula, mit Einnadel an gekrümmtem Stiele gesetzt.

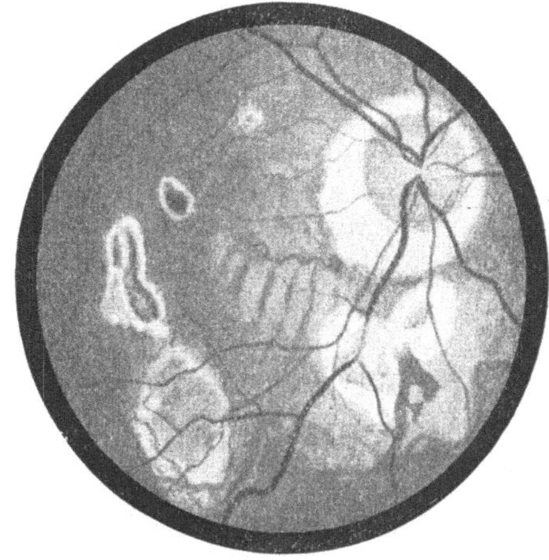

Abb. 47. Vernarbung nach Umsteppung eines Makulaloches mit perforierenden Diathermokoagulationen, mit Einnadel gesetzt.

Abb. 46: Ein Makulaloch habe ich nach Setzen des Lokalisationskoagulates mit Hilfe des Zielophthalmoskopes durch Elektrokoagulation mit kurzer Einnadel an gekrümmtem Stiel (Abb. 36) direkt geschlossen. Hier war kein zweiter Riß vorhanden. Visus — 8 sph 6/24?, ohne Korr., Jg 3 fließend, Jg 2 stockend. Das andere Auge durch Pigmentatrophie der Netzhaut nach Netzhautabhebung blind, Mutter an beiden Augen nach Netzhautabhebung blind. Der Visus hielt sich durch viele Jahre gut, das Auge lesefähig. Dann trat eine Vergrößerung der durch die Elektrokoagulation gesetzten Herde ein, so wie sonst im Senium chorioidalatrophische Herde bei Myopie sich vergrößern, und hiemit verschlechterte sich der Visus allmählich.

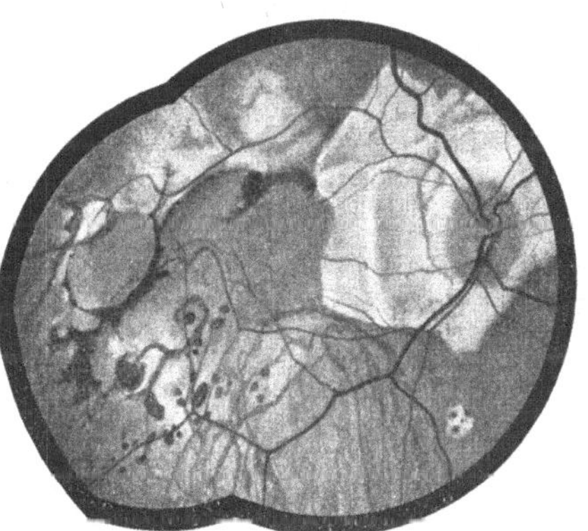

Abb. 48. Heilung eines parapapillären Netzhautloches nach Diathermopunktion mit dem Zielophthalmoskop; der periphere Riß wurde in gleicher Operation in üblicher Weise mit Elektrokoagulation geschlossen. Die Heilung wurde gefördert durch subretinale Blutungen und Chorioidalabhebung.

Abb. 47: Ein Makulaloch, mit peripheren Löchern kombiniert, wurde nach dem Setzen des Lokalisationskoagulates mit dem Zielophthalmoskop durch Elektrokoagulation mit kurzer Einnadel an gekrümmtem Stiel umstichelt. Eine in der Peripherie temporal gelegene Dehiszenz wurde in gleicher Operation mit kurzer Nadel gestichelt. Die Netzhautabhebung wurde zur Anlegung gebracht mit Visus — 11 sph 6/60, ohne Korr. Jg 4 suchend. Durch Mitkoagulation auch der Nervenfaserschicht, kenntlich an der weißlichen Umwallung der temporalen unteren Retinalvene, war eine Gesichtsfeldeinschränkung von nasal oben entstanden. Die Vene selbst thrombosierte nicht.

[1] Z. Augenhk. *93*, 261.

Abb. 48: Ein parapapilläres Loch wurde direkt getroffen nach Lokalisation mit dem Zielophthalmoskop und, zum Teil befördert durch subretinale Blutungen, geschlossen und die Netzhautabhebung auf dem Umwege über eine postoperative Chorioidalabhebung zur Anlegung gebracht. Periphere Löcher waren in gleicher Sitzung durch Elektrokoagulationsstichelung mit der Einnadel geschlossen worden. Setzen von Steckelektroden war wegen zu großer Weichheit des Bulbus nicht möglich. Visus — 12 sph 6/60, ohne Korr. Jg 1 fließend.

Statt mit dem Diathermo-Zielophthalmoskop kann das Lokalisationskoagulat auch mit gewöhnlicher Einnadel an gekrümmtem Stiel an der durch Transillumination annähernd gefundenen Lochstelle gesetzt werden. Bei der Elektrokoagulationsoperation der Makulalöcher müssen besonders häufig der Musculus rectus externus und der Musculus obliquus inferior temporär reseziert werden.

Diese sehr komplizierte Operation des Makulaloches von außen nach Freilegung des hinteren Augenpoles durch Resektion der entsprechenden Muskeln in tiefgelegenem und unübersichtlichem Operationsfeld, die unsichere Lokalisation und die unsichere Dosierungsmöglichkeit des Koagulationseffektes sucht die Methode der *transvitrealen Nadeldiathermie* zu umgehen, bei der von der Ora aus eine lange dünne, mit Ausnahme der Spitze isolierte Nadel (ca. 30 mm) durch den Glaskörper bis an die Makula herangeführt und das Loch koaguliert wird. Diese transbulbäre Methode wurde erstmalig von MAMOLI 1935 angegeben und durchgeführt, nicht mit vollem Erfolg. Später wurde sie von BANGERTER unter Kontrolle an der Fundusspaltlampe mit dem GOLDMANNschen Kontaktglas erfolgreich durchgeführt (1940) und zum Verschluß von Netzhautlöchern am hinteren Augenpol, vor allem von Makulalöchern besonders empfohlen. Auch GUIST hat den von MAMOLI und BANGERTER bezeichneten Weg durch den Glaskörper zum Makulaloch beschritten, suchte aber den Lochverschluß nicht durch Diathermie, sondern durch Setzung einer Blutung am Loch mit blanker Diszissionsnadel zu erzielen. Es erscheint jedoch zweifelhaft, das Ausmaß dieser Blutung entsprechend dosieren zu können. Das gleiche transvitreale Vorgehen könnte aber auch, wie BANGERTER betonte, mit Elektrolyse angewendet werden.

In letzter Zeit hat DELLAPORTA dieses Vorgehen nach MAMOLI und BANGERTER wieder aufgenommen, nach Vorversuchen am Tier- und erblindeten Menschenauge, und technisch verbessert. Er führt die Operation wie MAMOLI unter Kontrolle des Augenspiegels aus und hat in der Wiener Ophthalmologischen Gesellschaft (1952) mit dieser Methode operierte und mit guter Funktion geheilte Fälle vorgestellt. Das von ihm als *Diathermoendothermie* bezeichnete Verfahren ist geeignet, die Elektrokoagulation des Makulaloches wesentlich zu vereinfachen und zu sichern und soll daher näher beschrieben werden: Nach üblicher Lokalanaesthesie mit Novocaininjektion gegen die vier geraden Augenmuskeln wird die Sklera temporal entsprechend der Ora serrata oberhalb des Ansatzes des Musculus rectus externus freigelegt, der mit einem Haltefaden abgezogen wird. Die übrigen drei geraden Augenmuskeln werden mit Zügelnähten fixiert, um vollkommene Unbeweglichkeit des Bulbus während der Operation zu gewährleisten. Man führt einen 4 mm langen meridionalen Schnitt durch die äußeren vier Fünftel der Sklera oberhalb und peripher vom Ansatz des Musculus rectus externus. Eine Catgutnaht wird durch die sklerale Wundlippe vorgelegt, der Grund der Wunde mit einer kleinen Kugelelektrode koaguliert, dann mit einer Lanze eine kleine Öffnung bis zur Aderhaut gemacht, um hier die Nadel in den Bulbus einzuführen. Die Nadel ist aus hartem rostfreiem Stahl, 27 mm lang, 0,2 mm dick, mit 3 mm blanker Spitze, sonst gut lackisoliert, bis auf ein blankes Ansatzstück, das von einer Gummikappe bedeckt ist, durch die ein etwa 15 cm langer feiner Kupferdraht vom blanken Ende nach außen läuft. Dieser Draht, der mit einer Klemme am Decktuch befestigt ist, wird bei der Operation vom Assistenten durch Berühren mit einer Kugelelektrode stromführend gemacht. Die Nadelspitze wird im Glaskörper, zuerst bei seitlicher Beleuchtung von außen durch die Pupille, dann bei tieferem Eindringen in den Glaskörper mit dem Augenspiegel kontrolliert, gegen das Makulaloch geführt. Die Nadelspitze erscheint sehr groß, die Kontrolle ist schwierig wegen des monokularen Beobachtens. Wenn die Nadelspitze ihren eigenen Schatten berührt, ist die Netzhaut erreicht. Ist sie an der richtigen Stelle angelangt, wird koaguliert. Ist man nicht an der richtigen Stelle, so wird die Nadel in derselben Richtung zurückgezogen und neuerlich vorgeführt. Einzelheiten der Technik sind in der Abhandlung DELLAPORTAS einzusehen (Abb. 49).

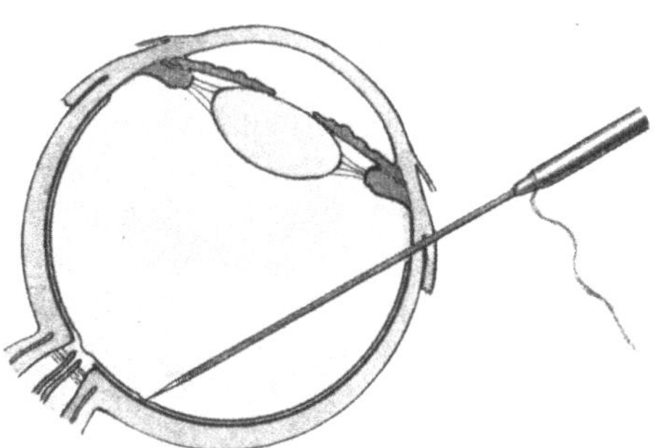

Abb. 49. Transvitreale Elektrokoagulations-Operation des Makulaloches mit schaftisolierter Diathermienadel. (Aus *Dellaporta*, »Über transbulbäre Lokalisation am Fundus«, Klin. Mbl. Augenhk. *118*, 337, 1951.)

Bemerkenswert ist, daß der Glaskörper durch die transbulbäre Elektrokoagulation nach Angabe des Verfassers kaum geschädigt wird, während die Elektrolyse für das transbulbäre Vorgehen wegen chemischer Schädigung des Glaskörpers nicht geeignet sei.

Nachbehandlung nach Netzhautabhebungs-Operationen.

Der Kranke wird nach der Operation so gelagert, daß der Riß zutiefst zu liegen kommt (GONIN). Bei Rissen in der unteren Hälfte kann der Kranke halbsitzend gelagert werden, den Kopf nach der Seite des Risses geneigt. Bei seitlichen Rissen wird der Patient flach gelagert, wieder nach der Seite des Risses, wobei auf eine gute Lagerung des Ohres Rücksicht zu nehmen ist, am besten mit Schwammgummipolster mit ausgeschnittenem Loch entsprechend dem Ohr, um die Ohrmuschel vor dem mit der Zeit oft sehr schmerzhaft werdenden Druck und einem leicht auftretenden Ekzem zu bewahren. Gegen dieses empfiehlt sich das Zwischenlegen eines Salbenfleckes. Bei oberen Rissen flache Lagerung des Kopfes, dem Riß entsprechend seitlich geneigt mit erhöhtem Fußende des Bettes. Diese letztgenannte Lagerung macht meist stärkere Beschwerden, besonders bei alten

Leuten, wo sie auch mit gewissen Gefahren (Pneumonie) verbunden ist, und wegen der in dieser Lage schlecht funktionierenden Bauchpresse neben Miktionsbeschwerden auch den regelmäßigen Stuhlgang erschwert, der besonders bei diesen Fällen durch Einläufe jeden zweiten Tag künstlich erzielt werden muß, auch um zu starkes Pressen des Kranken zu vermeiden. Der Gefahr der Pneumonie ist durch Überwachen des Kreislaufes, nötigenfalls durch Herzstütze, durch oftmaliges Tiefatmenlassen, bei Bronchitikern durch rechtzeitige Penicillinbehandlung entgegenzuwirken. In solchen Fällen muß die Tieflagerung unter Umständen vorzeitig gemildert, ja der Patient außer Bett gebracht werden, selbst auf die Möglichkeit hin, den Erfolg der Operation zu gefährden, was aber nicht unbedingt der Fall sein muß. Der Gefahr der Thrombose wird durch Massieren und Bewegenlassen der Beine entgegengearbeitet. Bei Vorhandensein von Krampfadern empfiehlt es sich, schon vor der Operation einen Zinkleimverband an den Beinen anzulegen. Miktionsbeschwerden erfordern besonders bei alten Leuten manchmal Katheterisierung. Allgemeine sorgfältige Körperpflege, besonders gegen Decubitus, ist notwendig, durch Waschen mit Alkohol, Pudern, Legen auf Gummipolster. Dabei ist darauf zu sehen, daß der Kopf in der vorgeschriebenen Lage ruhig verbleibt und daß der Patient sich nicht selbst anstrengt. Mundpflege durch zartes Auswischen des Mundes ist ratsam, erfrischend wirkt dabei Orangen- und Zitronensaft. Die Nahrung soll in den ersten Tagen breiig und dann frei von harten und groben Stücken sein. Überfütterung ist zu vermeiden, da eine Zunahme des Körpergewichtes durch die Bettruhe nicht erwünscht ist, denn sie erschwert die Wiedererlangung der Gehfähigkeit. Nach wochenlanger Bettruhe können auch bei sonst gesunden Patienten nach den ersten Steh- und Gehversuchen starke Beschwerden, selbst statische Ödeme der Beine auftreten, die sich aber allmählich zurückbilden (Massage, nachts Hochlagern der Beine).

Eine psychische Erleichterung für den Patienten in dieser Zeit, in der er auch nicht durch zu viele Besuche irritiert werden soll, ist Vorlesen lassen und Radio hören. Der unmittelbar nach der Operation auftretende Nachschmerz wird durch Analgetica, ein etwa auftretender Brechreiz durch Nautisan, Schlaflosigkeit oder nervöse Erregbarkeit werden durch Sedativa bekämpft. Es empfiehlt sich, diese Mittel nicht per os, sondern als Zäpfchen oder durch Injektion zu geben, um Erbrechen zu vermeiden. Morphin und ähnliche Alkaloide sind in der Nachbehandlung möglichst zu vermeiden (Gefahr des Erbrechens, Angewöhnung, bei Morphin Miosis).

In das operierte Auge wird nach der Operation Atropin eingetropft und ein beidäugiger Verband angelegt, der je nach der Art des Falles verschieden oft gewechselt wird: Bei einfachen Fällen ohne Muskelresektion ist die Gefahr von Hornhautkomplikationen, wenn nicht eine Erosion während der Operation erfolgte, nicht gegeben. So kann der erste Verbandwechsel erst nach drei Tagen erfolgen außer bei länger dauernden Schmerzen. Bei Fällen mit Muskelresektion oder großen Absteppungen, bei denen eine stärkere Reaktion zu erwarten ist, wird der Verband schon am nächsten Tag gewechselt, wobei man besonders die Hornhaut genau inspizieren muß. Bei etwa nötigen Eintropfungen (Atropin, Penicillin, Vitamin-A-Öl u. a.) oder beim Einstreichen von Salben ist große Vorsicht geboten und es sind Bewegungen des Auges möglichst zu vermeiden. Es empfiehlt sich, den Kranken auf seinen eigenen Finger in entsprechender Richtung blicken zu lassen. Auch starker und plötzlicher Lichteinfall ist zu vermeiden, da er unwillkürlich ruckartige Fluchtbewegungen des Auges auslöst.

Schon beim ersten Verbandwechsel kann man aus den Aussagen des Kranken selbst auf den primären Erfolg der Operation schließen: Ist die Netzhaut zur Zurücklagerung gekommen und keine Blutung in den Glaskörper erfolgt, gibt der Kranke eine deutliche Besserung des Sehens an. Eine kurze Durchleuchtung der Medien ist erlaubt, genaueres Spiegeln zu diesem Zeitpunkt besser zu unterlassen, da wir auch im negativen Falle vorerst nichts unternehmen können. Ist eine stärkere Reaktion vorhanden (Lidödem, Chemosis bulbi, Blutung), wird Calcium und C-Vitamin intravenös gegeben, bei Conjunctivitis Penicillin- oder Sulfonamidsalbe. Nur in solchen Fällen wird notgedrungen täglich verbunden und entsprechend behandelt, wieder möglichst ohne die Augen bewegen zu lassen. Sonst ist es besser, nach dem ersten Verbandwechsel die Augen zwei bis drei Tage verbunden zu lassen und dann wieder in gleichen Abständen den Verband zu wechseln bis zum zwölften Tag. Dann erst wird eine genauere Spiegeluntersuchung durchgeführt und bei gut liegender Netzhaut tagsüber die Lochbrille gegeben. Über Nacht wird wieder beidäugiger Salbenverband angelegt, um eine Verkrustung der Lider hintanzuhalten, da bei deren Reinigung durch reflektorische Fluchtbewegung der Augen und Kneifen Unruhe erzeugt würde. Die dem Riß entsprechende Lagerung des Kranken wird aber noch bis zum Ende der dritten Woche beibehalten, außer bei sehr alten Leuten, bei denen eine Tieflagerung nach einer Woche gemildert werden soll und ein Höher- oder Heraussetzen aus Allgemeingründen notwendig werden kann. Nach der dritten Woche kann der Patient im allgemeinen höher- und herausgesetzt werden, während der Nachtruhe wird die frühere Lage beibehalten. Bei sehr ruhigen Kranken und kleinem Riß kann die Zeit individuell verkürzt werden, wenn die Spiegeluntersuchung nach der zweiten Woche gute Anlegung und Pigmentverschiebungen im Rißgebiet ergibt. Die Lochbrille lassen wir im allgemeinen sechs bis acht Wochen tragen, bis ophthalmoskopisch völlige Vernarbung festzustellen ist.

Der Patient wird gewöhnlich vier bis fünf Wochen nach der Operation aus der Krankenanstalt entlassen, soll sich aber auch dann noch durch zwei bis drei Wochen schonen, die Lochbrille tragen. Der Kranke soll zuerst nur mit Begleitung gehen, da durch die Lochbrille das Gesichtsfeld eingeengt ist und er daher Gefahr läuft, zu stolpern, wodurch der Wert der Lochbrille in das Gegenteil verkehrt würde.

Postoperativer Fundusbefund.

Die Abheilung der Netzhautabhebung nach erfolgter Operation mit perforierender Elektrokoagulation ist mit dem Augenspiegel zu erkennen:

Wenn die Koagulation der Aderhaut allein bei hochabgehobener Netzhaut erfolgt ist, wird sie mit dem Augenspiegel als gelblich unscharfes Areal erst dann wahrgenommen, wenn die abgehoben gewesene Netzhaut sich angelegt hat. Bei mitkoagulierter Netzhaut dagegen ist ein intensiv weißer Fleck an der Stelle des Koagulates sichtbar. Ist es zu einer Perforation der Netzhaut gekommen (bei der Lokalisation mit langer Nadel oder ungewollt bei der Operation), so erscheint dies als dunkler Punkt im weißen Koagulat. Wenn dies während oder gleich beim Spiegeln nach der Operation festgestellt wird, muß die diesem artifiziellen Loch entsprechende Stelle der Sklera und Chorioidea ausreichend nachkoaguliert werden, wie es WEVE für das „Bett" des Primärrisses in der Aderhaut gefordert hat. Dies geschieht mit sklerochorioidaler Elektrokoagulation durch stumpfe Elektrode oder nichtperforierende kurze Nadel. Der Verschluß eines artifiziellen Netzhautloches ist besonders dann wichtig, wenn die Perforation mit einer langen Nadel in sehr hochabgehobener Netzhaut erfolgt war (z. B. bei der Lokalisation), da die nachträglich erst rückweichende Netzhaut nicht immer sich so an die Aderhaut anlegt, daß die Koagulation der Aderhaut sich mit der der Netzhaut deckt. Es kommt dann zu keinem chorioiditischen Herd, das Loch bleibt offen und kann zu neuer Netzhautabhebung Veranlassung geben. Da in den meisten Fällen eine, wenn auch leichte, Mitkoagulation der Netzhaut erfolgt war (auch bei der Operation mit Steckelektroden durch die Nachstichelung mit gestielter Einnadel), sieht man im Vernarbungsprozeß unmittelbar nach der Operation die intensiv weißen Koagulate (Abb. 43 b) als rundliche, $^1/_2$ bis 1 PD große Herde (bei ausgedehnterer Elektrokoagulation mit der Kugel als große weiße Areale). Allmählich stellt sich eine reaktive Trübung der Umgebung ein, die weißen Koagulate verfallen einem vom Rande her erfolgenden Abbau, ebenso verschwinden allmählich die manchmal aufgetretenen feinen Blutungen. Es treten in der zweiten bis dritten Woche Pigmentierungen auf als Zeichen bereits einsetzender Vernarbung, die Trübung der Operationsgegend nimmt allmählich ab, doch kann sie, wie erwähnt, zusammen mit einem starken Ödem der Netzhaut längere Zeit, manchmal noch sechs bis acht Wochen nach der Operation bemerkbar sein und mit einer Restabhebung verwechselt werden. Die Unterscheidung erfolgt vor allem aus dem Verlauf, da bei noch bestehender Netzhautabhebung diese nach drei bis vier Wochen besonders zunimmt, während umgekehrt die reaktive Trübung und Schwellung abnimmt und sich unter Pigmententwicklung klärt. Auch ist die reaktive Schwellung gegen den Fundus mit angelegter Netzhaut ziemlich scharf abgegrenzt, oft in Form einer Stufe mit starker Refraktionsdifferenz (Abb. 50). Neben den Pigmentierungen treten später weißliche chorioidalatrophische Herde an den Stichelstellen auf, von Pigment umgeben. Solche Nietstellen umgrenzen den bei genauer Betrachtung oft noch erkennbaren Riß (Abb. 43 c). Auch jetzt sieht man nach grober oder oberflächlich mit der Kugelelektrode erfolgter Elektrokoagulation große chorioidalatrophische Herde, die aber nicht so erwünscht sind wie die kleinfleckigen, die nach der Nadelkoagulation auftreten, die zwischen sich noch intakte Netzhaut-Aderhaut belassen. Nach übermäßigen Mitkoagulationen der Netzhaut und nach Blutungen können auch Retinitis-proliferans-artige grauweiße Stränge entstehen, die in und vor der Netzhaut liegen, so daß faltige Verziehungen bei im großen angelegter Netzhaut entstehen, wodurch Verzerrtsehen zustande kommen kann, oder es kann die Netzhaut starr partiell abgehoben sein, indem sie vom Bogen zur Sehne verkürzt wurde, es kann sogar durch Schrumpfung neuerliche Netzhautabhebung ohne oder mit Rißbildung an benachbarter, aber auch an ganz entfernter Stelle eintreten, Operationsfolgen, die sehr unerwünscht sind. Im allgemeinen ist die Vernarbung in der sechsten bis achten Woche abgeschlossen, gekennzeichnet durch Pigmentchorioiditis und Klärung und Absinken der trüben Schwellung, doch kann sich dieser Prozeß bis in den dritten Monat hinziehen.

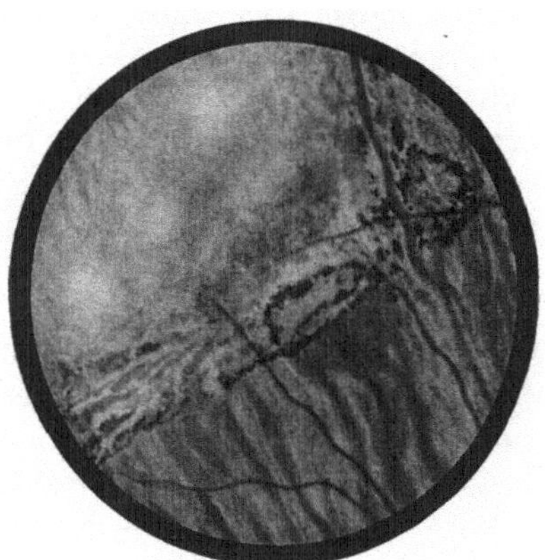

Abb. 50. Diathermische Sticheloperation, Operationsstelle 1 Monat nach der Operation: Pigmentverschiebungen und Klärung vom Rande her, in der Mitte noch trübe Schwellung und Reste von Koagulaten.

Indikation und Prognose.

Das Elektrokoagulationsverfahren wurde in die Behandlung der Netzhautabhebung als rißverschließende Methode eingeführt und es hat sich dabei auch bewährt, besonders in frischen und auch nicht zu alten Fällen, wenn die Netzhaut noch entfaltbar ist, wenn also der Rißverschluß beziehungsweise der Rißabschluß ausreicht, um auch eine total abgehobene Netzhaut zur Wiederanlegung zu bringen.

Wir können heute fast sicher mit Heilung der Netzhautabhebung rechnen bei frischen Fällen mit sichtbarem, nicht zu großem Riß, bei nicht zu hoher Myopie, bei nicht zu großem Oraabriß nach Kontusion oder spontan in emmetropen Augen. Auch multiple Riß- und Lochbildungen können geheilt werden.

Wesentlich ungünstiger sind Fälle mit Nystagmus, Aphakie, nach intraokulären Blutungen, Retinitis proliferans, bei sehr hoher Myopie, ebenso bei Riesenrissen und Abrissen an der Ora sowie verschleppte Fälle mit total abgehobener geschrumpfter Netzhaut.

Bei *Nystagmus* habe ich Fälle von Netzhautabhebung zu dauernder Anlegung gebracht, sogar mit Aphakie am einzigen Auge [1]. Es wird geraten, zur Ruhigstellung des Bulbus die Musculi recti interni und externi zu durchtrennen. Ich selbst habe es nicht gemacht.

Bei *Aphakie* ist die Prognose schlechter als in linsenhältigen Augen. Es wurde daher von verschiedenen Autoren (LINDNER) die Verkürzungsoperation als primäre Operation vorgeschlagen. Bei intracapsulär operierten Augen ist die Netzhautabhebung nicht häufiger als bei extracapsulär operierten. Wenn vor allem in hochmyopen Augen nach einer extracapsu-

[1] Beiheft 16, Z. Augenhk. 1933, S. 5.

lären Staroperation eine Cataracta secundaria operiert werden muß, wobei Zerrung der Zonula und Verletzung des Glaskörpers oft unvermeidlich sind, kommt es nicht selten zu einer Netzhautabhebung. Die Auffindung von Löchern und Rissen bei der Netzhautabhebung in aphaken Augen ist nach intracapsulärer Staroperation leichter und exakter, da die Pupille nicht durch Nachstar getrübt und an der Erweiterbarkeit durch hintere Synechien behindert ist.

Bei *Glaskörperblutungen* in myopen Augen zeigt sich nicht selten nach Aufsaugung der Blutung, daß die Netzhaut abgehoben ist. Dies kommt zustande, indem die primäre Glaskörperblutung nach ihrer Organisierung und Schrumpfung die Netzhaut abzieht, so daß es zu einer Netzhautabhebung kommt, Fälle, die operativ ungünstig sind, so daß sie an eine primäre Verkürzungsoperation denken lassen. Es kann aber auch zu einer Glaskörperblutung sekundär durch eine Blutung aus einem Netzhautriß kommen, durch den auch die Netzhautabhebung hervorgerufen wird. Man sieht dann nach Aufsaugung der Blutung und Aufhellung des Glaskörpers in der abgehobenen Netzhaut den Riß. Hier gibt die den Riß verschließende Operation bessere Prognose trotz vorausgegangener Glaskörperblutung. Man soll in Fällen von Glaskörperblutung auch schon vor Diagnostizierung einer Netzhautabhebung gleich nach eingetretener Blutung das Auge durch Lochbrille und den Patienten durch Bettruhe immobilisieren, die Blutung durch Calcium, C-Vitamin, Karan, Jod allgemein zu beeinflussen trachten. Bei frischer Blutung vermeide ich Dionin und NaCl-Injektionen. Man kann sogar in seltenen Fällen das Auftreten einer Netzhautabhebung im Zusammenhang mit einer Glaskörperblutung bei vorhandenem Riß hintanhalten, so daß der Riß latent bleibt und durch Pigmentverschiebungen unter Ruhigstellung natürliche Verklebung eintritt.

Sehr bemerkenswert erscheint mir der von mir publizierte Fall [1] von frischer Blutung in den Glaskörper eines mäßig myopen Auges, wo nach erfolgter Blutung sofort Ruhigstellung durch Lochbrille und Bettruhe verordnet wurde. Nach einer Woche war die Blutung soweit aufgesaugt, daß man einen noch latenten frischen Riß temporal oben erkennen konnte. Unter weiterer Ruhigstellung durch zwei Monate bildeten sich zarte Pigmentverschiebungen, ohne daß es zu einer Netzhautabhebung kam. Bisher nach zweijähriger Beobachtung und bei normaler Lebensweise der Patientin ist es zu keiner Netzhautabhebung gekommen. Visus —4,5 sph 6/12 (s. auch S. 135, Abb. 56).

Die *Retinitis proliferans,* nach Blutungen oder Exsudation in den Glaskörper entstanden, gibt für die Elektrokoagulation keine günstige Prognose, außer wenn es sich um geringe periphere Veränderungen handelt, wo die durch die Elektrokoagulation erzeugten chorioretinitischen Herde dem glaskörperwärts erfolgenden Zug der Proliferationen entgegenwirken [2].

Bei *hoher Myopie* ist trotz primärer Anlegung der Netzhaut durch Verschluß oder Abschluß des oder der Risse das Auftreten einer neuerlichen Netzhautabhebung durch Rißbildung an anderer Stelle möglich. Diese neuerliche Netzhautabhebung kann durch neuerliche Operation wieder

---

[1] Abb. 3, Klin. Mbl. Augenhk. *122,* 277 (1953).

[2] Beiheft 16, Z. Augenhk. 1933, F. 7.

zur Abheilung kommen. Bei myopen Fällen pflege ich, wie schon erwähnt, den Rißquadranten in der Peripherie in die Operation einzubeziehen, um wenigstens ein Rezidiv durch neuerliche Lochbildung im gleichen Quadranten zu vermeiden. Doch auch diese Fälle von hoher Myopie geben letzten Endes, allerdings oft nach mehreren Operationen, keine ganz schlechte Prognose.

Oraabrisse durch Kontusion oder scheinbar spontan auch manchmal in beiden Augen symmetrisch, gewöhnlich im temporal unteren Quadranten, geben eine gute Prognose, wenn sie nicht mehr als ein Drittel des Umfanges betreffen. Bei Riesenabrissen aber, oder wenn die Netzhaut dabei stark glaskörperwärts eingerollt oder papillenwärts zusammengezogen ist, und auch nach entsprechender Ruhelagerung keine Rücklagerung und Entfaltung erfolgte, ist die Prognose ungünstig bis hoffnungslos (Abb. 51).

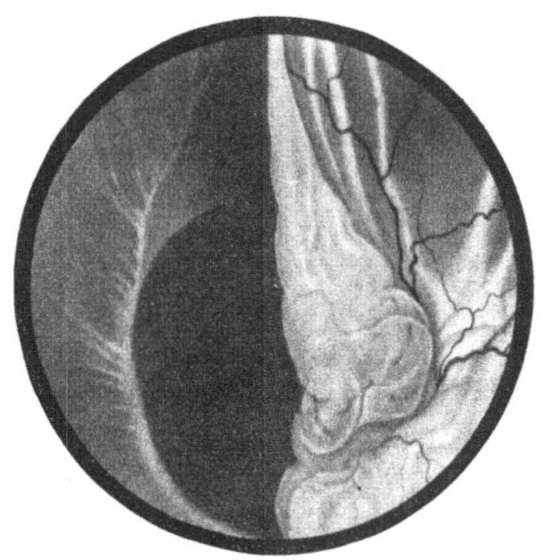

Abb. 51. Temporale Netzhauthälfte abgerissen, liegt zusammengerollt vor der Papille, übrige Netzhaut abgelöst. Hoffnungsloser Fall.

Verschleppte Fälle sind Netzhautabhebungen, die, meist nach Wochen oder Monaten, selten schon früher, zur Untersuchung kommend, gewöhnlich eine total abgehobene Netzhaut mit Schrumpfungserscheinungen zeigen. Die Netzhaut ist dann nicht mehr flottierend, sie zeigt starre verklebte Falten (Abb. 52), oft in Sternform (Abb. 53), die sich auch nach Ruhigstellung nicht mehr rühren. Dies ist in der Regel prognostisch ungünstig. Bei totalen nach unten gesenkten Netzhautabhebungen ist der primäre Riß gewöhnlich oben in schon abgeflachter Netzhaut oft nur mit Mühe sichtbar. Im Bereich der nach unten gesenkten Netzhautabhebung mit Sekundärlöchern in nicht mehr entfaltbarer Netzhaut wird eine ausgedehnte Absteppung meist der ganzen unteren Hälfte der Netzhautperipherie bis weit hinten entsprechend nicht mehr verdünnter Netzhaut vorgenommen mit zwei oder mehr Reihen von Steckelektroden von Ora zu Ora bis zum horizontalen Meridian und eine starke Nachkoagulation mit skleraler Einnadelstichelung nach Herausziehen der Steckelektroden durchgeführt. Dadurch wird die Sklera des erweichten Auges stark zusammengezogen und die so verkürzte Bulbuswand der verkürzten Netzhaut angepaßt. Der primäre Riß wird durch diasklerale Einnadelstichelung verschlossen. Wir konnten so auch solche Fälle von Netzhautabhebung, wenn die Netzhaut nicht zu sehr geschrumpft und in Falten verklebt war, durch ausgedehnte Elektrokoagulation zur Heilung bringen, trotzdem diese Fälle prognostisch ungünstig schienen. Eine volle Wiederherstellung der Funktion wie in frischen Fällen ist hier in der Regel nicht möglich.

Schrumpfung und Sternfaltenbildung treten bei längerem Bestehen der Netzhautabhebung auf, bei älteren und gefäßgestörten Leuten auch frühzeitig. Durch abnorme Durchlässigkeit der Gefäße scheint Albuminurie in das Netzhaut- und Glaskörpergewebe einzutreten, wodurch es zu frühzeitiger Verklebung der Netzhautfalten mit folgender Schrumpfung kommt. Auch Blutungen beschleunigen diesen Verklebungs- und Schrumpfungsprozeß.

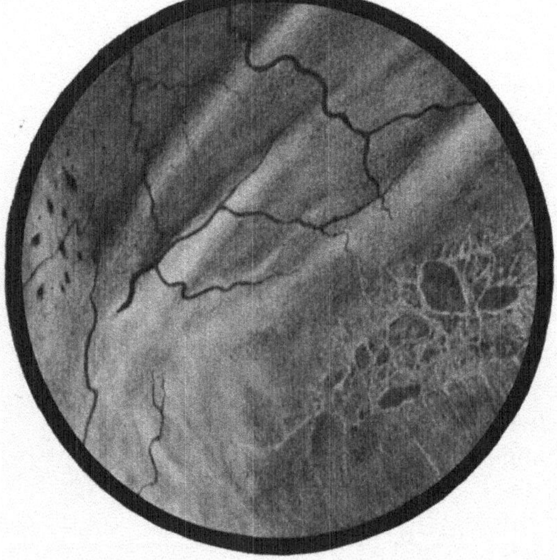

Abb. 52. Netzhaut geschrumpft, Falten verwachsen. Elektrokoagulations-Operation war erfolglos geblieben.

Bei *prognostisch ungünstigen* Fällen von Netzhautabhebung haben andere Autoren verschiedene Methoden der Behandlung angegeben: Bei weit vom Riß aufgetretenen Sternfalten hat Böck nach Elektrokoagulation des Risses die Sklera entsprechend der Lage der Falten intensiv koaguliert und Erfolg erzielt. Weve hat bei Sternfaltenbildung durch Röntgenbestrahlungen des Auges günstige Beinflussung gesehen, was wir nicht feststellen konnten.

Für solche Fälle, bei denen die abgelöste Netzhaut durch den straff abgehobenen und geschrumpften Glaskörper fixiert wird oder die Netzhaut selbst Schrumpfungsherde oder Faltenverklebungen zeigt, überdies aber noch offene Netzhautdefekte primär oder sekundär vorhanden sind, hat neuestens Hruby ein *kombiniertes Verfahren* angegeben [1]: Verschluß des Netzhautrisses durch Elektrokoagulation und gleichzeitige Bulbusverkürzung durch Skleralexzision nach Lindner. Hruby hat sein kombiniertes Verfahren in neun prognostisch ungünstigen Fällen angewendet und konnte sieben Fälle zur anatomischen Wiederanlegung bringen. Die Funktion war verschieden, je nach dem Zustand der Netzhaut und der Lage des Defektes. Komplikationen wie in seinen ersten Fällen ließen sich durch Penicillinschutz und A-Vitamin vermeiden.

Als Indikation für diese kombinierte Operation nennt er: Netzhautdefekte und stark abgehobener, stark retrahierter Glaskörper. Netzhautdefekte und Schrumpfungsherde oder Faltenverklebungen. Mit Elektrokoagulation voroperierte Fälle mit schlechter Heilungstendenz, wenn die ursprünglichen Risse oder Löcher nicht völlig verklebt und neue Defekte

[1] Klin. Mbl. Augenhk. *120,* 481 (1952).

entstanden sind. Fallweise bei hoher Achsenmyopie, um neben der Wiederanlegung den Grad der Myopie zu verringern. Bei an Netzhautabhebung Erkrankten, denen eine längere Bettruhe nicht zugemutet werden kann.

Diese Kombination erscheint mir in derartigen Fällen angezeigt und gerechtfertigt.

Anstatt der Bulbusverkürzung mit durchgreifender Skleralexzision nach LINDNER machen PAUFIQUE und HUGONNIER eine *lamellierende* Ausschneidung der Sklera, indem sie die oberen drei Viertel bis vier Fünftel der Lederhaut sichelförmig exzidieren, aber die tiefste Skleraschicht stehen lassen, ein Vorgehen, das die Verkürzungsoperation wesentlich erleichtert, da die Skleralnähte nicht schon vor der Exzision der Lederhaut angelegt werden müssen wie bei der LINDNERschen Technik, sondern nach der Ausschneidung angelegt werden können. Das mühsame Durchziehen der schon erfolgten, durchgreifend exzidierten Sklerateile unter den vorgelegten Nähten fällt weg und ebenso das größere Risiko einer vorzeitigen Perforation der Aderhaut. PAUFIQUE und HUGONNIER kombinieren ihre partielle lamellierende Skleralexzision mit der Kauterisation, indem sie mit dem Glühkauter eine Reihe von nicht perforierenden Brennstellen an der nach der Skleralexzision verbliebenen tiefen Lederhautschicht und damit zugleich der darunterliegenden Aderhaut setzen und eine weitere Reihe gleichartiger Kauterisationen der intakten Lederhaut hinter der Skleralexzision hinzufügen. Um den Bulbus vor Knüpfen der Nähte zu erweichen, wird die eine oder andere Kauterisation perforierend gemacht, oder, wenn das nicht ausreicht, eine Punktion der Vorderkammer angeschlossen.

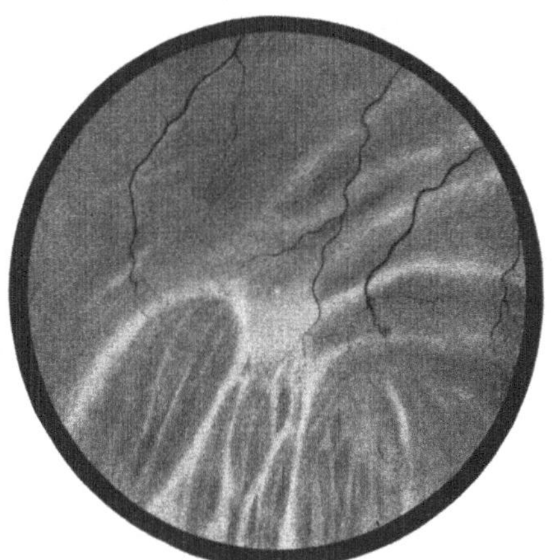

Abb. 53. Sternfalten bei alter Netzhautablösung mit schrumpfender Netzhaut. Prognose sehr ungünstig (Fall vielleicht noch für Verkürzungsoperation geeignet).

Wir haben anstatt der Kauterisation mit dem Glühstift die Elektrokoagulation mit dem Hochfrequenzstrom verwendet, sonst in der von PAUFIQUE und HUGONNIER angegebenen Kombination mit nicht ganz durchgreifender Skleralexzision operiert und können die Vorteile der Operation (einfachere Technik, geringere Komplikationsmöglichkeiten) und auch deren primäre Wirksamkeit bestätigen, doch ist unsere Beobachtungszeit noch zu kurz, um über den Dauererfolg urteilen zu können.

Als aussichtslos anzusehen ist jede Operation, wenn eine vollständige, bis zur Papille reichende alte Netzhautabhebung besteht, mit windblütenartigen oder geballten, starren verklebten Falten und mit ganz geschrumpftem Glaskörper.

Zu überlegen ist die Netzhautabhebungs-Operation, wenn sie wenig Aussicht auf Erfolg hat, bei Patienten mit sehfähigem anderem Auge, wenn Alter oder Krankheit ein langes Liegen riskant erscheinen lassen.

Statistik.

Die Heilungsziffern der modernen Netzhautoperationen dürften sich derzeit etwa zwischen zwei Dritteln und drei Vierteln der überhaupt mit einiger Aussicht auf Erfolg operierten Fälle halten. Bei Auswahl der frischen unkomplizierten Fälle könnten Heilungsziffern von 80 bis 90% erreicht werden, doch sind wir nicht berechtigt, einen Fall von der Operation auszuschließen, der auch nur geringe Aussicht auf Heilung und Besserung bietet. Ich selbst habe nur gänzlich aussichtslose Fälle nicht operiert. So ist der Hundertsatz von Heilungen beim gleichen Operateur und bei gleicher Methode zu verschiedenen Zeiten verschieden. Es ist auch ein Vergleich der Statistiken verschiedener Operateure und Kliniken sehr schwierig und nicht genau zu verwerten, da abgesehen von der Einstellung des Operateurs zur Operabilität der Netzhautabhebung, verschiedene Operationsarten und Abarten miteinander verglichen würden. Diese Statistiken können nur ein ungefähres Bild der Heilungsaussichten bei den modernen Netzhautablösungs-Operationen geben.

Eine Zusammenstellung der Operationsresultate verschiedener auf diesem Gebiete namhafter Operateure und Kliniken aus der Zeit vor dem letzten Kriege ist in der Ophthalmologischen Operationslehre von THIEL [1] in dem von LINDNER verfaßten Abschnitt über Netzhautabhebung zusammengestellt: Die Heilungsziffer aller operierten Fälle hält sich zwischen 42,1 und 76%, meist zwischen 50 und 60%. Wir finden zu dieser Zeit und in dieser Zusammenstellung nur WEVES Resultate (BINKHORST) auf der Höhe von über drei Vierteln, alles Fälle, die mit Elektrokoagulation operiert worden waren.

In dieser Zusammenstellung sind die Ergebnisse mit meiner diathermischen Sticheloperation aus den Jahren 1932/1933, die ich in der Wiener Ophthalmologischen Gesellschaft am 15. I. 1934 in einem Vortrag mit Demonstration einer großen Zahl geheilter Fälle publiziert habe, nicht enthalten. Sie seien daher hier genannt. 1932: bei 40 Fällen 57,5%, 1933: bei 40 Fällen 80%, insgesamt also 1932/1933: 80 Fälle = 70% geheilt [2].

Die Heilungsziffer mit meiner diathermischen Stichelmethode [3] ist also annähernd gleich der von WEVE mit seinen Verfahren (Oberflächen- und perforierende Elektrokoagulation) erreichten Heilungsziffer aus annähernd der gleichen Zeit, was eindeutig für die Wirksamkeit der elektrochirurgischen Methoden spricht. RAMACH hat aus der Klinik LINDNER, wo zu dieser Zeit zum Teil auch noch die Ätzmethode gemacht wurde, nur 48,7% Heilungen errechnet (1932 bis 1934). Demgegenüber sind auf der gleichen Klinik die Heilungsziffern im Jahre 1939 nach HRUBY auf 60% gestiegen, in den Jahren 1947 bis 1949 nach FANTA auf 65%, bei vorwiegender Ver-

[1] Leipzig: G. Thieme, 1943.

[2] Z. Augenhk. *83*, 189 (1934).

[3] Beiheft 16 der Z. Augenhk. 1933.

wendung der Elektrokoagulation und der Verkürzungsoperation. In jüngster Zeit hat HRUBY bei Kombination beider Operationsarten, an prognostisch ungünstigen Fällen angewendet, eine Heilungsziffer von 60% erreicht.

Meine eigenen Operationserfolge aus den letzten Jahren vor dem Kriege und während des Krieges sind leider statistisch nicht verwertbar, da ich die Fälle an verschiedenen Wiener Krankenanstalten operiert habe, wo die Unterlagen durch die Kriegs- und Nachkriegsereignisse größtenteils verlorengegangen sind. Die vor dem Krieg operierten Kranken, größtenteils aus dem Auslande, konnten nicht mehr zur Nachuntersuchung erscheinen, viele sind den politischen und Kriegsereignissen zum Opfer gefallen.

Erst seit 1946, nach Übernahme der Leitung der Augenabteilung am Krankenhaus der Stadt Wien-Lainz war mir eine ungestörte Arbeit möglich, deren Ergebnisse auf dem Gebiete der Netzhautablösungs-Operation von meinem Oberarzt Dr. VIT zusammengestellt wurden.

Die Berichtszeit beginnt mit der Übernahme der Abteilung durch mich am 1. IX. 1946 und endet am 1. VII. 1952, um die Fälle noch mindestens ein halbes Jahr nach der Operation beobachten zu können. Nach dieser Zeit kommen wirkliche Rezidive erfahrungsgemäß kaum mehr vor; neuerliche Abhebungen aber können auch noch nach Jahren auftreten.

Als Operationsmethode wurde die diathermische Sticheloperation angewendet, wie sie von mir entwickelt wurde, mit Ausnahme von drei Fällen, bei denen einmal eine Bulbusverkürzung, zweimal eine Skleralfaltung vorgenommen wurde, beide Operationsarten mit Diathermie kombiniert.

In dieser Zeit wurde nur bei Fällen, die als völlig aussichtslos bezeichnet werden konnten, wie bei Windblütenabhebung, bei jahrelang bestehender totaler Netzhautabhebung oder bei Netzhautabhebung nach schweren schrumpfenden Prozessen der Netzhaut und des Glaskörpers, die Operation abgelehnt, sonst wurden alle Fälle operiert, die auch nur die geringste Aussicht auf Wiederanlegung boten.

Die Netzhautabhebungs-Operationen an der Augenabteilung des Krankenhauses der Stadt Wien-Lainz, 1946 bis 1952 [1].

Wenn im folgenden Erfolge und Mißerfolge bei diesen Eingriffen in Zahlen ausgedrückt werden, so ist zu berücksichtigen, daß ein Teil der Fälle trotz Einladung nicht zur Kontrolle erschienen ist.

Es scheinen daher im ersten Teil der Zusammenstellung „wahrscheinlich geheilte" und „wahrscheinlich ungeheilte" Fälle auf, das heißt, daß zu den sicher zu beurteilenden alle jene Fälle dazugerechnet wurden, die bei der Entlassung als geheilt oder ungeheilt zu bezeichnen waren. Leider handelt es sich bei den nicht nachkontrollierten Patienten zum größten Teil um erfolgreich Operierte, wodurch die Erfolgsziffern verringert werden. Auch jene Fälle, die bei der Entlassung eine nicht ganz anliegende

[1] Zusammengestellt von Dr. H. VIT, Oberarzt der Abteilung.

Netzhaut zeigten und nicht nachkontrolliert werden konnten, werden als „wahrscheinlich ungeheilt“ geführt. Es ist aber bekannt, daß es hin und wieder vorkommt, daß sich eine nicht ganz ideal anliegende Netzhaut doch noch sekundär anlegt und dem Patienten ein relativ guter Visus und ein ausreichendes Gesichtsfeld nach unten und den Seiten verbleibt, daß also der Fall letzten Endes als teilweise geheilt bezeichnet werden könnte.

Die als „sicher geheilt“ oder „sicher ungeheilt“ benannten Fälle sind mindestens ein halbes Jahr, 90% davon aber ein Jahr und mehr nach der Operation beobachtet worden.

Von 109 operierten Augen sind

	wahrscheinlich geheilt	81, das sind 74,3%
	wahrscheinlich ungeheilt	28, das sind 25,7%

Von den nachkontrollierten 85 Fällen sind

	sicher geheilt	64, das sind 75,3%
	sicher ungeheilt	21, das sind 24,7%

Das Verhältnis zwischen sicher geheilten und wahrscheinlich ungeheilten Fällen ist

	sicher geheilt	64, das sind 69,6%
	wahrscheinlich ungeheilt	28, das sind 30,4%

Um Vergleiche mit von anderen Kliniken und Abteilungen veröffentlichten Zahlen zu ermöglichen, wurden die kontrollierten (sicheren) Fälle aufgeteilt:

Bei Myopie bis —6 Dioptrien	26 geheilt	3 ungeheilt
Bei Myopie über —6 Dioptrien	17 geheilt	11 ungeheilt
Bei Aphakie und vorher bestandener Myopie	5 geheilt	3 ungeheilt
Bei Emmetropie oder Hypermetropie (Trauma, Oraabriß)	16 geheilt	3 ungeheilt
	64 geheilt	21 ungeheilt

Folgende Fälle sind in obigen Zahlen inbegriffen:

Bei Makulaloch	1 geheilt	1 ungeheilt
Bei totaler, alter Netzhautabhebung mit degenerativen Veränderungen und starren Falten	3 geheilt	6 ungeheilt
Bei Retinitis proliferans	1 geheilt	
		Netzhautabhebung griff nicht um sich, Visus 6/24, Jg 7
Bei Netzhautabhebung nach hinterer Skleraltrepanation wegen Glaukoma malignum	0 geheilt	1 ungeheilt

Zählt man von den ungeheilten Fällen jene sechs praktisch hoffnungslosen Fälle alter totaler Netzhautabhebung ab, so ergibt sich

sicher geheilt	64, das sind 81,0%
sicher ungeheilt	15, das sind 19,0%

Bei 62 Patienten bestand vor dem Auftreten der Netzhautabhebung gutes Sehvermögen.

Bei 53 Fällen bestand nach der Operation eine Mindestsehleistung von 6/18, Jg 3. Diese werden als positiv bezeichnet:

Positiv	53, das sind 85,5%
Negativ	9, das sind 14,5%

Bei 47 Patienten war auch vor Auftreten der Netzhautabhebung das Sehvermögen unter 6/18, Jg 3, bedingt durch Amblyopie, zentrale chorioiditische oder myope Netzhautveränderungen, Cataracta incipiens, Glaskörpertrübungen oder dergleichen. Als positiv wurden Fälle bezeichnet, bei denen das Sehvermögen erhalten oder verbessert wurde.

Positiv	28, das sind 59,6%
Negativ	19, das sind 40,4%

Durch die Operation traten einmal ohne Muskelresektion Doppelbilder auf. Ein Auge mußte bei einem primär ungeheilten Fall wegen atherosklerotisch bedingten, immer wiederkehrenden Blutungen enucleiert werden (Aphakie nach Staroperation bei hoher arterieller Hypertonie und Atherosklerose). Die erwähnten drei, mit Bulbusverkürzung bzw. Skleralfaltung operierten Fälle waren praktisch aussichtslos und auch postoperativ ungeheilt.

Zur Frage der Operation bei partieller abgegrenzter Netzhautabhebung und zur prophylaktischen Operation von Netzhautdefekten ohne Netzhautabhebung (latente Risse).

Während im allgemeinen die Operation bestehender Netzhautabhebung durch Rißverschluß oder in besonderen Fällen durch Bulbusverkürzung notwendig ist, kommen, wenn auch selten, Fälle zur Beobachtung, wo sich die Netzhautabhebung spontan abgegrenzt hat und keine Neigung zum Fortschreiten mehr zeigt. Dies tritt manchmal bei Netzhautabhebung der unteren Hälfte ein und wenn die Netzhautabhebung nicht durch Risse infolge Glaskörperzuges bedingt war, sondern nur durch degenerative Löcher und Poren der Netzhaut. Solche Löcher können gelegentlich, auch ohne Netzhautabhebung bewirkt zu haben, in den unteren Netzhautpartien entdeckt werden (WEBER).

Netzhautabhebungen der unteren Hälfte haben manchmal die Neigung, sich nach oben durch meist pigmentierte, seltener durch weißliche Streifen abzugrenzen oder auch durch fleckige Pigmentierungen wie nach Chorioiditis. Reicht eine solche partielle Netzhautabhebung nicht bis in die Makula hinein, sondern ist diese noch durch solche Adhaesionen zwischen Netzhaut und Aderhaut abgegrenzt, so kann das zentrale Sehen dauernd und gut erhalten bleiben. Das obere Gesichtsfeld geht allerdings durch Atrophie der abgehobenen Netzhaut allmählich verloren und stellt sich nicht wieder her, wenn es auch nach Jahren durch Operation oder spontan zur Wiederanlegung kommt. Die Atrophie ist an der klaren Durchsichtigkeit der Netzhaut kenntlich, in der sich rundliche Degenerationsherde und weißliche Streifen, oft auch cystoide Degeneration und Löcher finden. Ist bei einer solchen nach oben abgegrenzten Netzhautabhebung mit Atrophie der abgehobenen Netzhaut die Makula nicht abgehoben, sondern durch deutliche chorioretinitische Adhaesionen abgegrenzt, erscheint es besser, von einer Operation abzusehen, da infolge einer etwa eintretenden Blutung sogar eine Verschlechterung des Sehens bewirkt werden könnte.

Ist die abgehobene Netzhaut nicht atrophisch, soll trotz vorhandener Abgrenzung operiert werden, um das Gesichtsfeld zu verbessern. Meist genügt es, die vorhandenen degenerativen Löcher mit Elektrokoagulation zu schließen. Es ist erstaunlich, wie sich selbst nach monatelangem Bestand einer solchen Netzhautabhebung das Gesichtsfeld weitgehend erholen kann, dies besonders und vorerst für Bewegung und Weiß, weniger oft und später auch noch für Farben.

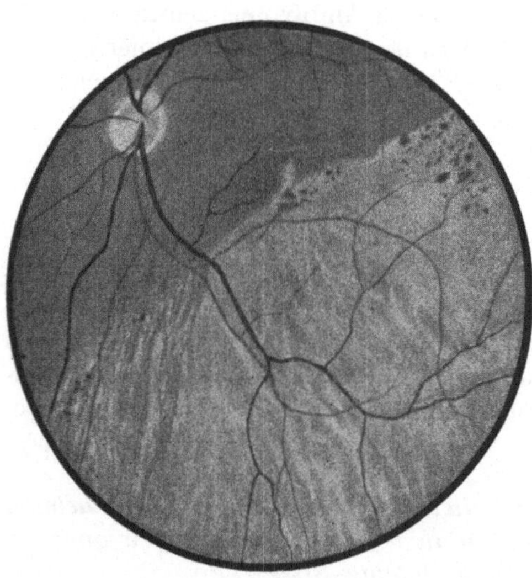

Abb. 54. Spontan entstandene Abgrenzungsstreifen unterhalb der Makula, am oberen Rande einer Netzhautabhebung. Visus nach 25 Jahren noch 6/6 korr.

Fall 1. Bei einem Patienten mit beidäugiger Netzhautabhebung bei mittlerer Myopie war seinerzeit — vor etwa 25 Jahren — wegen Fehlens eines typischen Risses nicht operiert, sondern konservativ mit Bettruhe, Tebeprotin u. a. behandelt worden. Das schlechtere Auge ist praktisch blind geworden, nur der oberste Teil der Netzhaut ist angelegt. Auf dem besseren Auge haben sich unterhalb der Makula Abgrenzungsstreifen gebildet (Abb. 54), der Visus ist mit — 4 sph mit — 4 cyl 180° 6/6, Jg 1 erhalten geblieben. Das Gesichtsfeld ist allerdings von oben her bis nahe an den Fixationspunkt eingeengt. Dieser Verfall wäre bei seinerzeit entsprechend durchgeführter Operation zu vermeiden gewesen, doch war damals kaum die GONINsche Ignipunktur noch durchgedrungen, die übrigens für diesen Fall nicht hätte zur Anwendung kommen können. Später nach Anwendung der extensiver, aber zarter wirkenden Elektrokoagulation wären die nachträglich entdeckten degenerativen Löcher in der abgehobenen Netzhaut schon zu schließen gewesen, doch war dann die Netzhaut atrophisch geworden, so daß von Operation Abstand genommen wurde.

Ist schon bei solchen Fällen von partieller und abgegrenzter Netzhautabhebung die Indikation zur Operation in jedem Einzelfalle wohl zu überlegen, so trifft dies noch mehr zu bei der Frage der prophylaktischen Operation von Defekten der Netzhaut ohne deren Abhebung, der sogenannten latenten Risse und Löcher.

Es ist bekannt, daß das traumatische Makulaloch nach Contusio bulbi im emmetropen Auge selten zu Netzhautabhebung führt und daß frische, selbst größere traumatische Risse der Netzhaut in sonst gesunden Augen spontan heilen können, ohne daß eine Netzhautabhebung entstehen muß, und daß sogar eine beginnende Netzhautabhebung nach Trauma sich unter Ruhigstellung der Augen und des Patienten zurückbilden kann. Dies ist zum Beispiel nach Kontusionen der Fall, wenn die Netzhautabhebung durch serösen oder blutigen Erguß unter die Netzhaut bewirkt worden war. Auch eindeutig feststellbare Risse nach Kontusion oder sogar nach Perforation des Bulbus können spontan heilen. Dies ist besonders dann zu erwarten, wenn subretinale Blutungen in der Umgebung des Risses einen formativen Anreiz zur Ausbildung chorioretinaler Vernarbungen abgeben.

GENET berichtet über fünf Fälle, bei denen es zur Spontanheilung von Rissen nach Magnetextraktion intraokulärer Eisensplitter gekommen war. Wie AMSLER in der Diskussion dazu sagte, stellen diese traumatischen Risse etwas wesentlich anderes dar als die Risse und Löcher bei der sogenannten idiopathischen Netzhautabhebung, wo Veränderungen der Aderhaut, der Netzhaut und des Glaskörpers vorhanden sind. Gemeint sind besonders die Veränderungen bei Myopie, im Senium, bei abgelaufener Chorioretinitis u. a. Auch in solchen Augen können wir gelegentlich Risse und Löcher in der Netzhaut ohne Netzhautabhebung entdecken, entweder durch Zufall oder bei genauer Durchmusterung des „gesunden“ Auges, wenn das andere Auge an Netzhautabhebung erkrankt ist. Man hat den Eindruck, daß derartige latente Defekte dann vorzugsweise symmetrisch zum Risse liegen, der am anderen Auge die Netzhautabhebung hervorgerufen hat, und wir pflegen diese Stellen des Fundus im „gesunden“ Auge besonders genau auf latente Defekte bei gut erweiterter Pupille zu untersuchen.

Sind solche latente Risse und Löcher — zufällig oder bei darauf gerichteter, besonders sorgfältiger Untersuchung, wie sie bei Vorhandensein einer Netzhautabhebung auch auf dem zweiten, bisher nicht befallenen Auge zu erfolgen hat — gefunden worden, sollen sie nach der Meinung der Mehrzahl der Autoren, die sich mit der operativen Behandlung der Netzhautabhebung befassen, prophylaktisch operiert werden (AMSLER, FLEISCHER, FRANCESCHETTI und BALAVOINE, JESS, WEBER u. a.).

LINDE ist für die prophylaktische Anheftung der Netzhaut, besonders vor Staroperation bei MARFANschem Symptomenkomplex, bei dem erfahrungsgemäß große Neigung zu Netzhautabhebung besteht.

Anderseits haben ARRUGA und VOGT in ihren Büchern über Netzhautabhebung (1936) solche latente Löcher beschrieben, die selbst nach Jahrelanger Beobachtung nicht zu Netzhautabhebung geführt hatten. VOGT rät daher keineswegs, solche Löcher immer zu operieren. Auch SABBADINI hat solche Risse ohne Ablösung beobachtet und zitiert JEANDELIZE, BAUDOT und TRANTAS).

ARRUGA sagt in seiner Arbeit „La diathermia preventiva del desprendiamento de la retina“, daß bei Vorhandensein von Netzhautläsionen, die zur Netzhautabhebung neigen, manchmal die Anwendung prophylaktischer Diathermie nötig sei, die aber nicht perforierend, sondern skleral und so zart durchgeführt werden soll, daß sich die Sklera nicht verdunkelt und zusammenzieht, und daß auch die Netzhaut nicht koaguliert wird. So entsteht eine Chorioretinitis entsprechend dem Defekt. Daß aber die nicht perforierende Elektrokoagulation nicht immer ganz risikolos ist, zeigt ein Fall ARRUGAS, bei dem ein winziges peripheres Netzhautloch mit ganz umschriebener flacher Netzhautabhebung mit oberflächlicher Elektrokoagulation operiert wurde, wonach eine totale Netzhautabhebung mit unglücklichem Ausgang erfolgte [1].

AMSLER [2] tritt für die Operation latenter Risse ein, unter der Maßgabe, daß die Indikation auf das peinlichste gestellt wird: 1. Der Riß muß sicher vorhanden und komplett sein, es darf nicht nur Rißgefahr drohen und es darf sich nicht nur um eine rißverdächtige Stelle handeln. 2. Wenn der Riß keine Neigung zu Spontanheilung zeigt, was durch längere Beobachtung mit dem Augenspiegel festzustellen ist. Der ganz genau lokalisierte Eingriff muß den Riß sicher verschließen, ohne dem Auge zu schaden, eine Forderung, die die Oberflächendiathermie erfüllt. Weil der plötzliche Eintritt der Netzhautabhebung die ganze Sachlage umstürzt, sei man nicht nur berechtigt, sondern könne sich geradezu verpflichtet fühlen, einzugreifen und die Katastrophe zu verhüten.

JESS geht in der Indikationsstellung weiter, indem er empfiehlt, auch rißverdächtige Stellen zu operieren, „wenn subjektive Beschwerden vorhanden sind oder andere intraokuläre Veränderungen auf die Gefahr sich vorbereitender Netzhautabhebung hinweisen“. Die Art der Operation sei gleich.

Ich selbst rate nach jahrelanger Beobachtung solcher Fälle mit latenten Defekten keineswegs dazu, solche Fälle immer zu operieren [3]. Wenn keine Tendenz zur Spontanheilung sich zeigt, soll operiert werden, und zwar mit Oberflächen-Elektrokoagulation der Rißgegend, *nicht* perforierend, da mit perforierender Nadel die anliegende Netzhaut verletzt und der Glaskörperraum eröffnet würde, was eine Glaskörperfistel erzeugen könnte, wodurch die Gefahr der Netzhautabhebung erst recht befördert würde. Ist der Kranke durch Beruf und Temperament nicht ruhig zu halten, wird die prophylaktische Operation des latenten Netzhautdefektes vorzuziehen sein, besonders wenn das andere Auge bereits an Netzhautabhebung erkrankt oder erblindet ist.

Wenn sich ophthalmoskopisch nachweisbar Neigung zu Spontanheilung zeigt durch adhaesive Chorioiditis in Form von Pigmentierungen oder weißlichen Streifen, soll man nicht sofort prophylaktisch operieren, sondern abwarten und den Patienten in Kontrolle halten.

Fall 2. Bei einer 42jährigen Patientin mit verhältnismäßig juveniler Katarakt des *L. A.*, das nach extracapsulärer Starextraktion einen Visus korr. von 6/8 hatte, wurde beim Spiegeln des „gesunden“ *R. A.* mit einem Visus von 6/6 als Zufallsbefund in der Peripherie temporal ein rundliches Loch in der Netzhaut entdeckt mit frei im Glaskörper schwebendem Lochdeckel. Die Lochränder waren durch chorioretinitische Adhaesionen spontan vernarbt und es ist daher zu keiner Netzhautabhebung gekommen. Der Befund war offenbar alt und kein Grund zu einem Eingriff gegeben. Seit nunmehr acht Jahren ist keine Veränderung eingetreten.

---

[1] Cons. on the treatm. of detachment, Roy. Soc. Med. London 1947, p. 5, fig. 5 to 8.

[2] Klin. Mbl. Augenhk. *101,* 920 (1938).

[3] Klin. Mbl. Augenhk. *122,* 277 (1953). Abb. 54 bis 56 sowie die Bearbeitung des Abschnittes über latente Risse und Löcher stammen aus dieser Arbeit.

Fall 3. Bei einer 36jährigen Patientin mit normalem R. A., Visus 6/6, Jg 1 wird auf dem *L. A.* mit immer schlechtem Visus in hochmyopem Fundus nasal oben von der Papille ein rundes, etwa 1 PD großes Netzhautloch gefunden, umgeben von Pigmentierungen. Die Lochränder sind grauweißlich, im Glaskörper schwebend der abgerissene Lochdeckel. Netzhaut überall angelegt. Visus — 15 sph mit — 2 cyl 180° 6/24, Jg 2 v. d. Auge. Der Befund ist identisch mit dem, was VOGT als spontanes latentes Netzhautloch bezeichnet, mit losgelöstem und frei im Glaskörper schwebendem Lochdeckel. Da die Rißränder durch chorioretinitische Adhaesionen verklebt sind und kein Zug durch den Glaskörper mehr besteht, hält sich der Befund unverändert seit mehr als fünf Jahren, trotzdem die Patientin, die von einer vorbeugenden Operation nichts wissen wollte, sich körperlich nicht schont (Abb. 55).

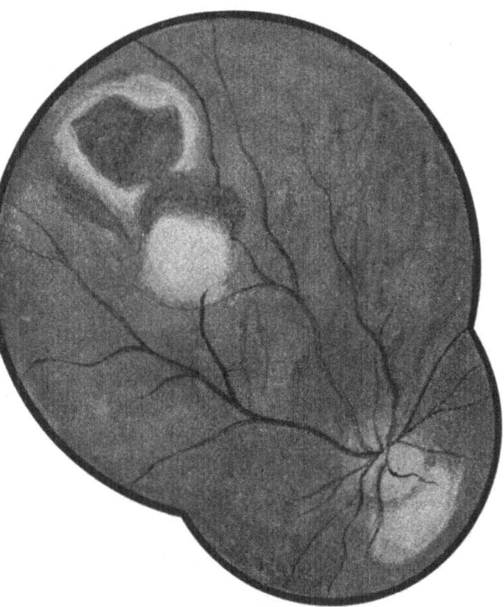

Abb. 55 Netzhautriß mit ausgerissenem, im Glaskörper schwebendem Rißdeckel; keine Netzhautabhebung.

Fall 4. Bei einem 56jährigen Patienten mit leichter Myopie von — 2 sph R gleich L trat nach Kontusion eine Netzhautabhebung des *R. A.* temporal unten bei intakter Makula auf. Da außer dem zuerst entdeckten kleinen Netzhautloch sehr peripher temporal unten wahrscheinlich noch peripherer gelegene Poren vorhanden oder nach der ersten Operation Sekundärlöcher aufgetreten waren, mußte ein zweites und ein drittes Mal operiert werden. Ausheilung mit normalem Visus mit Korr. 6/6, Jg 1. Bei genauer Untersuchung des anderen Auges, das keine Beschwerden machte, konnte Monate nach der ersten Operation des R. A. bei maximal weiter Pupille in der äußersten Peripherie temporal ein kleiner Sichelriß entdeckt werden ohne Netzhautabhebung, mit leichten Pigmentierungen. Der Patient lehnte die prophylaktische Operation ab, vermied schwere körperliche Anstrengung, einschließlich Sport. Unter weiterer Kontrolle seit über vier Jahren konnte ein Vorschieben der Pigmentierungen am Rißrand beobachtet werden. Es handelte sich hier um einen frischeren Fall, da die Pigmentverschiebungen, im Anfang spärlich, allmählich zunahmen. Der Befund und der Verlauf an beiden Augen zeigen, daß es sich wohl um

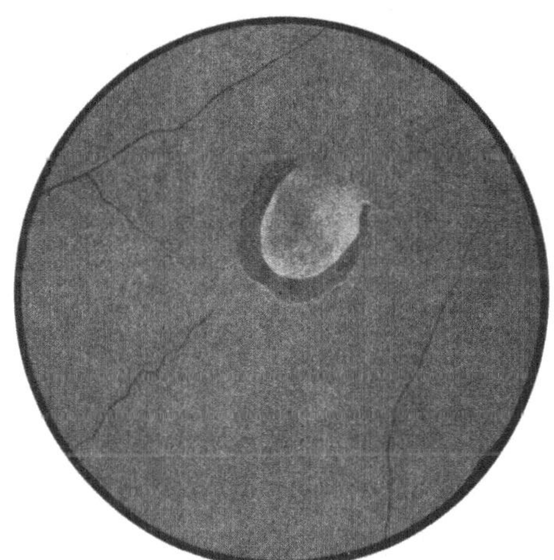

Abb. 56. Frischer Netzhautriß bei geringer Myopie, nach Aufsaugung einer Glaskörperblutung sichtbar geworden. Vernarbung durch zarte Pigmentverschiebungen. Auch nach mehrjähriger Beobachtung keine Netzhautabhebung eingetreten. Visus 6/12 korr.

eine Disposition beider Augen handelte durch Schwäche der Netzhautperipherie, wobei auf dem *R. A.* durch einen Insult eine Netzhautabhebung ausgelöst wurde, zu der es am *L. A.* nicht kam, um so mehr, als durch die Ruhigstellung nach der Elektrokoagulationsoperation auch das *L. A.* in der kritischen Zeit ruhiggestellt wurde.

Fall 5 wurde S. 124 im Zusammenhang mit frischer Glaskörperblutung erwähnt. Die 51jährige Patientin wurde sofort mit Lochbrille und Bettruhe ruhiggestellt. Nach Aufsaugung der Blutung konnte man einen frischen Riß temporal oben erkennen, ohne Netzhautabhebung. Unter weiterer Ruhigstellung bildeten sich Pigmentverschiebungen, vom peripheren Rißzipfel unter den hinteren Rißrand sich vorschiebend. Visus wie vor Auftreten der Glaskörperblutung — 4,50 sph 6/12 — 6/8?, Jg 1 ohne Korr. Gesichtsfeldgrenzen frei. Befund seit zwei Jahren bei normaler Lebensweise unverändert (Abb. 51).

Ich habe in dem Kapitel über Netzhautabhebung keine ausführlichen Krankengeschichten gebracht zum Unterschied von meiner ersten zusammenfassenden Arbeit über die „Behandlung der Netzhautabhebung mit multipler diathermischer Stichelung“ im Jahre 1933, um nicht Einzelheiten zu wiederholen und heute schon allgemein Bekanntes nochmals zu bringen. Ich glaube daher, daß eine systematische Zusammenfassung unter Anführung typischer Fälle genügt. In den Kapiteln über Tumoren u. a. führte ich dagegen Einzelheiten im Detail an, da es sich hier um noch nicht allgemein bekannte Methoden handelt, wobei Einzelheiten wichtig und lehrreich sind.

Ich habe die Elektrolyse nicht in diese Arbeit einbezogen, sondern sie nur bei einzelnen Kapiteln gestreift, da sich dieses Buch mit der eigentlichen Hitzechirurgie unter Anwendung des elektrischen Hochfrequenzstromes befaßt und nicht mit der chemischen Wirkung des galvanischen Stromes.

Anhang.

Die hier angeführten Elektroden, Handgriff und Spateln aus isolierendem Material, wurden zuerst von der Firma Sanitas, später von der Firma Ing. L. Schulmeister und C. Reiner, beide in Wien IX, hergestellt.

Die Sterilisierung der lackisolierten Elektroden und der Faßpinzette erfolgt bei trockener Hitze von 110° C durch eine halbe Stunde (durch Kochen oder höhere Hitzegrade bei Trockensterilisation oder durch Dampf könnte der Lack abspringen).

Die Elfenbein- und Glasspateln können wie andere Instrumente in üblicher Weise durch Auskochen sterilisiert werden.

Der für die aktive Elektrode bestimmte Handgriff samt Kabel wird wie Gummihandschuhe und Operationswäsche in strömendem Dampf sterilisiert.

(Die als inaktive Elektrode dienende Bleiplatte samt Kabel muß natürlich nicht steril sein.)

Literaturverzeichnis.

Allgemeiner Teil.

ALEKCEEV, N.: Über die Anwendung der Diathermie in der Ophthalmologie. (Russ.) Sovet. Vestn. Oftalm. **3**, 18 (1933). Ref. Zbl. Ophthalm. **31**, 139 (1934).

BIETTI, G.: Ricerche sulle variazioni di temperatura di alcune zone del bulbo oculare per diatermo-coagulazioni et criocausticazioni. Contributo alla studio dell'insogenza di una cattaratta nelle operazioni contro il distacco retinico. Boll. Ocul. **12**, 1427 (1933). Ref. Zbl. Ophthalm. 31, 270 (1934).

BLUM, J. D.: L'électrothérapie en ophtalmologie. Médecine et Hygiène **50**, 91 (1947).

CEPERO, G., u. L. COMAS: Unser elektrisches Bisturi für Augenbehandlung und seine Verwendung in der Krebsbehandlung. (Span.) Rev. cub. Oto-Neuro-Oftalmiatr. **3**, 118 (1934). Ref. Zbl. Ophthalm. **34**, 227 (1935).

CONDE, H.: Hochfrequenz in der Augenheilkunde. (Port.) Ann. Ocul. Rio **5**, 27 (1933). Ref. Zbl. Ophthalm. **32**, 622 (1935).

COPPEZ, L.: Au sujet des applications chirurgicales de la diathermie en ophtalmologie. Bull. Soc. belge Ophtalm. **58**, 60 (1929). Ref. Zbl. Ophthalm. **22**, 414 (1930).

EMMERICH, K.: Die Elektrochirurgie mit dem Oxytherm. Klin. Mbl. Augenhk. **116**, 418 (1950).

GIRANDEAU: De l'emploi du bistouri diathermique et des ondes entretenues en dermatologie. Bull. Soc. franç. Derm. **36**, 20 (1929). Ref. Zbl. Ophthalm. **22**, 541 (1930).

HENSELER, A., u. E. FRITSCH: Einführung in die Diathermie vom medizinischen und technischen Standpunkt. Berlin: Radionta-Verlag, 1930. Ref. Zbl. Ophthalm. **25**, 661 (1931).

JELLINEK, ST.: Spurenkunde der Elektrizität. Wien-Leipzig: F. Deuticke, 1927.

JESS, A.: Experimentelle Grundlagen für die Anwendung von Hochfrequenzströmen am Auge bei Behandlung der Netzhautablösung und der Extraktion der Linse. Dtsch. Ophthalm. Ges., Leipzig, 1932. Ref. Zbl. Ophthalm. **27**, 190 (1932).

KLEIN, M.: Physics of diathermic coagulation in the eye. Experimental studies and some practical notes on the operation. Amer. J. Ophthalm. **17**, 27 (1937). Ref. Zbl. Ophthalm. **38**, 440 (1937).

KOWARSCHIK, J.: Die Diathermie. 7. Aufl. Berlin: Springer, 1930.

LARSSON, S.: Surgical diathermy in certain deseased conditions of the eye (Dermoid, cancroid, leproma on cornea and sclera, sarcoma retrobulbaris, ulcus serpens). Ophthalm. Klin. Carolinska Inst., Acta ophthalm. **3**, 4, 319 (1926). Ref. Zbl. Ophthalm. **17**, 723 (1927).

LUGOSSY, G. v.: Wirkung der Diathermie auf das Auge. Klin. Mbl. Augenhk. **108**, 319 (1942). Ref. Zbl. Ophthalm. **48**, 308 u. 71 (1943).

MANES, A. J.: Die Gefahren der Diathermienadel. (Span.) Arch. Oftalm. B. Air. **10**, 3 (1935). Ref. Zbl. Ophthalm. **34**, 185 (1935).

MERIGOT DE TREIGNY: Considérations relatives à la valeur de la haute fréquence en thérapeutique oculaire. Ann. Ocul. **164**, 261 (1927). Ref. Zbl. Ophthalm. **19**, 14 (1928).

— Réflexions à propos de l'emploi de la haute fréquence en ophtalmologie. Ann. Ocul. **168**, 972 (1931). Ref. Zbl. Ophthalm. **27**, 260 (1932).

MONBRUN, A.: La diathermie chirurgical en ophtalmologie. Rev. Ot. etc. y Cir. neur. (Arg.) **5**, 23 (1930). Ref. Zbl. Ophthalm. **23**, 515 (1930).

— Surgical diathermy in Ophthalmology. Amer. J. physic. Ther. **6**, 555 (1930). Ref. Zbl. Ophthalm. **23**, 516 (1930).

MONBRUN, A., et M. CASTERAN: Instrumentation et technique de quelques applications de la haute fréquence en ophtalmologie. Bull. Soc. Ophtalm. Par. **1927**, **111**. Ref. Zbl. Ophthalm. **18**, 775 (1927).

— — Quelques applications de la haute fréquence en ophtalmologie. Bull. Soc. Ophtalm. Par. **1**, 36—47 (1927). Ref. Zbl. Ophthalm. **19**, 15 (1928).

— — La haute fréquence en ophtalmologie. Bull. Soc. franç. Ophtalm. **40** (1927). Ref. Zbl. Ophthalm. **20**, 19 (1929).

— — La haute fréquence en ophtalmologie. Diathermie médical, Diathermie chirurgical incelage. Préface de F. de Lapersonne. Paris: Masson et Cie., 1929. Ref. Zbl. Ophthalm. **22**, 508 (1930).

NAEME, H.: Experimental investigation into the effect of electrocautery puncture and diathermy-puncture. XVI. Conc. Ophthalm., London, 1950, Acta Vol. **II**, 975.

NAGELSCHMIDT, F.: Lehrbuch der Diathermie für Ärzte und Studierende. 3. Aufl. Berlin: Springer, 1926. Ref. Zbl. Ophthalm. **16**, 897 (1926).

NAROG, F.: Die Anwendung und der therapeutische Wert der Diathermiebehandlung in der Augenheilkunde. (Poln.) Klin. oczna (Poln.) **10**, 128, franz. Zus.-Fass. 136 (1932). Ref. Zbl. Ophthalm. **27**, 751 (1932).

PEREIRA, G. L.: La diatermia medica e chirurgica nell'oftalmologia. Boll. Ocul. **14**, 254 (1935). Ref. Zbl. Ophthalm. **33**, 648 (1935).

PESME, P.: Controleur pyrométrique à zéro variable pour diathermie oculaire. Bull. Soc. franç. Ophtalm. **48**, 361 (1935). Ref. Zbl. Ophthalm. **36**, 558 (1936).

REESE, A. B.: Tumours of the eye. New York: Hoeber-Heyne u. Brothers, 1951.

SAFAR, K.: Elektrochirurgie am Auge. (Ges. Ärzte, Wien, XII. 1947.) Wien. klin. Wschr. **60**, 34 (1948).

SCHEIE, H. G., and B. JEROME: Electrocoagulation of the sclera. Reduction in oculare volume and pathologic changes produced. Amer. J. Ophthalm. **32**, 60 (1949).

SCHMERL: Elektrochirurgie und Diathermie des Auges. Berlin: Radionta-Verlag, 1933. Ref. Zbl. Ophthalm. **30**, 57 (1934).

SEEMEN, H. v.: Allgemeine und spezielle Elektrochirurgie. Berlin: Springer, 1932.

STALLARD, H. B.: Eye surgery. 2nd Ed. Bristol: J. Wright & Sons Ltd.; London: Simkin Marshall Ltd., 1950.

TUTUI, Y.: La diathermie chirurgical en ophtalmologie. (Japan.) Chuo-Gurka-Iho **26**, 1, franz. Zus.-Fass. (1934). Ref. Zbl. Ophthalm. **31**, 664 (1934).

WEVE, H.: Die Anwendung der Diathermie in der Augenheilkunde. (Holl.) Ndld. Tschr. Geneesk. **1935**, 754. Ref. Zbl. Ophthalm. **34**, **80** (1935).

— On diathermy in ophthalmic practice. Annal. Congr. London, 20. IV. 1939, Trans. ophthalm. Soc. U. Kingd. **59**, 43 (1939). Ref. Zbl. Ophthalm. **45**, 145 (1940).

Lider, Tränenwege, Orbita.

BALCET, C.: La diatermocoagulazione della congiuntiva tracomatosa. Ann. Ottalm. **69**, 627 (1941). Ref. Zbl. Ophthalm. **48**, 318 (1943).

BELGERI, F., M. DUSSELDORP u. H. R. CALDERON: Elektrochirurgische Behandlung der in die Orbita hineinwachsenden Hautgeschwülste. (Span.) Rev. Asoc. méd. argent. **47**, 2874 (1933). Ref. Zbl. Ophthalm. **30**, 445 (1934).

BENEDICT, W. L., and M. KNIGHT-ASHBURY: Treatment of malignant lesions of the eyelids. Mayo-Kl. Rochester. N. Y. J. Med. **29**, 675 (1929). Ref. Zbl. Ophthalm. **22**, 359 (1930).

BORDIER, H.: The technic of diathermic epilation. Amer. J. physic. Ther. **8**, 273 (1932). Ref. Zbl. Ophthalm. **27**, 259 (1932).

BUSCHKE, A.: Über falsche und richtige Behandlung des Hautkrebses, besonders im Gesicht. Fschr. Ther. **6**, 447 (1930). Ref. Zbl. Ophthalm. **24**, 90 (1931).

CARAMAZZA, F.: Voluminosi angiomi delle palpebre superiore trattati con diatermia chirurgica. Boll. Ocul. **13**, 742 (1934). Ref. Zbl. Ophthalm. **32**, 417 (1935).

CEPERO, G., u. C. CESPEDES: Die Enthaarung mittels Diathermie in der Augenheilkunde. (Span.) Rev. cub. Oto-Neuro-Oftalmiatr. **1**, 331 (1932). Ref. Zbl. Ophthalm. **28**, 761 (1933).

CHALNOKY, L.: Das Xanthelasma und dessen Entfernung. (Ung.) Börgyógyasz. Szemle **11**, 77 (1933). Ref. Zbl. Ophthalm. **30**, 58 (1934).

CHAMS, G.: Le résultat de la diathermo-coagulation sur 137.200 trachomateux en Iran. Conc. Ophthalm. London, 1950. Acta 1419.

COPPEZ, L.: Trachome et diathermie chirurgicale. Bull. Soc. belge Ophtalm. **60**, 56 (1930). Ref. Zbl. Ophthalm. **24**, 273 (1931).

DANTRELLE: Traitement chirurgical du trachome par „l'étincelle froide". Ann. Ocul. **165**, 897 (1928). Ref. Zbl. Ophthalm. **21**, 510 (1929).

DUCOURTEUX, M.: Le traitement électrochirurgical des cancers de la peau et des muqueuses orificielles. Ann. Derm. (Fr.) **6**, 118 (1935). Ref. Zbl. Ophthalm. **34**, 54 (1935).

DUJARDIN, E.: Elektrokoagulationsbehandlung von chronischer Conjunctivitis. (Dän.) Ugeskr. Laeg. **1936**, 423. Ref. Zbl. Ophthalm. **37**, 154 (1937).

DUPUY-DUTEMPS, L.: Inefficacité de la diathermie dans le traitement des naevocarcinomes de la conjonctive. Bull. Soc. Ophtalm. Par. **1**, 36 (1931). Ref. Zbl. Ophthalm. **25**, 338 (1931).

GALA, A.: Carcinombehandlung mittels Elektrokoagulation. (Tschech.) Ofthalm. Sborn. **4**, 148, dtsch. Zus.-Fass. 32 (1929). Ref. Zbl. Ophthalm. **22**, 561 (1930).

GROLMANN, G. v.: Diathermiekoagulation, verbunden mit Strahlentherapie bei bösartigen Neubildungen des äußeren Auges. (Span.) Arch. Oftalm. B. Air. **9**, 124 (1934). Ref. Zbl. Ophthalm. **32**, 384 (1935).

GUALDI, V.: La guarigione della seborrea delle ghiandole del meibomio con la diatermocoagulazione. Chirurg. plast. **4**, 125 (1938). Ref. Zbl. Ophthalm. **42**, 333 (1939).

HARTMANN, K.: Ein Beitrag zur Behandlung der Stellungsanomalien der Lider mittels Elektrokoagulation. Klin. Mbl. Augenhk. **108**, 362 (1942). Ref. Zbl. Ophthalm. **48**, 296 (1943).

— Über ektogene Bindehauttuberkulose durch bovine Tuberkelbazillen und ihre Behandlung durch Elektrokoagulation. Klin. Mbl. Augenhk. **113**, 20 (1948). Ref. Zbl. Ophthalm. **50**, 367 (1949).

HILDRETH, H. R.: Surgical diathermy extirpation of the lacrimal sac. Amer. J. Ophthalm. **III**, 19, 699 (1936). Ref. Zbl. Ophthalm. **37**, 353 (1937).

JESS, A.: Elektrische Chirurgie des Auges und seiner Umgebung. Über Behandlung der Tumoren der Lider. Tierexperimentelle Katarakt bei einer Katze, durch Elektrokoagulation geheilt. Klin. Mbl. Augenhk. **87**, 828 (1931). Ref. Zbl. Ophthalm. **26**, 790 (1932).

JOURDRAN: Contribution à la thérapeutique du trachome par l'étincelle froide de haute fréquence, courant de tension, fulguration monopolaire. Trans. far east. Assoc. trop. Med. **2**, 523 (1935). Ref. Zbl. Ophthalm. **34**, 173 (1935).

KALLOCH, D. C.: Treatment of trachoma by surgical diathermy. Preliminary report. Amer. J. med. assoc. **89**, 18, 1511 (1927). Ref. Zbl. Ophthalm. **19**, 557 (1928).

KEYSSER, F.: Die elektrochirurgische Behandlung der Krebskrankheiten. Verh. 1. intern. Kongr. Kampf Krebs **1** (1932). Ref. Zbl. Ophthalm. **31**, 115 (1934).

KNUEPFFER, N.: Seltene Röntgenschäden am Auge und an dessen Umgebung. Klin. Mbl. Augenhk. **116**, 66 (1950). Ref. Zbl. Ophthalm. **54**, 103 (1950/51).

LARICCHIA, F.: Sul trattamento dell'ulcera tuberculare della conjunctiva tarsea. Boll. Accad. pugl. Sci. **5**, 188 (1930). Ref. Zbl. Ophthalm. **24**, 594 (1931).

LARSSON, S.: Electroendothermy of ocular leprosy. Acta ophthalm. Kobenh. **6**, 344 u. 481 (1928). Ref. Zbl. Ophthalm. **31**, 336 (1929).

MARZIO, DI: Risultati della diathermocoagulazione nella cura delle congiuntive tracomatose. Congr. Soc. Oftalm. ital., IX. 1932. Ref. Zbl. Ophthalm. **31**, 75 (1934).

McGillivray, A. M.: Infantile dacryocystitis treated by surgical diathermy. Brit. J. Ophthalm. **23**, 630 (1939). Ref. Zbl. Ophthalm. **45**, 169 (1940).

Moers, P.: Phlegmone d'orbite et diathermie. Bull. Soc. belge Ophtalm. **59**, 11 (1929). Ref. Zbl. Ophthalm. **23**, 517 (1930).

Monbrun, A.: Le trachome et la diathermie chirurgical. Methodes, techniques et instrumentation pour la destruction des granules conjonctivales du pannus tracomateux et des follicules des cils trichiatics. Rev. internat. Trachome **6**, 145 (1929). Ref. Zbl. Ophthalm. **23**, 37 (1930).

— La guérison du tracome par la diathermie chirurgicale. Clin. ophtalm. **32**, 363 (1928). Ref. Zbl. Ophthalm. **21**, 539 (1929).

Pages, R.: A propos de la diathermie chirurgicale dans le trachome. Rev. internat. Trachome **7**, 15 (1930). Ref. Zbl. Ophthalm. **24**, 404 (1931).

Pires, J.: Melanokrebs des linken Auges. (Port.) Rev. Méd. mil. **25**, 150 (1936). Ref. Zbl. Ophthalm. **40**, 238 (1938).

Poma, C. S.: Ein durch Diathermiekoagulation nach Bordier geheilter Fall von Ulcus rodens. (Span.) Semana méd. **1930**, I, 109. Ref. Zbl. Ophthalm. **23**, 275 (1930).

Ragain, L.: Traitement du trachome par la haute fréquence. Arch. Ophtalm. (Fr.) **46**, 497 (1929). Ref. Zbl. Ophthalm. **22**, 415 (1930).

Raifan, L.: Traitement du trachome par la haute fréquence. Ann. Ocul. **166**, 306 (1929). Paris méd. **1929**, I, 406. Ref. Zbl. Ophthalm. **22**, 71 (1930).

Raski, K.: Elektrokoagulation als Trachombehandlung. (Finn.) Duodecim Helsinki **53**, 980, dtsch. Zus.-Fass. 985 (1937). Ref. Zbl. Ophthalm. **40**, 394 (1938).

Roure: De l'emploi de la diathermie (électrocoagulation) dans les synéchies des cavités d'énucléation. Ann. Ocul. **161**, 12, 886 (1924). Ref. Zbl. Ophthalm. **14**, 882 (1925).

Saba, V., e M. Pasca: La diatermocoagulazione nella cura del tracoma, osservazioni cliniche ed istologiche. Studi Sassaresi **11**, 291 (1933). Ref. Zbl. Ophthalm. **30**, 84 (1934).

Sadler, P.: Ablation de tumeurs des paupières par la diathermo-coagulation. Bull. Soc. Ophtalm. Par. **7**, 509 (1934). Ref. Zbl. Ophthalm. **33**, 276 (1935).

Safar, K.: Verfahren zur Behandlung von unbeeinflußbarem, sogenanntem essentiellem Blepharospasmus. Z. Augenhk. **76**, 94 (1931). Ref. Zbl. Ophthalm. **27**, 260 (1932).

— u. W. Spitzmueller: Elektrokoagulation als neues Behandlungsverfahren gegen schweren Blepharospasmus. Zbl. Augenhk. **76**, 337 (1932). Ref. Zbl. Ophthalm. **27**, 326 (1932).

— Gleichzeitige Wiederherstellung beider Augenlider durch erweitertes Operationsverfahren nach Wendell L. Hughes. Wien. klin. Wschr. **1949**, 713. Ref. Zbl. Ophthalm. **53**, 365 (1950).

Salomon, O.: Die Behandlung des Lupus vulgaris mit Diathermie. R. Med. Anz. **39**, 7, 200 (1914). Ref. Zbl. Ophthalm. **1**, 436 (1914).

Santomastaso e Marinesci: L'alta frequenza nella terapia de tracoma. Soc. Ital. Oftalm. **1928**. Ref. Zbl. Ophthalm. **22**, 643 (1930).

Silvers, L. J. G.: Electrosurgical extirpation of xanthoma. Report of two severe cases. J. amer. med. Assoc. **105**, 796 (1935). Ref. Zbl. Ophthalm. **35**, 204 (1936).

Spinelli, F.: Modificazioni cliniche ed anatomopatologice della congiuntiva ad azione diatermo-coagulante. Congr. Soc. Oftalm. Ital., IX. 1932. Ref. Zbl. Ophthalm. **31**, 90 (1934).

Strebel, J.: Über Elektro-Ophthalmo-Chirurgie. Heilung der Epiphora mittels Thermokoagulation der Tränendrüse und ihrer Ausführungsgänge durch Zischfunken. Klin. Mbl. Augenhk. **90**, 663 (1933). Ref. Zbl. Ophthalm. **29**, 626 (1933).

— Über Mißerfolge in der Epiphoraheilung durch Elektrokoagulation der Tränendrüse, ihre Ursachen und Abhilfe. Klin. Mbl. Augenhk. **97**, 518 (1936). Ref. Zbl. Ophthalm. **38**, 115 (1937).

Epibulbäre Geschwülste.

CARRERE, L.: Naevocarcinome épibulbaire. Bull. Soc. Ophtalm. Par. **6**, 272 (1927). Ref. Zbl. Ophthalm. **19**, 176 (1928).

JEANDELIZE, P., et GAULT: Présentation des malades. Bull. Soc. Ophtalm. Par. **7**, 465 (1934). Ref. Zbl. Ophthalm. **33**, 144 (1934).

LAGOS, E. J. J.: Limbusgeschwülste, Beitrag zu ihrem Studium. Act. 1. Congr. Argent. Oftalm. **2**, 574 (1938). Ref. Zbl. Ophthalm. **42**, 303 (1939).

LARSSON, S.: Loc. cit.

MAWAS, J., et P. BAILLART: Xeroderma pigmentosum de la cornée (Epitheliome) traité et guéri par diathermo-coagulation. Bull. Soc. Ophtalm. Par. **6**, 326 (1930). Ref. Zbl. Ophthalm. **24**, 519 (1931).

MAWAS, J.: Guérison par le couteau diathermique d'un large épitheliome de la conjonctive bulbaire, ayant envahi la cornée. Bull. Soc. Ophtalm. Par. **5**, 239 (1930). Ref. Zbl. Ophthalm. **24**, 239 (1931).

— Traitement des cancers mélanotiques de l'oeil et des annexes par la d'arsonvalisation diathermique. Bull. Soc. Ophtalm. Par. **2**, 82 (1928). Ref. Zbl. Ophthalm. **18**, 830 (1928).

SAFAR, K.: Melanotische Geschwulst am Limbus, durch Elektrokoagulation beseitigt. Beeinflussung des Astigmatismus. Wien. Ophthalm. Ges., 17. III. 1947, Wien. klin. Wschr. **1949**, 398. Ref. Zbl. Ophthalm. **53**, 249 (1950).

TERRIEN, F., et COUSIN: Traitement d'une néoplasie du limbe. Congr. Soc. franç. Ophtalm. V. 1931. Ref. Zbl. Ophthalm. **27**, 374 (1932).

Hornhaut, Linse.

ALAJMO, B.: Un metodo personale (diatermocoagulazione) di terapia del cheratocono. Rass. ital. Ottalm. **5**, 654 (1936). Ref. Zbl. Ophthalm. **38**, 651 (1937).

BÖCK, J.: Über Versuche, den Hornhautastigmatismus durch Stichelung mit der Elektrokoagulationsnadel zu beeinflussen. Wien. Ophthalm. Ges., 19. VI. 1939. Klin. Mbl. Augenhk. **103**, 347 (1939). Ref. Zbl. Ophthalm. **45**, 107 (1940).

CEPERO-COMAS: Diathermiebehandlung der Hornhautgeschwüre. (Span.) Rev. cub. Oto-Neuro-Oftalmiatr. **4**, 15 u. 48 (1935). Ref. Zbl. Ophthalm. **35**, 173 (1936).

FOUASSIER, R.: Sur un cas de staphylome cornéen traité par l'électrocoagulation dia thermique. Bull. Soc. Ophtalm. Par. **5**, 539 (1936). Ref. Zbl. Ophthalm. **37**, 493 (1937).

GRANDI, G.: Resultati a distanza del trattamento del cheratocono mediante diatermocoagulazione dell'apice (Metode Alajmo). 35. Firenze Congr., 1939, Atti congr. Soc. Oftalm. Ital. **1939**, 333. Ref. Zbl. Ophthalm. **46**, 390 (1941).

JESS, A.: Experimentelle Grundlagen für die Anwendung von Hochfrequenzströmen am Auge bei der Extraktion der Linse. Dtsch. Ophthalm. Ges., Mai 1932. Ref. Zbl. Ophthalm. **27**, 190 (1932).

— Weitere Erfahrungen mit der Elektrokoagulation bei Amotio, Katarakta und Ulkus. Klin. Mbl. Augenhk. **91**, 824 (1933). Ref. Zbl. Ophthalm. **31**, 58 (1934).

— Die Extraktion luxierter Linsen mit der Hochfrequenznadel. Dtsch. Ophthalm. Ges., 1934. Ref. Zbl. Ophthalm. **32**, 26 (1935).

LACARRERE, L. J.: Elektrodiafak. (Span.) Verh. 14. internat. Ophthalm. Kongr., Madrid, 1933, **3**, 4/10 (1934). Ref. Zbl. Ophthalm. **33**, 43 (1935).

MALMQUIST, F.: Ulcus rodens corneae, one succesfully treated case. Acta ophthalm. Kobenh. **25**, 443 (1947). Ref. Zbl. Ophthalm. **50**, 298 (1947).

MOREU, A.: Die Elektrochirurgie der Linse. (Span.) Arch. Oftalm. hisp.-amer. **34**, 527 (1934). Ref. Zbl. Ophthalm. **33**, 42 (1935).

— Intracapsular extraction crystalline lens with electrodiaphakia. Method of Lopez Lacarrere. Amer. J. Ophthalm. III, **18**, 739 (1935). Ref. Zbl. Ophthalm. **35**, 331 (1936).

Sanctis, G. E. de: Sulla terapia del cheratoipopion con la diatermo-coagulazione. Ateneo parm. **14**, 557 (1942). Ref. Zbl. Ophthalm. **48**, 601 (1943).

Schulte, D.: Zur Behandlung des Ulcus serpens mit Diathermie-Koagulation. Dtsch. Ophthalm. Ges., Heidelberg, 1948. Ref. Zbl. Ophthalm. **50**, 111 (1949).

Szillinsky, R.: Verschluß eines größeren Hornhautdefektes mit diathermischer Koagulation. Klin. Mbl. Augenhk. **121**, 78 (1952).

Takahashi, I.: Diathermiebehandlung des Keratokonus. (Jap.) Chuo-Gunka-Iho **39**, 92, dtsch. Zus.-Fass. I (1938). Ref. Zbl. Ophthalm. **42**, 263 (1939).

Villard, H., et Ch. Dejean: Recherches éxperimentales et histologiques sur les laies de la cornée par le bistouri électrique. Congr. Soc. franç. Ophtalm., VI. 1933. Ref. Zbl. Ophthalm. **31**, 485 (1934).

Weekers, L. et R.: Traitement des ulcèrs de la cornée par la coagulation diatermique minimale associée à l'injection orbitaire d'alcool. Ann. Ocul. **177**, 251 (1941). Ref. Zbl. Ophthalm. **47**, 284 (1942).

Zonka, G.: Sulla cure dell'ulcera corneale traumatica infette con la diatermo-asportazione dell'infiltrato. Atti Soc. oftalm. ital. 709 (1938). Ref. Zbl. Ophthalm. **43**, 127 (1939).

Zubak, M. F. C.: Electrocoagulation of pterygia. Arch. Ophthalm. **5**, 732 (1931). Ref. Zbl. Ophthalm. **25**, 651 (1931).

Glaukom.

Adamjuk, V. E.: Die Bedeutung der Elektrokoagulation des Ciliarkörpers bei Glaukom. (Russ.) Vestn. Oftalm. **28**, H. 1, 31 (1949). Ref. Zbl. Ophthalm. **52**, 55 (1950).

Albaugh, C. H., and E. B. Dunphy: Cyclodiathermy, an operation for the treatment of glaucoma. Arch. Ophthalm. Chicago **27**, 543 (1942).

Albrich, K.: Die Drosselung der Blutzufuhr zum Ciliarkörper als neue Glaukomoperation. Klin. Mbl. Augenhk. **113**, 174 (1948). Ref. Zbl. Ophthalm. **51**, 85 (1950).

Arato, St.: Angiodiathermy and its application in glaucoma. Ophthalm. Basel **120**, 325 (1950). Ref. Zbl. Ophthalm. **55**, 197 (1951).

Arruga, H.: La diathermia ciliar en el tratamiento del glaucoma. 27. Congr. Soc. Oftalm. hisp.-amer., IX. 1949. Ref. Zbl. Ophthalm. **55**, 197 (1951).

Benner, R.: La ponction diathermique du corps ciliaire, résultats obtenues avec opération antiglaucomateuse de Vogt. Ann. Ocul. **180**, 89 (1947). Ref. Zbl. Ophthalm. **50**, 133 (1949).

— La ponction diathermic du corps ciliaire. Ann. Ocul. **180**, 89 (1947). Ref. Klin. Mbl. Augenhk. **118**, 669 (1951).

Berens, C.: Glaucoma operations for negros. Amer. J. Ophthalm. **30**, 489 (1947). Ref. Zbl. Ophthalm. **50**, 349 (1949).

— L. B. Sheppard and A. B. Duel: The surgery of glaucoma: Cycloelectrolysis versus Cyclodiathermy. XVI. Conc. Ophthalm., 1950, Acta II, 959.

— — — Cycloelektrolyse nach Berens. Amer. J. Ophthalm. **34**, 53 (1951). Ref. Zbl. Ophthalm. **56**, 64 (1951/52).

Biozzi, G.: Sulla coagulazione dell'arteria ciliare posteriore longa (Reperto oftalmoscopico). Gi. ital. Oftalm. **2**, 380 (1949). Ref. Zbl. Ophthalm. **53**, 384 (1950).

Bozzoli, A.: La diathermocoagulazione perforante del limbus sclerocorneale nelle ipertensione oculari. Riv. di oftalm. **I**, 631 (1946).

Coppez, L.: A propos de l'opération antiglaucomateuse de Vogt (micro-diathermo-ponction) et de la modification par l'emploi de l'électrode pyrométrique. 3. Congr. Soc. franç. Ophtalm., Paris, V. 1946. Arch. Ophtalm. (Fr.) **7**, 417 (1947). Ref. Zbl. Ophthalm. **50**, 199 (1949).

Denig, R.: Zusätzliches zu einer Deutung und Behandlung der sympathischen Ophthalmie und des Primärglaukoms. Klin. Mbl. Augenhk. **116**, 583 (1950). Ref. Zbl. Ophthalm. **55**, 180 (1951).

DENIG, R.: Über Nadeldiathermie und ihre Bedeutung für die sympathische Ophthalmie. Klin. Mbl. Augenhk. **112**, 97 (1947). Ref. Zbl. Ophthalm. **51**, 217 (1950).

DESVIGNES et NAUDIN: La cyclodiathermie non perforante dans le traitement de certains glaucoms. Arch. Ophtalm. (Fr.) **8**, 589 (1948). Ref. Klin. Mbl. Augenhk. **117**, 112 (1950).

ERNST, A.: Über die Cyclodiathermiestichelung gegen Glaukom, ihre wirkliche und vermeintliche Infektionsgefahr. Vermag die Diathermiestichelung des Corpus ciliare die Kammerwassersekretion herabzusetzen? Univ.-Klin. Zürich. Schweiz. med. Wschr. **1942**, I, 565. Ref. Zbl. Ophthalm. **48**, 270 (1943).

FUNDER, W.: Zur Frage der Glaukomoperation im aphaken Auge. Klin. Mbl. Augenhk. **118**, 369 (1951).

GASTEIGER, H.: Über die Cyclodiathermiepunktur von Vogt. Klin. Mbl. Augenhk. **107**, 52 (1941). Ref. Zbl. Ophthalm. **47**, 332 (1942).

— Weitere Erfahrungen über die Cyclodiathermiepunktur nach Vogt. Klin. Mbl. Augenhk. **109**, 738 (1943).

GRÜTER, W.: Vorläufige Mitteilung über Versuche mit einer nicht perforierenden Cyclodiathermie. Klin. Mbl. Augenhk. **114**, 466 (1949). Ref. Zbl. Ophthalm. **53**, 61 (1950).

GUERRY, D. P.: Angiodiathermy of the long poster. ciliar arteries and its use in the treatment of glaucoma. Amer. J. Ophthalm. **27**, 1376 (1944).

HALLERMANN, W.: Ergebnisse der Cyclodiathermie-Koagulation bei sekundärem Glaukom. Dtsch. Ophthalm. Ges., 1950. Ref. Zbl. Ophthalm. **53**, 141 (1950).

HEINZ, K.: Netzhautabhebung nach Anlage einer Lindnerschen Bulbusfistel und Elliotscher Trepanation. Wien. Ophthalm. Ges., 22. II. 1943. Wien. Klin. Wschr. **1947**, 819. Ref. Zbl. Ophthalm. **50**, 461 (1943).

HRUBY, K.: Glaukom bei Fuchsscher Heterochromie, geheilt durch Ciliarkörperstichelung. Wien. klin. Wschr. **1949**, 654. Wien. Ophthalm. Ges., XII. 1948. Ref. Zbl. Ophthalm. **52**, 395 (1950).

KALT, M.: Traitement local des uvéites hypertensives. XVI. Congr. Ophtalm., 1950, Acta Vol. II, 908.

KETTESY, A.: Cyclanämisation, ein neues Verfahren gegen Glaukom. Ophthalm. Basel **120**, 334 (1950). Ref. Zbl. Ophthalm. **55**, 197 (1951).

LITMAN, F. C.: Nonperforating diathermy for the treatment of glaucoma. Amer. J. Ophthalm. **29**, 180 (1946).

MARR, W. G.: The treatment of glaucoma with cyclodiathermy. Amer. J. Ophthalm. **32**, 241 (1949). Ref. Klin. Mbl. Augenhk. **119**, 109 (1941).

MEESMANN, A.: Erfolge mit der Cyclodiathermiepunktion nach Vogt bei Glaukom. Klin. Mbl. Augenhk. **109**, 721 (1943).

MEYER, S. J.: Diathermy cauterisation of ciliary body for glaucoma. Chic. Ophthalm. Soc., XII. 1947. Amer. J. Ophthalm. **31**, 1504 (1948). Ref. Zbl. Ophthalm. **51**, 383 (1950).

— — Arch. Ophthalm. Am. **41**, 417 (1949). Ref. Klin. Mbl. Augenhk. **119**, 107 (1951).

MEZINA, V. O.: Klinische Beobachtungen über perforierende Cyclodiathermiekoagulation bei Glaukom. (Russ.) Vestn. Oftalm. **29**, 5 (1950). Ref. Zbl. Ophthalm. **55**, 341 (1951).

MOREAU, G., et A. POLA: Goniotrabeculotomy and goniocyclodiathermy. Arch. Oftalm. hisp.-amer. **4**, 1011 (1944).

MÜLLER, H. K., u. W. KOHLHAUS: Über die diathermische Stichelung des Ciliarkörpers. Klin. Mbl. Augenhk. **113**, 384 (1948). Ref. Zbl. Ophthalm. **52**, 243 (1950).

NEMETZ, U.: Bericht über die Ciliarkörperstichelung bei Glaukom. Wien. Ophthalm. Ges., IV. 1948. Wien. klin. Wschr. **1949**, 605. Ref. Zbl. Ophthalm. **52**, 395 (1950).

NEUBAUER, H.: Die nichtperforierende Zyklodiathermie nach Grüter. Klin. Mbl. Augenhk. **121**, 9 (1952).

PREZIOSI, Sir L.: 25 years of galvanocautery puncture in the treatment of glaucoma. XVI. Conc. Ophthalm., London, 1950, Acta 971.

REISER, K. A.: Bericht über die Operationsergebnisse mit Skleraldiathermiepunktur. Dtsch. Ophthalm. Ges., 1950. Ref. Zbl. Ophthalm. **53**, 141 (1950).

— Die Skleraldiathermiepunktur (SDP), eine einfache Glaukomoperation. Klin. Mbl. Augenhk. **115**, 491 (1949). Ref. Zbl. Ophthalm. **54**, 39 (1951).

RICHNER, H.: Übersicht über die modernen Glaukomoperationen mit besonderer Berücksichtigung der Cyclodiathermiestichelung (Zürcher Klinik). Schweiz. med. Wschr. **1940**, I, 269. Ref. Zbl. Ophthalm. **45**, 594 (1940).

ROETTH, A. DE: Cyclodiathermy, indications, technic and results. Trans. 32. Ann. Meet. Pcfc. Coast, Otol. Ophthalm. Soc., 1949.

ROHRSCHNEIDER, W.: Zur Technik und Indikation der Cyclodiathermopunktur. Klin. Mbl. Augenhk. **116**, 634 (1950). Ref. Zbl. Ophthalm. **55**, 341 (1951).

SAFAR, K., u. H. VIT: Unsere Erfahrungen mit elektrochirurgischen Glaukomoperationen. Wien. Ophthalm. Ges., 14. I. 1952. Klin. Mbl. Augenhk. **122**, 107 (1953).

SAUTTER, H.: Unsere Erfahrungen mit der Cyclodiathermiepunktion. Klin. Mbl. Augenhk. **115**, 481 (1949). Ref. Zbl. Ophthalm. **54**, 38 (1951).

SCHRECK, E.: Erfahrungen mit der gezielten Verödung der Art. cil. post. longa zur operativen Therapie des Glaukoms. Dtsch. Ophthalm. Ges., Heidelberg, 1948. Ref. Zbl. Ophthalm. **50**, 84 (1948).

— Cilo-Analyse und Cilo-Cycloanalyse, eine neue Glaukomoperation, gezielte Verödung der Art. cil. post. longa und Anlegung eines Irisbasis-Cil.-Körper-Kanals durch Anodenelektrolyse. Graefes Arch. Opthalm. **149**, 95 (1949).

SEEFRIED, H.: Erfahrungen mit der Cyclodiathermiestichelung nach Vogt. Wien. Ophthalm. Ges., IV. 1948. Wien. klin. Wschr. **1949**, 605. Ref. Zbl. Ophthalm. **52**, 315 (1950).

THIEL, R.: Diskussion zu Schreck: Dtsch. Ophthalm. Ges., Heidelberg, 1948. Ref. Zbl. Ophthalm. **50**, 86 (1949).

THOMAS, C., et L. BEISSEL: Un cas d'ophtalmie sympathique après cyclodiathermie perforante. Bull. Soc. Ophtalm. Paris 661 (1947).

VERREY, F.: Erfahrungen mit der unblutigen Cyclodiathermie nach Weekers. Schweiz. Ophthalm. Ges., 41. Gen.-Vers., Zürich, 1948. Ophthalm. Basel **117**, 281 (1949). Ref. Zbl. Ophthalm. **52**, 54 (1950).

— Eine neue Glaukomoperation. Schweiz. med. Wschr. **1949**, 1087. Ref. Zbl. Ophthalm. **53**, 211 (1950).

— Weitere Erfahrungen mit der retrociliaren Diathermocoagulation nach Weekers. Ophthalm. Basel **121**, 101 (1951).

VOGT, A.: Versuch zur intraokulären Druckherabsetzung mittels Diathermieschädigung des corpus ciliare (Cyclodiathermiestichelung). Schweiz. med. Wschr. **1936**, I, 593. Ref. Zbl. Ophthalm. **37**, 161 (1937).

— — Ophthalm. Ges. Genf, VI. 1936. Klin. Mbl. Augenhk. **97**, 672 (1936). Ref. Zbl. Ophthalm. **38**, 104 (1937).

— Die Zyklodiathermiepunktur (Z. D. P.) gegen Glaukom. Klin. Mbl. Augenhk. **103**, 591 (1939). Ref. Zbl. Ophthalm. **45**, 151 (1940).

— La ponction diathermique du corps ciliare contre le glaucome. Arch. Ophtalm. (Fr.) **3**, 1071 (1940). Ref. Zbl. Ophthalm. **48**, 75 (1943).

— Cyclodiathermiestichelung als ultima ratio. 33. Jahresvers. Schweiz. Ophthalm. Ges., Neuchâtel, IX. 1940. Klin. Mbl. Augenhk. **106**, 232 (1941). Ref. Zbl. Ophthalm. **47**, 331 (1942).

WAGNER, H.: Diathermiestichelung des corpus ciliare bei Glaukom. Schweiz. Ophthalm. Ges., Zürich, VI. 1939. Klin. Mbl. Augenhk. **104**, 344 (1940). Ref. Zbl. Ophthalm. **45**, 454 (1940).

WAGNER, H.: Cyclodiathermiestichelung bei einigen besonderen Fällen von Glaukom. 33. Jahresvers. Schweiz. Ophthalm. Ges., Neuchâtel, IX. 1940. Klin. Mbl. Augenhk. **106**, 231 (1941). Ref. Zbl. Ophthalm. **47**, 332 (1942).

— P. KARBACHER, G. MEYER, H. WOLF u. E. WEBER: Übersicht der bisherigen Operationsergebnisse der sämtlichen über 200 Fälle von Cyclodiathermiestichelung der Universitäts-Augenklinik Zürich gegen chronisches Glaukom. Klin. Mbl. Augenhk. **107**, 457 (1941). Ref. Zbl. Ophthalm. **48**, 76 (1943).

WALSCHE, L. DE: Etude histopathologique de l'uvéite hypertensive traitée par la cyclodiathermie. Bull. Soc. belge Ophtalm. **92**, 220 (1949). Ref. Zbl. Ophthalm. **55**, 107 (1951).

WEEKERS, L. et R.: Technique de la cyclodiathermie non perforante. Ann. Ocul. (Fr.) **180**, 76 (1947). Ref. Klin. Mbl. Augenhk. **118**, 668 (1951).

— La cyclodiathermie non perforante, opération complémentaire dans le traitement chirurgical de glaucome. Klin. Ophtalm. Univ. Liège, Ann. Ocul. **182**, 188 (1949). Ref. Zbl. Ophthalm. **52**, 395 (1950).

— Non perforating thermometric cyclodiathermy in treatment of hypertensive uveitis. Arch. Ophthalm. **40**, 509 (1948). Ref. Zbl. Ophthalm. **52**, 55 (1950).

— Les indications de la diathermie retrociliaire, non perforante thermométrique dans le traitement de l'hypertension oculaire. XVI. Conc. Ophtalm., 1950, Acta 950.

— et A. HEINTZ: Les effets tensionels eloignés de la Cyclodiathermie non perforante dans le traitement de glaucome chronique. Bull. Soc. belge Ophtalm. **92**, 210 (1949). Ref. Zbl. Ophthalm. **55**, 107 (1951).

— — — Arch. Ophtalm. **9**, 739 (1949). Ref. Zbl. Ophthalm. **54**, 39 (1951).

— et F. RUSSEL: Mode d'action de la cyclodiathermie non perforante. Klin. Ophtalm. Univ. Liège. Ophthalm. Basel **117**, 65 (1949). Ref. Zbl. Ophthalm. **51**, 217 (1950).

WEVE, H.: Über Augenerkrankungen in frühester Jugend. Ndld. Tschr. Geneesk. **1932**, 5228. Ref. Zbl. Ophthalm. **28**, 723 (1933).

Uvea.

BADER: Posttraumatische, respektive postoperative Iris-Cysten der Vorderkammer, geheilt durch Röntgenbestrahlung, bezw. Elektrolyse. Schweiz. Ophthalm. Ges., IX. 1933. Klin. Mbl. Augenhk. **92**, 404 (1934). Ref. Zbl. Ophthalm. **32**, 623 (1935).

CSAPODY, I.: Mit Diathermie operierte Chorioidalgeschwulst. (Ung.) Orv. Hetil. **1941**, 147. Klin. Mbl. Augenhk. **107**, 28 (1941). Ref. Zbl. Ophthalm. **47**, 343 (1942).

GARCIA-MIRANDA: Trattamento de la iridodialis traumatic par diatermocoagulazione. 38. Congr. hisp. Soc. Oftalm., Santander 4—9, 1950. Arch. Oftalm. hisp.-amer. (Span.) **11**, 513 (1951). Ref. Zbl. Ophthalm. **57**, 364 (1952).

GUIRAL y VIONDI, R.: Behandlung der operativen oder traumatischen Irishernien. (Span.) Rev. cub. Oto Neuro Oftalmiatr. **1**, 158 (1929). Ref. Zbl. Ophthalm. **24**, 414 (1931).

LAUBER, H.: Die diathermische Behandlung beginnender Aderhautgeschwülste. Dtsch Ophthalm. Ges., 4. VII. 1938. Ref. Zbl. Ophthalm. **41**, 369 (1938).

LINDNER, K.: Ciliarkörpersarkom. Wien. Ophthalm. Ges., 19. X. 1936. Z. Augenhk. **91**, 214 (1937). Ref. Zbl. Ophthalm. **38**, 657 (1937).

— Operative Entfernung eines im Kammerwinkel sitzenden Melanosarkoms. Wien. Ophthalm. Ges., 25. III. 1946. Wien. klin. Wschr. **1949**, 159. Ref. Zbl. Ophthalm. **52**, 88 (1950).

PILLAT, A.: Diskussion zu Safar: schwere Iridocyclitis nach Exzision eines Melanoma malignum der Iris. Wien. Ophthalm. Ges., 13. III. 1950. Klin. Mbl. Augenhk. **118**, 202 (1951).

SAFAR, K.: Postoperative Iriscyste, durch Elektrocoagulation geheilt. Wien. Ophthalm. Ges., 17. X. 1932. Z. Augenhk. **79**, 404 (1933). Ref. Zbl. Ophthalm. **29**, 388 (1933).

— Über eine Iriscyste im aphaken Auge, durch Elektrokoagulation geheilt. Z. Augenhk. **86**, 31 (1935). Ref. Zbl. Ophthalm. **34**, 344 (1935).

SAFAR, K.: Iridodialyse nach Staroperation, durch Elektrokoagulation geheilt. Wien. Ophthalm. Ges., V. 1946. Wien. klin. Wschr. **1949**, 175. Wien. Ophthalm. Ges., III. 1947. Wien. klin. Wschr. **1949**, 398. Ophthalm. Basel **114**, 77 (1947). Ref. Zbl. Ophthalm. **53**, 106 u. 258 (1950).

— Flächenhaftes Melanoblastom im Kammerwinkel, ein Jahr nach Elektrokoagulation. Wien. Ophthalm. Ges., 14. I. 1952. Klin. Mbl. Augenhk. **122**, 106 (1953).

STALLARD, H.: Chirurgie bösartiger Pigmentgeschwülste der Iris. Brit. J. Ophthalm. **35**, 774 (1951). Ref. Zbl. Ophthalm. **57**, 364 (1952).

SAVIN and PRICHARD: Chorioidal melanoma treated by surgical diathermy. Brit. J. Ophthalm. **26**, 551 (1942).

WEVE, H. J.: Ein Fall von Melanosarkom, behandelt mit diathermischer Koagulation. Niederl. Ges. Augenhk., Utrecht, 16. XII. 1939. Ref. Zbl. Ophthalm. **46**, 274 (1941).

— Cases of melanosarcoma, cured by diathermic treatment. Meet. Netherl. Ophthalm. Soc., Utrecht, 14. XII. 1947. Ophthalm. Basel **117**, 372 (1949). Ref. Zbl. Ophthalm. **52**, 184 (1950).

— Intraokulare Tumoren. (Holl.) Ndld. Tschr. Geneesk. **1938**, 123. Ref. Zbl. Ophthalm. **40**, 616 (1938).

Retina.

Glioma, Angiomatosis.

HEINZ, K.: Mit Erfolg operiertes Netzhautgliom am einzigen Auge. Wiss. Ärzteges. Innsbr., 10. I. 1947. Wien. klin. Wschr. **1947**, 833. Ref. Zbl. Ophthalm. **50**, 465 (1949).

KAYE, H.: Treatment of angiomatosis retinae. Arch. Ophthalm. **25**, 443 (1941). Ref. Zbl. Ophthalm. **47**, 313 (1942).

LEWIS, PH.: Diathermy treatment in retinal angiomatosis. Amer. J. Ophthalm. **30**, 334 (1947), and **31**, 829 (1948). Ref. Zbl. Ophthalm. **50**, 70 u. 414 (1950).

PILLAT, A.: Diskussion zu KURZ: Angiomatosis retinae. Wien. Ophthalm. Ges., 13. II. 1950. Ref. Klin. Mbl. Augenhk. **117**, 93 (1950).

RUMBAUR, W.: Über Angiomatosis retinae (Hippel-Lindausche Krankheit). Klin. Mbl. Augenhk. **106**, 168 (1941). Ref. Zbl. Ophthalm. **47**, 312 (1942).

SUURKULA, J.: Über die Behandlung bösartiger intraokularer Tumoren mit diathermischer Koagulation. (Estn.) Eesti Arst. **21**, 486 (1942). Ref. Zbl. Ophthalm. **48**, 494 (1943).

WEVE, H.: Gliom geheilt durch Diathermie. (Holl.) Niederl. Ges. Augenhk., 11. VI. 1934. Ndld. Tschr. Geneesk. **1933**, 4642. Ref. Zbl. Ophthalm. **30**, 489 (1934).

— Glioma, cured by diathermy surface-coagulation. 113. meet. Netherl. Ophthalm. Soc., Utrecht, 14. X. 1947. Ophthalm. Basel **117**, 371 (1949). Ref. Zbl. Ophthalm. **52**, 191 (1950).

— Angiomatosis retinae, cured by diathermy. Presentation of patient. 113. meet. Netherl. Ophthalm. Soc., Utrecht, 14. XII. 1947. Ophthalm. Basel **117**, 371 (1949). Ref. Zbl. Ophthalm. **52**, 184 (1950).

— Demonstrationen. (Holl.) Ndld. Tschr. Geneesk. **1938**, 4394. Ref. Zbl. Ophthalm. **42**, 436 (1939).

— Über die operative Behandlung von intraokulären Tumoren mit Erhaltung des Bulbus. Arch. Augenhk. **110**, 482 (1937). Ref. Zbl. Ophthalm. **39**, 549 (1937).

— Fundusabbildungen multipler Gefäßtumoren. (Holl.) 103. Vers. Niederl. Ges. Augenhk., Utrecht, 13. XII. 1941. Ndld. Tschr. Geneesk. **1942**, 1381. Ref. Zbl. Ophthalm. **48**, 376 (1943).

Ablatio retinae (Netzhautabhebung).

ADAMS, P. H.: Analysis and results of cases operated upon for retinal detachment. Trans. ophthalm. Soc. U. Kingd. **55**, 401 (1935). Ref. Zbl. Ophthalm. **36**, 122 (1936).

ALLEN, TH. D.: Failures and successes in the operative treatment of detachment of the retina. Amer. J. Ophthalm. III, **19**, 1000 (1936). Ref. Zbl. Ophthalm. **38**, 186 (1937).

AMSLER, M.: Mes premiers expériences avec le Gonin-Weve. Sonderdruck aus Bull. Soc. Ophtalm. Par., März 1933. Ref. Zbl. Ophthalm. **30,** 319 (1934).

— Est il encore nécessaire de repérer exactement les déchirures rétiniennes? Bull. Soc. Ophtalm. Par. **6,** 574 (1935). Ref. Zbl. Ophthalm. **35,** 591 (1936).

— Muß ein Retinariß operiert werden, auch wenn eine Ablatio nicht eingetreten war? Schweiz. Ophthalm. Ges., Juni 1938. Ref. Klin. Mbl. Augenhk. **101,** 920 (1938). Ref. Zbl. Ophthalm. **43,** 251 (1939).

ANGLANI, A.: Contributo della conoscenza ed alla terapia del distacco retinico con formacioni cistiche. Boll. Ocul. **18,** 923 (1939). Ref. Zbl. Ophthalm. **45,** 670 (1940).

ARRUGA, H.: Eigene Erfahrungen über die Behandlung der Netzhautablösung und Beschreibung der modernen Operationsverfahren. Arch. Oftalm. hisp.-amer. (Span.) **32,** 614 (1932). Ref. Zbl. Ophthalm. **28,** 575 (1933).

— La chorioidite adhésive expérimentale. Congr. Soc. franç. Ophtalm., Par., VII. 1932. Ref. Zbl. Ophthalm. **29,** 489 (1933).

— Ätiologie und Pathogenese der Netzhautablösung. Verh. 14. internat. Ophthalm. Kongr., Madrid, 1933, 2, Nr. 1, 5. dtsch. Zus.-Fass. 157 (1934). Ref. Zbl. Ophthalm. **32,** 675 (1935).

— Le repos après l'opération du décollement de la rétine. Bull. Soc. franç. Ophtalm. **47,** 352 (1934). Ref. Zbl. Ophthalm. **33,** 300 (1935).

— Present status of treatment of detachment of the retina. Arch. Ophthalm. **13,** 523 (1935). Ref. Zbl. Ophthalm. **34,** 184 (1935).

— Der heutige Stand der Behandlung der Netzhautablösung. Arch. Oftalm. hisp.-amer. (Span.) **35,** 514 (1935). Ref. Zbl. Ophthalm. **35,** 399 (1936).

— Le prognostic dans le traitement chirurgical du décollement de la rétine. Bull. Soc. franç. Ophtalm. **48,** 348 (1935). Ref. Zbl. Ophthalm. **36,** 705 (1936).

— Die Netzhautablösung. Deutsche Übersetzung von Velhagen jun., Barcelona, Buchdruckerei Nagsa, 1936. Ref. Zbl. Ophthalm. **37,** 251 (1937).

— Treatment of detachment of the retina. Arch. Ophthalm. **18,** 501 (1937). Ref. Zbl. Ophthalm. **40,** 410 (1938).

— Über die moderne Behandlung der Netzhautabhebung. (Span.) Rev. españ. Med. y Cir. Guerra **3,** 341 (1940). Ref. Zbl. Ophthalm. **47,** 570 (1942).

— Come mejorar los resultados operatorios del desprendimiento de la retina? Arch. Oftalm. hisp.-amer. (Span.), Nov. 1948.

— Quelques cas atypiques de décollement de la rétine. Bull. Soc. franç. Ophtalm. **61,** 369 (1948). Ref. Zbl. Ophthalm. **53,** 403 (1950).

— Quelques déductions à propos de deux mille cas de décollement de rétine opérés. Ophthalm. Basel **118,** 655 (1949). Ref. Zbl. Ophthalm. **53,** 275 (1950).

— La diatermia preventiva del desprendiamento de la retina. 28. Congr. hisp. Soc. Oftalm., Santander, 1950. Ref. Zbl. Ophthalm. **56,** 401 (1951/52).

— Considerations on the treatment of the retina. Roy. Soc. Med. London, 5, 1947. Ref. Zbl. Ophthalm. **50,** 142 (1949).

— Desprendimiento de la retina. XVI. Conc. Ophthalm., London, 1950, Acta 1141.

AVIZONIS, P.: Zur Diathermiebehandlung der Netzhautablösung. Acta med. Fac. Vitauti magni Univ. Kaun. 285 u. deutsch. Zus.-Fass. 327 (1934). Ref. Zbl. Ophthalm. **33,** 462 (1935).

— Behandlungsresultate der Netzhautablösung durch Diathermie nach Befunden der Klinik Kaunas. (Russ.) Sborn. v. osn. sorok. mauc. gejat. nauki M. T. Averbach 28 u. dtsch. Zus.-Fass. 48 (1935). Ref. Zbl. Ophthalm. **36,** 460 (1936).

— Expériences personelles sur le traitement de décollement de la rétine par la Diathermo-coagulation. Bull. Soc. franç. Ophtalm. **48,** 366 (1935). Ref. Zbl. Ophthalm. **36,** 702 (1936).

AVIZONIS, P.: Prognose der Netzhautabhebung ohne Riß. Schweiz. med. Wschr. **1939**, II, 1140. Ref. Zbl. Ophthalm. **44**, 633 (1940).

BAILLART: De la conduite à tenir dans le traitement actuel du décollement de la rétine. Bull. Soc. Ophtalm. Par. **6**, 507 (1935). Ref. Zbl. Ophthalm. **35**, 636 (1936).

— et SCHIFF-WERTHEIMER: Réflexions sur cent cas de décollement de la rétine opérés par diathermocoagulation. Bull. Soc. franç. Ophtalm. **48**, 373 (1935). Ref. Zbl. Ophthalm. **36**, 705 (1936).

BANGERTER, A.: Operationsmethode zum Verschluß von Netzhautlöchern am hinteren Augenpol, im besonderen von Makulalöchern. Ophthalm. Basel **100**, 351 (1940). Ref. Zbl. Ophthalm. **46**, 627 (1941).

BARRADA, M. A.: A few hints on operations for detachment of the retina. Bull. ophthalm. Soc. Egypt **27**, 22 (1934). Ref. Zbl. Ophthalm. **33**, 705 (1935).

BARTELS, M.: Statistik der Fälle von Netzhautabhebung. Klin. Mbl. Augenhk. **96**, 687 (1936). Ref. Zbl. Ophthalm. **37**, 187 (1937).

— Weitere Beobachtungen über Ablatiooperation nach Guist und Weve. Klin. Mbl. Augenhk. **90**, 800 (1933). Ref. Zbl. Ophthalm. **30**, 248 (1934).

BELGERI, F., u. M. DUSSELDORP: Netzhautablösung, behandelte Fälle. (Span.) Arch. Oftalm. B. Air. **9**, 359 (1934). Ref. Zbl. Ophthalm. **33**, 220 (1935).

— Operation der Netzhautablösung, in 30 Fällen erhaltene Ergebnisse. Arch. Oftalm. B. Air. **10**, 750 (1935). Ref. Zbl. Ophthalm. **36**, 219 (1936).

— — Vorgehen bei der Netzhautabhebung. (Span.) Acta I. Congr. argent. Oftalm. **2**, 400 (1938). Ref. Zbl. Ophthalm. **43**, 74 (1939).

— — Ergebnisse der Operation der Netzhautablösung in 30 Fällen. Sem. méd. (Span.) **1936**, I, 1252. Ref. Zbl. Ophthalm. **38**, 126 (1937).

BENCINI, A.: La diatermo-coagulazione nella cura del distacco retinico, etc. Boll. Ocul. **13**, 725 (1934). Ref. Zbl. Ophthalm. **32**, 302 (1935).

— L'elettrolisi bipolare nella cura del distacco retinico. Boll. Ocul. **17**, 693 (1938). Ref. Zbl. Ophthalm. **42**, 315 (1939).

BENEDICT, W. L.: Report of operations for detachment of the retina at the Mayo clinic. Surg. etc. **80**, 466 (1940). Ref. Zbl. Ophthalm. **45**, 526 (1940).

BERENS, CONRAD, D. S. HALL, B. SMITH, P. T. MCALPINE: Late results of operations for separation of the retina. Report of 304 operations performed at the N. Y. Eye and Ear Infirmary from 1929—1938. Surg. etc. **70**, 454 (1940). Ref. Zbl. Ophthalm. **45**, 526 (1940).

BINKHORST, P. G.: Operative Behandlung von Ablatio retinae. (Holl.) Ndld. Tschr. Geneesk. **1938**, 110. Ref. Zbl. Ophthalm. **40**, 707 (1938).

— Operativ behandelte Ablatio retinae. (Holl.) Ndld. Tschr. Geneesk. **1938**, 4388. Ref. Zbl. Ophthalm. **42**, 315 (1939).

— Operation der Netzhautablösung. (Holl.) Ndld. Tschr. Geneesk. **1939**, 4982. Ref. Zbl. Ophthalm. **44**, 633 (1940).

BÖCK, J.: Ein Fall von Netzhautablösung mit Schrumpfungsherd (Sternfalten). Wien. Ophthalm. Ges. 21. VI. 1943. Wien. klin. Wschr. **1948**, 87. Ref. Zbl. Ophthalm. **51**, 266 (1950).

BORGES DE SOUZA, A.: Die Netzhautablösung und deren Behandlung. (Port.) Livraria class. edit. 1937. Ref. Zbl. Ophthalm. **39**, 408 (1937).

— Le décollement de la rétine. Statistiques, technique opératoire, résultats. Presse méd. **1939**, II, 1537. Ref. Zbl. Ophthalm. **45**, 671 (1940).

BRÜCKNER, A.: Opération du décollement maculaire. Bull. Soc. Ophtalm. Par. **4**, 296 (1935). Ref. Zbl. Ophthalm. **34**, 619 (1935).

CAMPOS, R.: La saldatura della retina colle punture diatermiche multiple (sec. Safar), riserche histol. Ann. Ottalm. **62**, 360 (1934). Ref. Zbl. Ophthalm. **32**, 364 (1935).

Candian, F. L.: Un caso di distacco con lacerazioni multiple curato coi metodo Gonin, modificato da Weve. Ateneo parm. **II**, 5, 65 (1933). Ref. Zbl. Ophthalm. **29**, 396 (1933).

— Sulla possibilità di semplificare la technica operatoria in casi di distacco retinico prodotto da foro maculare. 35. Congr. Firenze, 1. VI. 1939. Atti Congr. Oftalm. Ital. **147**, 739. Ref. Zbl. Ophthalm. **46**, 352 (1941).

Caramazza, F.: Sulla cura del distacco retinico con la diatermocoagulazione. Boll. Ocul. **13**, 951 (1934). Ref. Zbl. Ophthalm. **32**, 557 (1935).

Cattaneo, D.: Sulla diatermocoagulazione nella cura del distacco di retina. Studi Sassaresi **11**, 463 (1933). Ref. Zbl. Ophthalm. **30**, 395 (1934).

Cavara, V.: Osservazioni sulla terapia chirurgicale del distacco idiopatico della retina con particolare riguardo al metodo diatermico. Boll. Ocul. **14**, 1307 (1935). Ref. Zbl. Ophthalm. **35**, 334 (1936).

Chitnis, V. K.: Diathermy in the treatment of detachment of retina as practised in the Sir C. J. Ophthalm. Hospital, Bombay. Fol. ophthalm. orient. (Pal.) **2**, 107 (1936). Ref. Zbl. Ophthalm. **37**, 253 (1937).

Clausen: Zur Operation der Behandlung der Netzhautablösung. Dtsch. Ophthalm. Ges., Mai 1932. Ref. Zbl. Ophthalm. **27**, 188 (1932).

Cooke, Cl. T.: A new electrode for surgical diathermy of the retina. Arch. Ophthalm. **15**, 711 (1936). Ref. Zbl. Ophthalm. **36**, 703 (1936).

Coppez, M. H.: Sur le traitement actuel du décollement de la rétine. Bull. Acad. Méd. Belg., Brux., V, 13, 381 (1933). Ref. Zbl. Ophthalm. **30**, 247 (1933).

— Sur les conditions que doivent réaliser les interventions opératoires dans le décollement de la rétine. Arch. Ophtalm. **50**, 391 (1933). Ref. Zbl. Ophthalm. **30**, 391 (1934).

— Quelques réflexions sur les traitements actuels du décollement rétinien. Bull. Soc. Ophtalm. Par. **6**, 472 (1933). Ref. Zbl. Ophthalm. **30**, 743 (1934).

Coppez, L.: Le traitement opératoire du décollement de la rétine et les deux écoles de Vienne. Bull. Soc. belge Ophtalm. **64**, 64 (1932). Ref. Zbl. Ophthalm. **28**, 315 (1933).

— L'électrode pyrométrique et son application au traitement du décollement de la rétine par la diathermocoagulation transsclérale. Bull. Soc. belge Ophtalm. **65**, 45 (1932). Ref. Zbl. Ophthalm. **29**, 329 (1933).

— Le dosage de la diathermocoagulation transsclérale par l'électrode pyrométrique. Congr. Soc. franç. Ophtalm., VII. 1932. Ref. Zbl. Ophthalm. **29**, 493 (1933).

— Chorioidites adhésives expérimentales pratiquées à l'aide de l'électrode pyrométrique (Note préliminaire). Bull. Soc. belge Ophtalm. **66**, 20 (1933). Ref. Zbl. Ophthalm. **30**, 45 (1934).

— L'utilisation de l'électrode pyrométrique dans le traitement du décollement rétinien. Arch. Ophtalm. (Fr.) **50**, 598 (1933). Ref. Zbl. Ophthalm. **30**, 394 (1934).

— L'électrode pyrométrique et son emploi dans la diathermocoagulation transsclérale. Bull. Soc. Ophtalm. Par. **6**, 495 (1933). Ref. Zbl. Ophthalm. **30**, 743 (1934).

— Chorioidites expérimentales pratiquées à l'aide de l'électrode pyrométrique, l'étude anatomique des lésions de l'oeil humain. Bull. Soc. franç. Ophtalm. **47**, 327 (1934). Ref. Zbl. Ophthalm. **33**, 368 (1935).

— Behandlung der Netzhautablösung mit transskleraler Diathermiekoagulation mit pyrometrischer Elektrode. Verh. 14. internat. Ophthalm. Kongr., Madrid 1933, **4**, 123 (1934). Ref. Zbl. Ophthalm. **32**, 676 (1935).

— Le traitement du décollement de la rétine par la diathermocoagulation pyrométrique. Etude expérimentelle et clinique. Arch. internat. Méd. expér. (Belg.) **9**, 177 (1934). Ref. Zbl. Ophthalm. **32**, 301 (1935).

— Perfectionnement apporté à l'électrode pyrométrique. Bull. Soc. belge Ophtalm. **69**, 119 (1934). Ref. Zbl. Ophthalm. **33**, 536 (1935).

— Detachment of the retina. Treatment by means of the pyrometric electrode. Arch. Ophthalm. 13, 1 (1935). Ref. Zbl. Ophthalm. **33**, 536 (1935).

COPPEZ, L.: Présentation de malades opérés de décollement de la rétine par la diathermocoagulation pyrométrique. Bull. Soc. belge Ophtalm. **70,** 11 (1935). Ref. Zbl. Ophthalm. **35,** 47 (1936).

— Considérations sur la diathermocoagulation pyrométrique. Bull. Soc. Ophtalm. Par. **6,** 575 (1935). Ref. Zbl. Ophthalm. **35,** 591 (1936).

— Améliorations apportés à la technique de la diathermocoagulation pyrométrique dans le traitement du décollement. Bull. Soc. Ophtalm. Par. **48,** 385 (1935). Ref. Zbl. Ophthalm. **36,** 703 (1936).

— Considérations sur cent cas de décollement de la rétine opérés par la diathermocoagulation pyrométrique. Bull. Soc. belge Ophtalm. **72,** 53 (1936). Ref. Zbl. Ophthalm. **37,** 374 (1937).

— Décollement de la chorioide après opération de la rétine. Bull. Soc. belge Ophtalm. **79,** 154 (1940). Ref. Zbl. Ophthalm. **45,** 517 (1940).

— Considérations sur pathogénie du décollement de la rétine et sur son traitement par la diathermocoagulation pyrométrique. Bull. Acad. Méd. Belg., Brux., VI, **6,** 225 (1941). Ref. Zbl. Ophthalm. **48,** 27 (1941).

CORNET, E.: Les rétinopexies. Ann. Ocul. (Fr.) **179,** 112 (1946).

COSMETATOS, G. T.: L'opération de décollement de la rétine par la thermoponction et la thermocoagulation. Arch. Ophtalm. (Fr.) N. I, 579 (1937). Ref. Zbl. Ophthalm. **39,** 622 (1937).

— Meine Erfahrungen über die Operation der Netzhautablösung durch die Diathermokoagulation. Klin. Mbl. Augenhk. **103,** 452 (1939). Ref. Zbl. Ophthalm. **44,** 634 (1940).

CUSTODIS: Über Netzhautablösung und ihre Behandlung in den Jahren 1933—1936 an der Akademie-Augenklinik Düsseldorf. Klin. Mbl. Augenhk. **96,** 688 (1936). Ref. Zbl. Ophthalm. **37,** 187 (1937).

DELLAPORTA, A.: Über transbulbäre Lokalisation im Fundus. Klin. Mbl. Augenhk. **118,** 337 (1951).

— Ein weiterer Fall von Makulaloch, geheilt mit Endodiathermie. Wien. Ophthalm. Ges., 10. XII. 1951. Ref. Klin. Mbl. Augenhk. **122,** 99 (1953).

DENTI, A. V.: La endotermocoagulazione nella cura del distacco di retina. Osp. maggiore **23,** 217 (1935). Ref. Zbl. Ophthalm. **34,** 707 (1935).

DUNNINGTON, J. H., and J. P. MACNIE: Detachment of the retina. Operativ results in one hundred fifty cases. Arch. Ophthalm. **13,** 191 (1935). Ref. Zbl. Ophthalm. **33,** 706 (1935).

— — Detachment of the retina. Operative results in 164 cases. Arch. Ophthalm. **18,** 532 (1937). Ref. Zbl. Ophthalm. **40,** 187 (1938).

DOUCET, M.: Guérison chirurgical d'un décollement rétinien par perforation maculaire. Arch. Ophtalm. **7,** 284 (1947). Ref. Zbl. Ophthalm. **50,** 323 (1949).

EGGERT, W.: Über die Entstehung und Behandlung der Netzhautablösung. Tübingen, Diss. 1938. Ref. Zbl. Ophthalm. **46,** 552 (1941).

EHLERS, H.: Results derived from diathermy treatment of amotio retinae. Acta ophthalm. Kobenh. **13,** 131 (1935). Ref. Zbl. Ophthalm. **34,** 707 (1935).

— Further results derived from diathermy treatment of detachment of the retina. Acta ophthalm. Kobenh. **14,** 493 (1936). Ref. Zbl. Ophthalm. **38,** 184 (1937).

ENGELKING, E.: Gonin oder Weve? Erfahrungen mit der operativen Behandlung der Netzhautablösung. Klin. Mbl. Augenhk. **91,** 289 (1933). Ref. Zbl. Ophthalm. **30,** 393 (1934).

— Welcher Technik soll sich der praktische Arzt bei der operativen Behandlung der Netzhautablösung bedienen? Klin. Mbl. Augenhk. **102,** 568 (1939). Ref. Zbl. Ophthalm. **43,** 617 (1939).

FANTA, H.: Über Behandlung und Erfolge bei Netzhautabhebung. Klin. Mbl. Augenhk. **120,** 469 (1952).

FAVALORO, G.: Su tre casi non comuni di distacco retinico. Boll. Soc. med.-chir. Catania 5, 217 (1937). Ref. Zbl. Ophthalm. 39, 410 (1937).

FISCHER, F.: Anatomische Befunde zur Behandlung der Netzhautablösung mit multipler diathermischer Stichelung. Z. Augenhk. 83, 95 (1934). Ref. Zbl. Ophthalm. 32, 303 (1935).

FLEISCHER, F.: Wann soll eine prophylaktische Anheftung der Netzhaut ausgeführt werden? Klin. Mbl. Augenhk. 112, 20 (1947). Ref. Zbl. Ophthalm. 50, 380 (1949).

FORTUNATO, F.: Sulla guarigione spontanea del distacco di retina. Gi. Ital. oftalm. 2, 70 (1948). Ref. Zbl. Ophthalm. 53, 443 (1950).

FRANCESCHETTI, A., et C. BALAVAINE: L'opération prophylactique du décollement de la rétine. Schweiz. Ophthalm. Ges., 1938. Ophthalm. Basel 117, 259 (1949).

GENET, L.: Déchirures rétiniennes sans décollement. Bull. Soc. franç. Ophtalm. 49, 262 (1936). Ref. Zbl. Ophthalm. 38, 711 (1937).

— Traitement du décollement rétinier par diathermocoagulation perforante. Arch. Ophtalm. 49, 710 (1932). Ref. Zbl. Ophthalm. 28, 687 (1933).

— Trois cas consécutifs de décollement rétinien guéris par la diathermocoagulation. Ann. Ocul. 169, 281 (1932). Ref. Zbl. Ophthalm. 27, 653 (1932).

— Décollement de la rétine, évolution de cicatrices choriorétiniennes, abtenues par diathermie externe. Boll. Soc. franç. Ophtalm. 47, 316 (1935). Ref. Zbl. Ophthalm. 33, 377 (1935).

GIFFORD, S. R.: Surgical treatment of retinal detachment. Arch. Ophthalm. 16, 405 (1936). Ref. Zbl. Ophthalm. 30, 139 (1934).

GOERLITZ, M.: Über Erfahrungen bei der operativen Behandlung der Netzhautabhebung. Klin. Mbl. Augenhk. 91, 1 (1933). Ref. Zbl. Ophthalm. 30, 139 (1934).

GOLDMANN: Lochfinder für die Operation der Netzhautabhebung. Klin. Mbl. Augenhk. 97, 251 (1936). Ref. Zbl. Ophthalm. 37, 457 (1937).

— u. BANGERTER: Methodik zur transvitrealen Operation von Makulalöchern bei Netzhautabhebung an der Spaltlampe mit Kontaktglas. Demonstration Schweiz. Ophthalm. Ges., IX. 1943. Ophthalm. Basel 107, 78 (1944).

GONIN, J.: Le décollement de la rétine. Pathogénie, Traitement. Lausanne: Payot et Co., 1934.

— Mes expériences avec l'électrocoagulation dans le décollement rétinien. Arch. Ophtalm. 50, 336 (1933). Ref. Zbl. Ophthalm. 29, 732 (1933).

— L'état actuel du traitement opératoire du décollement rétinien. Rev. med. Suisse rom. 54, 366 (1934). Ref. Zbl. Ophthalm. 31, 538 (1934).

GOULDEN, C. B.: Analysis and results of cases operated upon for retinal detachment. Trans. ophthalm. Soc. U. Kingd. 55, 407 (1935). Ref. Zbl. Ophthalm. 36, 57 (1936).

GOULDING, H.: Detached retina, Safars operation. Trans. ophthalm. Soc. U. Kingd. 55, 624 (1935). Ref. Zbl. Ophthalm. 36, 58 (1936).

GRADLE, H. S.: A simple needle for diathermy treatment of retinal detachment. Amer. J. Ophthalm. III, 18, 956 (1935). Ref. Zbl. Ophthalm. 35, 399 (1936).

— and S. J. MEYER: The surgery of retinal detachment and results of various methods. Amer. J. Ophthalm. III, 19, 873 (1936). Ref. Zbl. Ophthalm. 37, 636 (1937).

GRAFTON, E. G. jr., and J. S. GUYTON: The value of injecting saline into the vitreous as an adjoint to diathermy operations for retinal detachment. Amer. J. Ophthalm. 31, 299 (1948). Ref. Zbl. Ophthalm. 53, 275 (1950).

GREEVES, R. A.: The modern operative treatment of detachment of the retina. Lancet 1933, I, 299. Ref. Zbl. Ophthalm. 29, 332 (1933).

— Analysis and results of cases, operated upon for retinal detachment. Trans. ophthalm. Soc. U. Kingd. 55, 392 (1935). Ref. Zbl. Ophthalm. 36, 59 (1936).

GRESSE, E. B.: A modified electrodiathermic technic for retinal detachment. Report of 6 cases, presentation of modified instrument. Amer. J. Ophthalm. III, **17**, 317 (1934). Ref. Zbl. Ophthalm. **31**, 648 (1934).

GRIEGER u. BRENTANO: Bemerkungen zur Operation der Netzhautabhebung. Klin. Mbl. Augenhk. **99**, 550 (1937). Ref. Zbl. Ophthalm. **40**, 330 (1938).

GROENVALL, H.: Über operative Behandlung der Netzhautablösung (Schwed.) Sv. Läkartidn. **1934**, 689. Ref. Zbl. Ophthalm. **32**, 236 (1935).

— Operative Behandlung der Netzhautablösung nebst Erfahrungen über die Diathermie. Verh. Ophthalm. Ges. 1934/35, 41. Hosp.tid. (Dän.) 1935. Ref. Zbl. Ophthalm. **36**, 123 (1936).

— Operierte Netzhautabhebung mit Fovearuptur. Nord. med. (Stockh.) **1943**, 3359 (Schwed.). Ref. Zbl. Ophthalm. **49**, 110 (1943).

GUILLOT, P.: Des déchirures rétiniens sans décollement. Bull. franç. Ophtalm. **48**, 317 (1938). Ref. Zbl. Ophthalm. **36**, 703 (1936).

HARTMANN, E.: Panophtalmie à staphylocoques dorés après opération du décollement de la rétine. Bull. Soc. Ophtalm. Par. **4**, 233 (1933). Ref. Zbl. Ophthalm. **44**, 294 (1940).

HESKY, M.: Guarigione di un distacco retinico con ampia lazerazione in alto, trattato conservaziamente. Considerazioni riguardanti il mecanismo del riacollamento e direttive per la terapia conservativa quale parte integrante della chirurgica. Boll. Ocul. **14**, 177 (1935). Ref. Zbl. Ophthalm. **34**, 706 (1935).

HESSBERG: Operative Behandlung der Netzhautablösung nach kombinierter Methode von Guist, Weve, Meller. Klin. Mbl. Augenhk. **89**, 825 (1932). Ref. Zbl. Ophthalm. **29**, 191 (1932).

HEUVEN, J. A. VAN: The localisation of the retinal hole. Brit. J. Ophthalm. **20**, 39 (1936). Ref. Zbl. Ophthalm. **35**, 611 (1936).

HILLERS, B. E.: Anatomische Untersuchung an einem Auge mit frischer Netzhautablösung 8 Tage nach Safarscher Diathermieoperation. Hamburg, Diss. 1936.

HINE, M. L.: Reattachment of the retina after discission of soft cataract. Proc. roy. Soc., Lond. **28**, 353 (1935). Ref. Zbl. Ophthalm. **33**, 706 (1935).

— Reattachment of right detached retina after extensive operation to seal up seven holes. Proc. roy. Soc., Lond. **29**, 383 (1936). Ref. Zbl. Ophthalm. **36**, 174 (1936).

HIPPEL, E. v.: Über meine bisherigen Ergebnisse bei der operativen Behandlung der Netzhautablösung mit Bemerkungen über traumatische Ablösung. Klin. Mbl. Augenhk. **92**, 145 (1934). Ref. Zbl. Ophthalm. **31**, 473 (1934).

HRUBY, K.: Bericht über die Operationserfolge bei den im Jahre 1939 an der II. Universitäts-Augenklinik Wien eingetretenen Fällen von Netzhautabhebung. Dtsch. Ophthalm. Ges., 1940. Ref. Zbl. Ophthalm. **45**, 642 (1940).

— Kombinierte Operation infauster Ablatiofälle. Klin. Mbl. Augenhk. **120**, 481 (1952).

HUDELO: L'électrolyse bipolaire dans le traitement de décollement de la rétine. Bull. Soc. Ophtalm. Par. **7**, 642 (1935). Ref. Zbl. Ophthalm. **35**, 591 (1936).

IDZUHA, S.: Über Netzhautriß bei Netzhautablösung. (Japan.) Acta Soc. ophthalm. jap. **40**, 1811, dtsch. Zus.-Fass. 112 (1936). Ref. Zbl. Ophthalm. **38**, 60 (1937).

— Über die Pyrometrie bei der Diathermieoperation der Netzhautabhebung. Acta Soc. ophthalm. jap. **43**, 2026, dtsch. Zus.-Fass. 121 (1939). Ref. Zbl. Ophthalm. **47**, 94 (1942).

— Über Statistik der durch Diathermie operierten Netzhautablösung. Acta Soc. ophthalm. jap. **43**, 2049, dtsch. Zus.-Fass. 123 (1939). Ref. Zbl. Ophthalm. **47**, 94 (1942).

IMRE, J. v.: Erfahrungen über Operationsergebnisse bei Netzhautablösung. Klin. Mbl. Augenhk. **92**, 676 (1934). Ref. Zbl. Ophthalm. **32**, 91 (1935).

— Über die Elektrolyse zum Verschluß des Netzhautrisses nebst Bemerkungen zur Wahl der geeigneten Methode. Z. Augenhk. **84**, 303 (1934). Ref. Zbl. Ophthalm. **33**, 219 (1935).

Imre, J. v.: Weitere Angaben zur Elektrolyse gegen Netzhautablösung. Z. Augenhk. **85**, 336 (1935). Ref. Zbl. Ophthalm. **34**, 125 (1935).

— Die Operation der am hinteren Augenpol liegenden Netzhautrisse. Szemeszet (Sonderbeil. Orv. Hetil. [Ung.] **1935**, 40) **70**, 22. Ref. Zbl. Ophthalm. **35**, 219 (1936).

Jaensch, P. A.: Wesen und Behandlung der Netzhautablösung. Med. Klin. **1933**, II, 1033. Ref. Zbl. Ophthalm. **30**, 140 (1934).

Jameson, P. Ch.: Operative treatment of detached retina. Principles observed by 6 individual operators. Arch. Ophthalm. **16**, 996 (1936). Ref. Zbl. Ophthalm. **38**, 476 (1937).

Jeandelize, P.: Résultats immédiats de l'exclusion de la déchirure rétinienne par la diathermie. Bull. Soc. Ophtalm. Par. **3**, 216 (1933). Ref. Zbl. Ophthalm. **30**, 743 (1934).

— et R. Baudot: Présentation de malades atteints de décollement rétinien et traités par la thermoponction, le crayon de potasse et la diathermie. Comparaisons du résultat obtenu par ces différents procédés. Bull. Soc. Ophtalm. Par. **6**, 485 (1933). Ref. Zbl. Ophthalm. **30**, 742 (1934).

— — Nos résultats actuels dans le traitement du décollement de la rétine par diathermie. Arch. Ophtalm. (Fr.) **50**, 793 (1933). Ref. Zbl. Ophthalm. **31**, 184 (1934).

— — Aspects de déchirure rétinienne sans décollement appréciable. Barrage du décollement. Ann. Ocul. **170**, 515 (1933). Ref. Zbl. Ophthalm. **30**, 140 (1934).

— — Atteinte directe et exclusion dans le traitement du décollement rétinien. Bull. Soc. Ophtalm. Par. **7**, 498 (1934). Ref. Zbl. Ophthalm. **33**, 158 (1935).

— — et A. Gault: Traitement par la diathermocoagulation du décollement rétinien sans déchirure visible ou avec déchirure incertaine. Arch. Ophtalm. **51**, 511 (1934). Ref. Zbl. Ophthalm. **32**, 493 (1935).

— — — Traitement par la diathermocoagulation du décollement rétinien sans déchirure visible ou avec déchirure incertaine. Bull. Soc. franç. Ophtalm. **47**, 338 (1934). Ref. Zbl. Ophthalm. **33**, 300 (1935).

— — — Déchirures rétiniennes sur fond blanc. Bull. Soc. Ophtalm. Par. **4**, 277 (1935). Ref. Zbl. Ophthalm. **34**, 619 (1935).

— — — Stabilisation du décollement rétinien. Barrages pathologiques et barrages opératoires. Bull. Soc. Ophtalm. Par. **6**, 600 (1935). Ref. Zbl. Ophthalm. **35**, 521 (1936).

— — — Résultat du traitement du décollement rétinien par la diathermocoagulation. Statistique opératoire. Bull. Soc. franç. Ophtalm. **49**, 269 (1936). Ref. Zbl. Ophthalm. **38**, 710 (1937).

— — Genet: Deux cas de troubles trophiques de la cornée après l'opération du décollement de la rétine. Bull. Soc. Ophtalm. Par. **4**, 280 (1935). Ref. Zbl. Ophthalm. **34**, 619 (1935).

Jess, A.: Besondere Fälle von Ablatio retinae und ihre Heilung, Netzhautcyste. Klin. Mbl. Augenhk. **96**, 531 (1936). Ref. Zbl. Ophthalm. **36**, 701 (1936).

— Temporäre Skleraleindellung als Hilfsmittel bei der Operation der Netzhautablösung. Klin. Mbl. Augenhk. **99**, 318 (1937). Ref. Zbl. Ophthalm. **40**, 62 (1938).

— Elektrochirurgie des Auges und seiner Umgebung. Klin. Mbl. Augenhk. **87**, 838 (1931). Ref. Zbl. Ophthalm. **26**, 790 (1932).

— Experimentelle Grundlagen für die Anwendung von Hochfrequenzstrom am Auge bei Behandlung der Netzhautablösung und der Extraktion der Linse. Dtsch. Ophthalm. Ges., Leipzig, 1932. Ref. Zbl. Ophthalm. **27**, 190 (1932).

— Beobachtungen und Erfahrungen an über 600 Operationen der Netzhautablösung. Dtsch. Ophthalm. Ges., 1940. Ref. Zbl. Ophthalm. **45**, 643 (1940).

— Zur Frage der prophylaktischen Netzhautanheftung bei drohender Ablösung. Graefes Arch. **141**, 538 (1940). Ref. Zbl. Ophthalm. **45**, 525 (1940).

— Beobachtungen und Erfahrungen an mehr als 750 Operationen der Netzhautabhebung. Dtsch. med. Wschr. **1941**, II, 755. Ref. Zbl. Ophthalm. **47**, 254 (1942).

KADLICKY, R.: Operative Behandlung der Netzhautablösung. (Tschech.) Českosl. Ofthalm. **1**, 61, dtsch. Zus.-Fass. 66 (1933). Ref. Zbl. Ophthalm. **31**, 471 (1934).

— Weitere Ergebnisse der operativen Behandlung der Netzhautablösung. (Tschech.) Českosl. Ofthalm. **2**, 71, dtsch. Zus.-Fass. 78 (1935). Ref. Zbl. Ophthalm. **34**, 252 (1935).

KEYMS, J.: Detachment of the retina. Brit. med. J. 3952, 673 (1937). Ref. Zbl. Ophthalm. **37**, 502 (1937).

KING, E. F.: A series of thirty one cases of retinal detachment treated by diathermy. Brit. J. Ophthalm. **17**, 287 (1933). Ref. Zbl. Ophthalm. **29**, 732 (1933).

KLEIN, M.: Research into the physics of diathermic coagulation on the eye: some practical hints into the performance of operations. Trans. ophthalm. Soc. U. Kingd. **55**, 84 (1935). Ref. Zbl. Ophthalm. **36**, 24 (1936).

— Nadel und Nadelhalter zur Vereinfachung der Mikrokoagulationsoperation der Netzhautablösung. Z. Augenhk. **86**, 127 (1935). Ref. Zbl. Ophthalm. **34**, 620 (1935).

KNAPP, A.: Operative treatment of retinal detachment with electrocoagulation. Arch. Ophthalm. **10**, 733 (1933). Ref. Zbl. Ophthalm. **31**, 58 (1934).

— Present state of the operative treatment for detachment of the retina in Europe. Arch. Ophthalm. **13**, 1014 (1935). Ref. Zbl. Ophthalm. **34**, 541 (1935).

KNAPP, P.: Operation der Netzhautablösung nach Weve. Klin. Mbl. Augenhk. **92**, 409 (1934). Ref. Zbl. Ophthalm. **31**, 648 (1934).

KNOBLOCH, R.: Filtration der subretinalen Flüssigkeit durch die Sklera. (Tschech.) Českosl. Ofthalm. **2**, 79, dtsch. Zus.-Fass. 86 (1935). Ref. Zbl. Ophthalm. **34**, 185 (1935).

KRONFELD, P. C.: Function of the reattached retina. Arch. Ophthalm. **10**, 646 (1933). Ref. Zbl. Ophthalm. **30**, 602 (1934).

KUBIK, J.: Die operative Therapie der Netzhautablösung. Klin. Mbl. Augenhk. **94**, 700 (1935). Ref. Zbl. Ophthalm. **34**, 541 (1935).

KUEMMEL, R.: Bericht über die Frage der Netzhautablösung. Heilverfahren und Anschauungsweisen. Zbl. Ophthalm. **30**, 529 (1934) (Sammelreferat).

KURZ, O.: Netzhautcysten. Klin. Mbl. Augenhk. **101**, 437 (1938). Ref. Zbl. Ophthalm. **42**, 439 (1939).

LANGDON, H. M.: Treatment of detachment of the retina by use of the thermophore. Amer. J. Ophthalm. III, **21**, 525 (1938). Ref. Zbl. Ophthalm. **42**, 42 (1939).

LARSSON, S.: Operative Behandlung von Netzhautablösung mit Elektroendothermie und Trepanation. Acta ophthalm. Kobenh. **8**, 172 (1930). Ref. Zbl. Ophthalm. **24**, 175 (1931).

— Results of electro-endothermy on detachment of the retina. Acta ophthalm. Kobenh. **10**, 173 u. 31 (1932). Ref. Zbl. Ophthalm. **27**, 651 (1932).

— Electroendothermy in detachment of the retina. Arch. Ophthalm. **7**, 661 (1932). Ref. Zbl. Ophthalm. **27**, 725 (1932).

— Meine Erfahrungen über die diasklerale Endothermie bei Netzhautablösung. Dtsch. Ophthalm. Ges., VIII. 1934. Ref. Zbl. Ophthalm. **32**, 16 (1935).

— Über die Netzhautablösung und ihre operative Behandlung. (Schwed.) Nord. med. Tskr. **1935**, 201. Ref. Zbl. Ophthalm. **33**, 704 (1935).

LINDE, L.: Zur Frage der prophylaktischen Anheftung der Netzhaut. Klin. Mbl. Augenhk. **113**, 140 (1948). Ref. Zbl. Ophthalm. **51**, 60 (1950).

LINDNER, K.: Nachträgliche Heilung eines Falles von Netzhautablösung mit Loch in der Makula. Z. Augenhk. **81**, 186 (1933). Ref. Zbl. Ophthalm. **30**, 247 (1934).

— Über die Verwendung der Lochbrille bei Behandlung von Netzhautabhebung. Z. Augenhk. **79**, 191 (1932/33) u. Wien. Ophthalm. Ges., VI. 1932, Z. Augenhk. **78**, 303 (1932). Ref. Zbl. Ophthalm. **28**, 508 (1933).

LINDNER, K.: Über die Lokalisation von Netzhautstellen mit Hilfe der ophthalmoskopischen Durchleuchtung nebst einem Beitrag zur Lokalisation von intraokulären Fremdkörpern. Vers. Ophthalm. Ges. Heidelberg, S. 98 (1934). Ref. Zbl. Ophthalm. **32,** 14 (1935).

— Über den derzeitigen Stand der Behandlung der Netzhautablösung. Wien. klin. Wschr. **1935,** I, 240. Ref. Zbl. Ophthalm. **34,** 57 (1935).

— Bemerkenswerte Fälle von Netzhautabhebung. Wien. Ophthalm. Ges., V. 1936. Z. Augenhk. **90,** 223 (1936). Ref. Zbl. Ophthalm. **38,** 59 (1937).

— Operative Behandlung der Netzhautabhebung, in THIEL: Ophthalmologische Operationslehre. Leipzig: Thieme, 1943.

LOEFFLER: Ablatiorezidiv, durch Operation nach Larsson geheilt. Z. Augenhk. **76,** 405 (1931). Ref. Zbl. Ophthalm. **27,** 568 (1932).

LOEHLEIN, W.: Entstehung und Behandlung der Netzhautablösung. Dtsch. med. Wschr. **1936,** I, 546. Ref. Zbl. Ophthalm. **36,** 460 (1936).

LOEWENSTEIN, A.: Zur Behandlung der Netzhautablösung. Klin. Mbl. Augenhk. **94,** 491 (1935). Ref. Zbl. Ophthalm. **34,** 708 (1935).

MACHEMER, H.: Über die Vorgänge am lebenden Gewebe bei Einwirkung des galvanischen Stromes (Beiträge zur elektrolytischen Behandlung der Netzhautabhebung). Klin. Mbl. Augenhk. **93,** 489 (1934). Ref. Zbl. Ophthalm. **33,** 106 (1935).

— Klinische Erfahrungen über die Behandlung der Netzhautablösung mit Elektrolyse. Klin. Mbl. Augenhk. **94,** 112 (1935). Ref. Zbl. Ophthalm. **33,** 705 (1935).

— Zur Geschichte der Behandlung der Netzhautablösung mit Elektrolyse. Klin. Mbl. Augenhk. **94,** 193 (1935). Ref. Zbl. Ophthalm. **34,** 57 (1935).

— Die Anwendungsform der Elektrolyse und ihre Bedeutung bei der Behandlung der Netzhautablösung. Dtsch. Ophthalm. Ges., 1940. Ref. Zbl. Ophthalm. **45,** 641 (1940).

MAGGIORE, L.: La diatermoterapia del distacco retinico con particolare riguardo ai casi irreparabile scontinuità de la retina. Ann. Ottalm. **64,** 445 (1936). Ref. Zbl. Ophthalm. **37,** 445 (1937).

MAMOLI, L.: Distacco di retina con foro maculare. Tentativo di nuova terapia. Atti Soc. oftalm. ital. **41,** (1936). Ref. Zbl. Ophthalm. **37,** 252 (1937).

— Un cas de décollement de la rétine avec trou de la macula. Tentative de thérapeutique par la diathermie transbulbaire. Ann. Ocul. **174,** 309 (1937). Ref. Zbl. Ophthalm. **39,** 409 (1937).

MANEN, J. C. VAN: Ein Periskop als Hilfsmittel zur diaskleralen Durchleuchtung zur Netzhautlokalisation. Klin. Mbl. Augenhk. **94,** 497 (1935). Ref. Zbl. Ophthalm. **34,** 559 (1935).

— Die diathermische Behandlung der Netzhautabhebung in der Universitäts-Augenklinik Utrecht und ihre Ergebnisse im Jahre 1935. Utrecht: Broekhoff, 1936. Ref. Zbl. Ophthalm. **37,** 443 (1937).

MANES, A. J.: Die Gefahren der Diathermienadel. (Span.) Sem. méd. **1934,** II. Ref. Zbl. Ophthalm. **33,** 219 (1935).

— Methode nach Safar bei der Netzhautablösung. (Span.) Sem. méd. **1933,** II, 1163. Ref. Zbl. Ophthalm. **30,** 662 (1934).

— Moderne therapeutische Bestrebungen bei Netzhautablösung. (Span.) Rev. Asoc. med. Argent. **47,** 2871 (1933). Ref. Zbl. Ophthalm. **30,** 393 (1934).

u. J. MOULIE: Erste in Argentinien erfolgreich mit Elektrodiathermie operierte Fälle von Netzhautablösung. (Span.) Sem. méd. **1933,** II, 604. Ref. Zbl. Ophthalm. **30,** 393 (1934).

MANZUTTO, G.: Relazione su casi di distacco di retina operati secondo i più recenti sistemi. Bol. Assoc. med. triest. **26,** 550 (1935). Ref. Zbl. **35,** 284 (1936).

MARSHALL, J.: Safars method for treatment of detachment of the retina by diathermy. Proc. roy. Soc., Lond. **26,** 755 (1933). Ref. Zbl. Ophthalm. **29,** 605 (1933).

MARSHALL, J.: Multipuncture diathermy operation, Safars method. Proc. roy. Soc., Lond. **27**, 349 (1934). Ref. Zbl. Ophthalm. **31**, 472 (1934).

— Further technique in the operative treatment of detached retina. Trans. ophthalm. Soc. U. Kingd. **54**, 197 (1934). Ref. Zbl. Ophthalm. **33**, 300 (1935).

— Analysis and results of cases operated upon for retinal detachment. Trans. ophthalm. Soc. U. Kingd. **55**, 398 (1935). Ref. Zbl. Ophthalm. **36**, 68 (1936).

— Katholysis. Trans. ophthalm. Soc. U. Kingd. **57**, 161 (1937). Ref. Zbl. Ophthalm. **40**, 329 (1938).

— Case of giant hole of retina. Numerous complications, successfull visual result after 4 years. Brit. J. Ophthalm. **23**, 369 (1939). Ref. Zbl. Ophthalm. **44**, 158 (1940).

MARZIO, Q. DI: Sulla cura chirurgica del distacco retinico con la ignipunctura di Gonin e la diatermocoagulazione di Weve. Congr. Soc. Oftalm. Ital., IX. 1932. Ref. Zbl. Ophthalm. **31**, 75 (1934).

— La terapia chirurgica del distacco di retina. Atti Soc. oftalm. ital. **113** (1938). Ref. Zbl. Ophthalm. **43**, 136 (1939).

MATA LOPEZ, P.: Umfrage über die moderne Behandlung der Netzhautablösung (Span.) Rev. españ. Med. y Cir. Guerra **4**, 85 (1941). Ref. Zbl. Ophthalm. **47**, 495 (1942).

MAXWELL, H. C.: Detachment of the retina. The new surgical diathermic treatment. Mil. Surgeon (Am.) **76**, 259 (1935). Ref. Zbl. Ophthalm. **34**, 619 (1935).

MCAREVEY, J. B.: Detachment of retina, diathermy operation. Trans. ophthalm. Soc. U. Kingd. **55**, 625 (1935). Ref. Zbl. Ophthalm. **35**, 703 (1936).

— and L. B. SOMMERVILLE-LARGE: Detachment of the retina replaced by operation. Trans. ophthalm. Soc. U. Kingd. **59**, 831 (1939). Ref. Zbl. Ophthalm. **45**, 525 (1940).

— Detachment of retina treated by diathermy. Trans. ophthalm. Soc. U. Kingd. **53**, 636 (1933). Ref. Zbl. Ophthalm. **31**, 185 (1934).

MCCULLOCH, J. D.: Spontaneous closure of hole in retina with reposition of detachment. Trans. ophthalm. Soc. U. Kingd. **53**, 606 (1933). Ref. Zbl. Ophthalm. **31**, 127 (1934).

MCKEOWN, H. S.: Detachment of the retina. End results of electrosurgical treatment. Arch. Physic. Ther. **21**, 489 (1940). Ref. Zbl. Ophthalm. **46**, 327 (1941).

MEESMANN, A.: Zur Technik der Diathermiekoagulation bei Netzhautablösung, insbesondere über Verwendung pyrometrischer Elektroden. Dtsch. Ophthalm. Ges., VIII. 1934. Ref. Zbl. Ophthalm. **32**, 16 (1935).

— Über den heutigen Stand der operativen Behandlung der Netzhautablösung. Z. ärztl. Fortbild. **32**, 441 u. 468 (1935). Ref. Zbl. Ophthalm. **35**, 284 (1936).

MELLER, J.: Über die Schaffung von flächenhaften Verlötungen der Netzhaut mit der Aderhaut durch Endothermie. Z. Augenhk. **75**, 207 (1931). Ref. Zbl. Ophthalm. **26**, 568 (1932).

— Augenärztliche Eingriffe. 6. Aufl. von J. BÖCK. Wien: Springer, 1950.

MEYER, S. J.: Results of operations for detachment of the retina at the Illinois Eye and Ear Inf. Surg. etc. **70**, 468 (1940). Ref. Zbl. Ophthalm. **45**, 526 (1940).

MEYER-SCHWICKERATH: Physikalische Grundlagen der diathermischen Augenoperation mit Demonstration eines neuen Gerätes zur Ablatio-Operation. Dtsch. Ophthalm. Ges., Heidelberg, 1948. Ref. Zbl. Ophthalm. **50**, 118 (1949). Bericht 1949, 316. Ref. Zbl. Ophthalm. **53**, 33 (1950).

MOORE, R. F.: Some observations on Katholysis in the treatment of retinal detachment. Trans. ophthalm. Soc. U. Kingd. **57**, 159 (1937). Ref. Zbl. Ophthalm. **40**, 329 (1938).

MOREU, A.: Die Dosierung der Temperatur bei Behandlung der Netzhautablösung mit Elektrokoagulation (diaskleral). (Span.) Arch. Oftalm. hisp.-amer. **35**, 460 (1935). Ref. Zbl. Ophthalm. **35**, 285 (1936).

MORI, S.: Diathermiebehandlung der Netzhautabhebung. (Japan.) Acta Soc. ophthalm. jap., Beih. 8, dtsch. Zus.-Fass. 1935. Ref. Zbl. Ophthalm. **36**, 414 (1936).

Mulock Houver, A. W.: Die Behandlung der Netzhautablösung. (Holl.) Geneesk. Tschr. Ndld.-Indie 1939. Ref. Zbl. Ophthalm. **44**, 633 (1940).

Neubauer, H.: Zur Operation der Netzhautablösung. Klin. Mbl. Augenhk. **118**, 354 (1951). Ref. Zbl. Ophthalm. **56**, 401 (1951/52).

Osterberg, G.: Zur Prognose der operativen Behandlung der Netzhautablösung. (Dän.) Nord. med. Stockh. **1942**, 1398. Ref. Zbl. Ophthalm. **49**, 55 (1943).

Paganini, M.: Ein einfacher Behelf zur diathermischen Behandlung der Netzhautablösung. Klin. Mbl. Augenhk. **98**, 210 (1937). Ref. Zbl. Ophthalm. **38**, 604 (1937).

Pascheff, C.: Sur la vrai conception de la guérison opératoire de décollement de la rétine. L'obturation de la déchirure ou le drainage et l'adhérence provoquée. Arch. Ophtalm. **52**, 717 (1935). Ref. Zbl. Ophthalm. **35**, 284 (1936).

Paufique, L., et R. Hugonnier: Traitement du décollement de la rétine par la résection sclérale, technique personelle. Indications et résultats. Ann. Ocul. **184**, 751 (1951). Bull. Soc. franç. Ophtalm. **1951**, 435.

Pavia, J. L.: Auffallende Veränderungen der ophthalmoskopischen Bilder bei einer schweren diabetischen Chorioretinitis infolge der Diathermo-Mikropunktion der Netzhautablösung. (Span.) Rev. ot. etc. Cir. neur. sudamer. (Arg.) **9**, 126 (1934). Ref. Zbl. Ophthalm. **32**, 91 (1935).

— u. M. Dusseldorp: Netzhautablösung. Vorrichtung für Erleuchtung durch die Sklera und gleichzeitige Diathermie. Rev. ot. etc. y Cir. neur. sudamer. (Arg.) **10**, 257 (1935). Ref. Zbl. Ophthalm. **35**, 590 (1936).

— — Ablösung der Netzhaut. Ein Instrument zur skleralen Durchleuchtung und gleichzeitigen Diathermie. Ein Versuchsfall. (Span.) Sem. méd. **1935**, II, 1091. Ref. Zbl. Ophthalm. **36**, 704 (1936).

— Sklerale Durchleuchtung zur genauen Feststellung des Sitzes des Risses bei der Behandlung der Netzhautablösung. (Span.) Arch. Oftalm. B. Air. **10**, 598 (1935). Ref. Zbl. Ophthalm. **35**, 610 (1936).

— Zur Durchleuchtung der Sklera behufs genauer Lokalisierung der Rißstelle bei der Behandlung der Netzhautablösung. (Span.) Rev. ot. etc. Cir. y neur. sudamer. **10**, 201 (1935). Ref. Zbl. Ophthalm. **35**, 611 (1936).

Pelayo, M., u. M. del Hierro: Ergebnis einer Umfrage: die Behandlung der nicht durch Tumor bedingten Netzhautablösung. (Span.) Rev. españ. Med. y Cir. Guerra **4**, 339 (1941). Ref. Zbl. Ophthalm. **47**, 348 (1942).

Pereira, R. F.: Chirurgische Behandlung der Netzhautablösung nach Safar. (Span.) Rev. Asoc. méd. argent. **49**, 877 (1935). Ref. Zbl. Ophthalm. **35**, 284 (1936).

— Netzhautablösung und Diathermie. (Span.) Arch. Oftalm. B. Air. **10**, 473 (1935). Ref. Zbl. Ophthalm. **35**, 523 (1936).

— Vorstellung von sechs nach Safar operierten und geheilten Kranken mit Netzhautablösung. Rev. Asoc. méd. argent. **49**, 1026 (1936). Ref. Zbl. Ophthalm. **38**, 301 (1937).

Pereira, G. J.: Betrachtungen über die chirurgische Behandlung der Netzhautablösung. (Port.) Arch. brasil. Oftalm. **I**, 68 (1938). Ref. Zbl. Ophthalm. **42**, 704 (1939).

Peter, L. C.: Treatment of retinal detachment by Walkers method of electrocoagulation. Report of cases. Arch. Ophthalm. **11**, 262 (1934). Ref. Zbl. Ophthalm. **31**, 471 (1934).

— Technic of electrocoagulation in the treatment of retinal detachment. Amer. J. Ophthalm. III, **17**, 924 (1934). Ref. Zbl. Ophthalm. **33**, 46 (1935).

Pischel, D. K.: Detachment of the retina, its present operative treatment. Amer. J. Ophthalm. III, **16**, 1091 (1933). Ref. Zbl. Ophthalm. **31**, 56 (1934).

— An unusual case of bilateral detachment. Operation by Safar method. Amer J. Ophthalm. III, **19**, 795 (1936). Ref. Zbl. Ophthalm. **37**, 445 (1937).

— Late results in retinal detachment-operations. Amer. J. Ophthalm. III, **22**, 130 (1939). Ref. Zbl. Ophthalm. **43**, 251 (1939).

Polack, H.: Diathermie et thermoponction dans le décollement de la rétine. Bull. Soc. franç. Ophtalm. **48**, 392 (1935). Ref. Zbl. Ophthalm. **36**, 703 (1936).

POOS, F.: Über Entstehung der Netzhautablösung und ihre neuen Behandlungs-Methoden. Dtsch. med. Wschr. **1934**, II, 1743. Ref. Zbl. Ophthalm. **33**, 158 (1935).

POSNER, H.: Detachment of the retina, evolution of its management. Arch. Physic. Ther. **21**, 420 (1940). Ref. Zbl. Ophthalm. **46**, 175 (1941).

POST, L. T., and T. E. SANDERS: Operative results in detachment of the retina at Washington University School of Medicine. 1934—1938. Surg. etc. **70**, 450 (1940). Ref. Zbl. Ophthalm. **45**, 526 (1940).

POST, M. H.: Diathermy in retinal detachment. Report of a case with severe nystagmus as a complication. Amer. J. Ophthalm. III, **17**, 1122 (1934). Ref. Zbl. Ophthalm. **33**, 462 (1935).

POYALES, F.: Der heutige Stand der Pathogenese und Therapie der Netzhautablösung. (Span.) Rev. cub. Oto-Neuro-Oftalmiatr. **4**, 5 (1935). Ref. Zbl. Ophthalm. **34**, 619 (1935).

PREVEC, SL.: Zehn Jahre der operativen Behandlung der Ablatio retinae. (Slov.) Zdravn. Vestn. **12**, 377, dtsch. Zus.-Fass. 3396 (1940). Ref. Zbl. Ophthalm. **47**, 414 (1942).

PRISTER, B.: Moderne vedute sulla terapie del distacco della retina. Boll. Assoc. med. triest. **26**, 533 (1935). Ref. Zbl. Ophthalm. **35**, 284 (1936).

RAMACH, F.: Bericht über die in den Jahren 1932, 1933, 1934 an der II. Universitäts-Augenklinik in Wien operierten Fälle von Netzhautablösung. Graefes Arch. **136**, 78 (1936). Ref. Zbl. Ophthalm. **37**, 635 (1937).

REDSLOB, JEANDELIZE et BAUDOT: Etude anatomo-pathologique de l'effet de la thermoponction et de la diathermocoagulation dans deux cas de décollement rétinien. Bull. Soc. Ophtalm. Par. **4**, 283 (1935). Ref. Zbl. Ophthalm. **34**, 619 (1935).

REZENDE, C. DE: Netzhautablösung. (Port.) Rev. Ophthalm. S. Paulo **2**, 252 (1933). Ref. Ophthalm. **30**, 243 (1934).

RIDLEY, H.: Practical points in the treatment of simple detachment of the retina. Brit. J. Ophthalm. **19**, 101 (1935). Ref. Zbl. Ophthalm. **33**, 536 (1935).

— Progress in the treatment of detachment of the retina. Hosp. Rep. II, **3**, 211 (1938). Ref. Zbl. Ophthalm. **43**, 251 (1938).

ROGGENKÄMPER: Ergebnis der Weveschen Ablatiooperation. Klin. Mbl. Augenhk. **92**, 111 (1934). Ref. Zbl. Ophthalm. **31**, 185 (1934).

ROSENBLUM, M.: Ruptur in der Netzhaut. Gegenwärtige Methode der operativen Behandlung derselben. (Russ.) Sovet. Vestn. Oftalm. **3**, 109 (1933). Ref. Zbl. Ophthalm. **31**, 469 (1934).

— Über Netzhautabriß von der Ora serrata. (Russ.) Sbornik osn. sorok. nauc. gejat etc., dtsch. Zus.-Fass. **48**, (1935). Ref. Zbl. Ophthalm. **36**, 460 (1936).

ROSENGREN, B.: Results of treatment of detachment of the retina with diathermy and injection of air into the vitreous. Acta ophthalm. Kobenh. **16**, 573 (1938). Ref. Zbl. Ophthalm. **42**, 635 (1939).

— On the operative treatment of retinal detachment. Acta ophthalm. Scand. **25**, 111 (1947). Ref. Klin. Mbl. Augenhk. **118**, 109 (1951).

— On depth of cauterisation in surface diathermy with special reference to amotion operation. Acta ophthalm. Scand. **24**, 398 (1946).

— Air injection in retinal detachment. XVI. Conc. Ophthalm., London, 1950, Acta p. 1212.

SABBADINI, D.: Rotture retinice senza distacco. Atti Soc. oftalm. ital. **753** (1935). Ref. Zbl. Ophthalm. **35**, 523 (1936).

— Contributo alla chirurgica delle rotture maculari della retina „Lo sbarramento sottomaculare". Boll. Accad. lanc. Roma **8**, 247 (1935). Ref. Zbl. Ophthalm. **35**, 523 (1936).

— Proiezione dei disegni. Verh. 14. internat. Kongr., Madrid, 1933. Ref. Zbl. Ophthalm. **32**, 613 (1935).

— Casistica di distacchi di retina operati (il metode misto Gonin-Weve). Atti Soc. oftalm. ital. **541** (1938). Ref. Zbl. Ophthalm. **43**, 73 (1939).

SAFAR, K.: Zielophthalmoskop für die Behandlung der Netzhautabhebung nach Gonin. Ges. Ärzte, Wien, 30. V. 1930. Ref. Wien. klin. Wschr. 43, I, 729 (1930).

— Ein Zielophthalmoskop für die operative Behandlung der Netzhautabhebung nach Gonin. Z. Augenhk. 71, 307 (1930). Ref. Zbl. Ophthalm. 24, 636 (1931).

— Bürstenförmige Elektroden für Elektrokoagulation des Netzhautrisses: Diskussion zu Sallmann. Wien. Ophthalm. Ges., 15. II. 1932. Ref. Zbl. Ophthalm. 27, 568 (1932).

— Nadelelektroden zur diathermischen Behandlung der Netzhautabhebung. Wien. Ophthalm. Ges., 14. III. 1932. Z. Augenhk. 77, 270 (1932). Ref. Zbl. Ophthalm. 27, 725 (1932).

— Behandlung der Netzhautabhebung mit Elektroden für multiple diathermische Stichelung. Dtsch. Ophthalm. Ges., Mai 1932. Ref. Zbl. Ophthalm. 27, 191, Schlußw. 552 (1932).

— Behandlung der Netzhautabhebung mit multipler diathermischer Stichelung. Z. Augenhk., Heft 16, 1933. Ref. Zbl. Ophthalm. 29, 62 (1933).

— Multiple diathermische Stichelung, mit vollem Erfolg bei Netzhautabhebung angewendet. Wien. Ophthalm. Ges., 18. IV. 1932. Z. Augenhk. 78, 92 (1932). Ref. Zbl. Ophthalm. 28, 443 (1933).

— Die Behandlung der Netzhautabhebung mit multipler diathermischer Stichelung und deren Erfolge. (Serbokroat.) Lijecn. Vjesn. 55, 559, dtsch. Zus.-Fass. 561. Ref. Zbl. Ophthalm. 31, 329 (1934).

— Behandlung der Netzhautabhebung mit multipler diathermischer Stichelung. Verh. 14. internat. Ophthalm. Kongr., Madrid, 1933, 4, 236 (1934). Ref. Zbl. Ophthalm. 32, 612 (1935).

— Behandlung der Netzhautabhebung mit diathermischer Stichelung und deren Ergebnisse. Z. Augenhk. 83, 189 u. 234 (1934). Ref. Zbl. Ophthalm. 32, 303 (1935).

— Detachment of the retina. Treatment with multiple diathermal puncture and its result. Arch. Ophthalm. 11, 933 (1934). Ref. Zbl. Ophthalm. 32, 303 (1935).

— Netzhautabhebung am hinteren Augenpol, geheilt durch diathermische Stichelung. Wien. Ophthalm. Ges., 19. IV. 1937. Z. Augenhk. 93, 101 (1937). Ref. Zbl. Ophthalm. 40, 411 (1938).

— Beidseitige Netzhautablösung, operativ geheilt, linkes Auge durch vorausgegangenen Herpes zoster und Drucksteigerung kompliziert. Wien. Ophthalm. Ges., 17. VI. 1946. Wien. klin. Wschr. 1949, 191. Ref. Zbl. Ophthalm. 53, 108 (1950).

— Netzhautabhebung mit weit hinten liegendem Riß, geheilt durch diathermische Stichelung unter Anwendung des verbesserten Zielophthalmoskopes. Wien. Ophthalm. Ges., 17. VI. 1946. Wien. klin. Wschr. 1949, 191. Ref. Zbl. Ophthalm. 53, 33 (1950).

— Zur Frage der prophylaktischen Operation von Netzhautrissen und Löchern ohne Netzhautabhebung. Klin. Mbl. Augenhk. 122, 277 (1953).

SAINT MARTIN, DE: Six cas de décollement rétinien, trait„s par la diathermo-coagulation. Technique et résultats. Bull. Soc. Ophtalm. Par. 3, 193 (1933). Ref. Zbl. Ophthalm. 30, 742 (1934).

SAKLER, B. R.: Retinal detachment-report of 2 cases with interesting operative results. Amer. J. Ophthalm. III, 22, 175 (1939). Ref. Zbl. Ophthalm. 43, 250 (1943).

SALLMANN, L. v.: Elektrode zur Elektrokoagulation bei Lindners Unterminierungsverfahren. Wien. Ophthalm. Ges., 15. II. 1932. Z. Augenhk. 77, 132. Ref. Zbl. Ophthalm. 27, 568 (1932).

— Durch Katholyse geheilter Fall von Netzhautabhebung mit Makulaloch. Z. Augenhk. 90, 224 (1936). Ref. Zbl. Ophthalm. 38, 60 (1937).

SALUS, R.: Elektrokoagulation zur Operation der Netzhautablösung, zugleich ein Beitrag zur experimentellen Erzeugung von Netzhautlöchern mit Netzhautablösung. Klin. Mbl. Augenhk. 87, 752 (1931). Ref. Zbl. Ophthalm. 27, 91 (1932).

— Zur Operation der Netzhautablösung mit Elektrokoagulation. Klin. Mbl. Augenhk. 90, 516 (1933). Ref. Zbl. Ophthalm. 29, 668 (1933).

SANCTIS, E. DE: Sulle modificazioni della curvatura corneale in seguito ad interventi per distacco di retina con technica diathermocoagulazione anno 1934/35. Arch. Ottalm. **43**, 111 (1936). Ref. Zbl. Ophthalm. **39**, 409 (1937).

SANTONI, A.: Sull'autosbarramento del distacco retinico. Gi. Ital. oftalm. **5**, 177 (1952).

SCHÄFER, G.: Weitere Ergebnisse der an der Augenklinik Giessen durchgeführten Operationen bei Ablatio retinae, vom 1. IV. 1936 bis 1. IV. 1937. Giessen, Diss. 1938. Ref. Zbl. Ophthalm. **42**, 441 (1939).

SCHEIE, H. G., and B. JEROME: Electrocoagulation of the sclera. Reduction in ocular volume and pathologic changes produced. Amer. J. Ophthalm. **32**, II, 60 (1949). Ref. Zbl. Ophthalm. **53**, 303 (1950).

SCHEPENS, C. L.: Examination of the ora serrata region, its clinical significance. XVI. Conc. Ophthalm., London, 1950, Acta 1384.

— Un nouveau ophtalmoscop binoculaire pour l'examination du décollement de la rétine. Arch. Ophtalm. **7**, 416 (1947). Ref. Zbl. Ophthalm. **50**, 321 (1949).

— u. G. C. BAHN: Examination of the ora serrata. Its importance in retina detachment. Arch. Ophthalm. **44**, 677 (1950). Ref. Zbl. Ophthalm. **56**, 329 (1951/52).

SCHMIDT, G.: Über Bewegungsstörungen des Auges nach Ablatio-Operation. Klin. Mbl. Augenhk. **96**, 688 (1936). Ref. Zbl. Ophthalm. **37**, 253 (1937).

— Die Erfolge der operativen Behandlung der Netzhautablösung an der Universitäts-Augenklinik in Erlangen seit 1928. Erlangen, Diss. 1936. Ref. Zbl. Ophthalm. **37**, 445 (1937).

SCHNYDER: Katholyse von Vogt verwendet, als neue Methode zum Verschluß des Netzhautloches und zur Heilung der Netzhautablösung. Dtsch. Ophthalm. Ges., VIII. 1934. Ref. Zbl. Ophthalm. **32**, 19 (1935).

SCHOENBERG, M. J.: Present status of surgical treatment of retinal detachment. Arch. Ophthalm. **9**, 982 (1933). Ref. Zbl. Ophthalm. **30**, 248 (1934).

— Retinal detachment, clinical experiences with the diathermic treatment. Arch. Ophthalm. **12**, 709 (1934). Ref. Zbl. Ophthalm. **33**, 220 (1935).

SCHWARZENBURG, CH.: Über den heutigen Stand der Therapie der Netzhautablösung und über Erfahrungen an den mit dem Weveschen Operationsverfahren behandelten Fällen von Netzhautablösung an der Augenklinik des Pauls Hospitals. Tung-Chi **11**, 149 u. 269 (1936). Ref. Zbl. Ophthal. **37**, 318 (1937).

SEIDEL: Zur Indikationsstellung zur operativen Behandlung der Netzhautablösung. Klin. Mbl. Augenhk. **92**, 397 (1934). Ref. Zbl. Ophthalm. 31, 648 (1934).

SHAPLAND, C. D.: Diathermy in the treatment of detachment of the retina. Trans. ophthalm. Soc. U. Kingd. **53**, 127 (1933). Ref. Zbl. Ophthalm. 31, 183 (1934).

— Retinal detachment and its treatment by surgical methods. A review of 425 cases. Brit. J. Ophthalm. **18**, 1 (1934). Ref. Zbl. Ophthalm. 31, 59 (1934).

— Operative Behandlung der Netzhautablösung. Resultate dreijähriger Arbeit im Hospital für Augenkrankheiten in Moorfields. Verh. 14. internat. Kongr., Madrid, 1933, **4**, 226 (1934). Ref. Zbl. Ophthalm. **32**, 611 (1935).

SLAVIK, B.: Behandlung der Netzhautablösung. (Tschech.) Českosl. Ofthalm. **2**, 65, dtsch. Zus.-Fass. 71 (1935). Ref. Zbl. Ophthalm. 34, 253 (1935).

SOBHY BEY, M.: Persönliche Erfahrungen in der operativen Behandlung der Netzhautablösung. Thermopunktion und chemische oder diathermische Chorioiditis adhaesiva. Verh. 14. internat. Kongr., Madrid, 1933, 4, 291 (1933). Ref. Zbl. Ophthalm. **32**, 612 (1935).

— Le décollement de la rétine d'origine maculaire et son traitement chirurgical. Fol. ophthalm. orient. **2**, 211 (1936); Ref. Zbl. Ophthalm. **38**, 476 (1937). Arch. Ophtalm. **1**, 40 (1937); Ref. Zbl. Ophthalm. **38**, 361 (1937).

— Mes expériences sur les desinsertions rétiniennes. Acta ophthalm. orient. (Pal.) **I**, 1 (1938). Ref. Zbl. Ophthalm. **42**, 440 (1939).

SOBHY BEY, M.: Predetachment period etc. Schweiz. med. Wschr. **1939**, II, 1067. Ref. Zbl. Ophthalm. **44**, 573.

— et E. I. ATLIE: Le décollement idiopathique et traumatique de la rétine et son traitement chirurgical. Fol. ophthalm. orient. (Pal.) **I**, 413 (1935). Ref. Zbl. Ophthalm. **34**, 708 (1935).

SOMMERVILLE-LARGE, L. B.: Three cases of retinal detachment, cured by operation. Trans. ophthalm. Soc. U. Kingd. **55**, 626 (1935). Ref. Zbl. Ophthalm. **35**, 703 (1936).

SORIA ESCUDERO, M., u. J. CASANOVAS: Netzhautablösungen, behandelt mit Diathermiekoagulation. (Span.) Clin. y Labor. **31**, 191 (1941). Ref. Zbl. Ophthalm. **48**, 238 (1943).

SOURDILLE, G.: Pathogénie du décollement de la rétine. Conséquences thérapeutiques. Bull. Soc. ophtalm. Par. **6**, 347 (1931). Ref. Zbl. Ophthalm. **26**, 860 (1932).

SPAETH, E. B.: Retinal separation surgery: its varied demands. XVI. Conc. Ophthalm., London, 1950, Acta Vol. II, 1169.

SPINELLI, F.: Sulla terapia del distacco di retina con la diathermo-coagulazione. Boll. Ocul. **15**, 1051 (1936). Ref. Zbl. Ophthalm. **38**, 126 (1937).

STALLARD, H. B.: Two cases of retinal detachment presenting certain unusual features after operation by surface diathermy. Brit. J. Ophthalm. **19**, 31 (1935). Ref. Zbl. Ophthalm. **33**, 300 (1935).

— The histological appearances of an eye successfully treated by diathermy for retina detachment. Fatal termination from pulmonary thrombosis on the 19. day after operation. Brit. J. Ophthalm. **17**, 294 (1933). Ref. Zbl. Ophthalm. **29**, 605 (1933).

— Catholysis in the treatment of retinal detachment. A preliminary note. Brit. J. Ophthalm. **21**, 35 (1937). Ref. Zbl. Ophthalm. **38**, 126 (1937).

STEIN, R.: Ignipunktur oder Diathermie bei Behandlung der Netzhautablösung. Klin. Mbl. Augenhk. **90**, 550 (1933). Ref. Zbl. Ophthalm. **29**, 668 (1933).

— Heilung einer Netzhautabhebung trotz Aphakie und Nystagmus. Klin. Mbl. Augenhk. **101**, 436 (1938). Ref. Zbl. Ophthalm. **42**, 379 (1939).

STOCK, W.: Über Behandlung der Netzhautablösung. Med. Klin. **I**, 693 (1934). Ref. Zbl. Ophthalm. **32**, 91 (1935).

STRAMPELLI, B.: Diafanoscopio diatermico. Boll. Ocul. **14**, 665 (1935). Ref. Zbl. Ophthalm. **34**, 561 (1935).

— Diafanoscopio diatermico. 32. Congr. Rom., 24. X. 1934. Atti Soc. oftalm. ital. **1935**, 287. Ref. Zbl. Ophthalm. **35**, 610 (1936).

— Le diaphanoscope diathermique dans le traitement du décollement de la rétine. Bull. Soc. franç. Ophtalm. **48**, 370 (1935). Ref. Zbl. Ophthalm. **36**, 702 (1936).

— Aspetto oftalmoscopico e diafanoscopico della rottura retinica durante l'operazione del distacco di retina col diafanoscopio diatermico. 33. Congr., X. 1935. Atti Soc. oftalm. ital. **1936**, 107. Ref. Zbl. Ophthalm. **37**, 253 (1937).

STREBEL, J.: Zur Operation der Netzhautablösung. Schweiz. med. Wschr. **1939**, II, 1121. Ref. Zbl. Ophthalm. **44**, 633 (1940).

SUMMERS, T. C.: Retinal detachment in an aphakic eye, cured by Safars method. Proc. roy. Soc., Lond. **28**, 33 (1934). Ref. Zbl. Ophthalm. **33**, 108 (1935).

SZILY, A. v., u. H. MACHEMER: Vergleichende Untersuchungen über die Wirkung der verschiedenen operativen Behandlungen der Netzhautablösung im Tierexperiment. Klin. Mbl. Augenhk. **90**, 806, u. **91**, 248 (1933). Ref. Zbl. Ophthalm. **30**, 138 u. 250 (1934).

— — Experimentelle Untersuchungen über die zweipolige oberflächliche Elektrolyse als Methode zur Behandlung der Netzhautablösung. Klin. Mbl. Augenhk. **92**, 44 (1934). Ref. Zbl. Ophthalm. **31**, 183 (1934).

— Zur Behandlung der Netzhautablösung mit Elektrolyse. Klin. Mbl. Augenhk. **93**, 721 (1934). Ref. Zbl. Ophthalm. **33**, 536 (1935).

— Zur Frage der Bedeutung von Kathode und Anode bei der elektrolytischen Behandlung der Netzhautablösung. Klin. Mbl. Augenhk. **96**, 36 (1936). Ref. Zbl. Ophthalm. **36**, 123 (1936).

SZILY, A. v.: Weitere Beiträge zur elektrolytischen Behandlung der Netzhautablösung. Klin. Mbl. Augenhk. **96**, 191 (1936). Ref. Zbl. Ophthalm. **36**, 304 (1936).

TERRIEN, F. P., et. M. A. DOLLFUS: L'évolution du traitement du décollement de la rétine. Arch. Ophtalm. **52**, 153 (1935). Ref. Zbl. Ophthalm. **34**, 57 (1935).

— — et P. VEIL: Conduite à tenir en présence d'un décollement de la rétine. Par. méd. **1935**, 593. Ref. Zbl. Ophthalm. **34**, 542 (1935).

THOMAS, CH.: Porte-électrode pour „puces" de Safar. Bull. Soc. Ophtalm. Par. **1939**, 285. Ref. Zbl. Ophthalm. **44**, 198 (1940).

TOBGY and ATTIOH: A review of the recent operative treatment for detachment of retina. Bull. ophthalm. Soc. Egypt **26**, 24 (1933). Ref. Zbl. Ophthalm. **31**, 472 (1934).

TRANTAS, A.: Zur Frage der Netzhautrisse ohne Abhebung der Netzhaut. Klin. Mbl. Augenhk. **93**, 521 (1934). Ref. Zbl. Ophthalm. **33**, 108 (1935).

TRANTAS, N.: Sur l'opération du décollement de la rétine par diathermocoagulation après la méthode de Weve etc. Bull. Soc. franç. Ophtalm. **50**, 234 (1937). Ref. Zbl. Ophthalm. **41**, 141 (1938).

TUPINAMBE, J., et E. A. MOACYR: Netzhautablösung, Operation nach Safar. (Port.) Rev. Ophthalm. S. Paulo **4**, 287 (1936). Ref. Zbl. Ophthalm. **38**, 301 (1937).

UNDELT, J.: Unsere Erfahrungen mit der diathermischen Koagulationsbehandlung der Netzhautabhebung. 5. All. Balt. Ophthalm. Tag., Tartu, 3. IX. 1938. Ref. Zbl. Ophthalm. **42**, 705 (1939).

UNSWORTH, A. C., and K. F. LARKIN: A new diathermy point for retina detachment. Amer. J. Ophthalm. **III**, 320 (1937). Ref. Zbl. Ophthalm. **38**, 710 (1937).

VAIL, D.: Advances of the past 10 years in retinal detachment surgery. Surg. etc. **72**, 499 (1941). Ref. Zbl. Ophthalm. **47**, 190 (1942).

VEIL, P., et A. DOLLFUS: Décollement de la rétine, traité par la diathermo-coagulation. Bull. Soc. Ophtalm. Par. **2**, 68 (1934). Ref. Zbl. Ophthalm. **31**, 750 (1934).

— — L'oblitération des déchirures rétiniennes par la diathermocoagulation. Arch. Ophtalm. **52**, 162 (1935). Ref. Zbl. Ophthalm. **34**, 185 (1935).

— — Valeur comparative des différentes techniques d'oblitérations des déchirures rétiniennes. Bull. Soc. franç. Ophtalm. **48**, 380 (1935). Ref. Zbl. Ophthalm. **36**, 701 (1936).

— — et DESVIGNES: Anatomie pathologique du décollement de la rétine dit idiopathique. Arch. Ophtalm. **52**, 307 (1935). Ref. Zbl. Ophthalm. **24**, 618 (1935).

VELHAGEN jun., K.: Die moderne Behandlung der Netzhautablösung. Fschr. Ther. **9**, 84 (1933). Ref. Zbl. Ophthalm. **29**, 332 (1933).

VERHOEFF, F. H.: Successfull diathermy treatment of recurring retinal haemorrhage and retinitis proliferans. Arch. Ophthalm. **40**, 239 (1948), u. **41**, 503 (1949). Ref. Zbl. Ophthalm. **52**, 96 (1950).

VERREY, F.: Kritische Studien über Mißerfolge bei Netzhautablösungsoperationen. Ophthalm. Basel **123**, 271 (1952).

VOS, TJ. A.: Geheilte Netzhautablösung bei Hydrophthalmus. Graefes Arch. **140**, 691 (1939). Ref. Zbl. Ophthalm. **44**, 632 (1940).

VOGT, A.: Verschluß des Netzhautloches durch Kathodenelektrolyse. Schweiz. Ophthalm. Ges., 4. V. 1934. Ref. Zbl. Ophthalm. **32**, 19 (1934).

— Die operative Therapie der Netzhautablösung. Schweiz. med. Wschr. **1933**, II, 825. Ref. Zbl. Ophthalm. **30**, 247 (1934).

— Operative treatment of detachment of the retina. Arch. Ophthalm. **10**, 293 (1933). Ref. Zbl. Ophthalm. **30**, 392 (1934).

— Kathodenelektrolyse als neuer Weg zum Auffinden und Verschluß des Netzhautrisses. Z. Augenhk. **83**, 322 (1934). Schweiz. med. Wschr. **1934**, II, 717. Ref. Zbl. Ophthalm. **32**, 492 (1934).

VOGT, A.: Heilung einer Netzhautablösung durch einmaligen Lochverschluß nach $7^3/_4$jährigem Bestehen der Ablösung. Regeneration der gelben Makulafarbe. Z. Augenhk. **84**, 17 (1934). Ref. Zbl. Ophthalm. **32**, 493 (1935).

— Die Gefahren der Nadeldiathermie. Z. Augenhk. **83**, 321 (1934). Ref. Zbl. Ophthalm. **32**, 557 (1935).

— Die operative Therapie der Netzhautablösung. Verh. 14. internat. Ophthalm. Kongr., Madrid, 1933, **2**, 1, 1 (1934). Ref. Zbl. Ophthalm. **32**, 609 (1935).

— Catholysis as a new technic for operative closure of holes in the retina and for treatment of its detachment. Brit. J. Ophthalm. **18**, 650 (1934). Ref. Zbl. Ophthalm. **32**, 739 (1935).

— Freischwebender Lochdeckel der Netzhaut, eine Form von Glaskörpertrübung. Mit Beobachtungen über latente Foramina retinae. Klin. Mbl. Augenhk. **92**, 577 (1936).

— Weitere Beobachtungen von Demarkationspigmentlinien um Netzhautrisse. Klin. Mbl. Augenhk. **102**, 517 (1939).

— Erfolge der Kathodenelektrolyse (Katholyse) als neue Methode zur Heilung der Netzhautablösung. Graefes Arch. **133**, 26 (1934). Ref. Zbl. Ophthalm. **33**, 157 (1935).

— Detachment of the retina. Treatment with the electrolysis needle. Arch. Ophthalm. **12**, 842 (1934). Ref. Zbl. Ophthalm. **33**, 537 (1935).

— Zur Geschichte der Netzhautablösung. Z. Augenhk. **85**, 2 (1934). Ref. Zbl. Ophthalm. **33**, 622 (1935).

— Heilung der durch Makulaloch bedingten Netzhautablösung mittels Katholyse. Klin. Mbl. Augenhk. **96**, 15 (1936). Ref. Zbl. Ophthalm. **36**, 58 (1936).

— Cystoide Degeneration als Ursache großer spontaner Orarisse der Netzhaut und Heilung solcher Risse durch Katholyse. Experimentelles zur Proversio des Netzhautlappens. Klin. Mbl. Augenhk. **96**, 10 (1936). Ref. Zbl. Ophthalm. **36**, 56 (1936).

— Die operative Therapie und die Prognose der Netzhautablösung. Stuttgart: F. Enke, 1936. Ref. Zbl. Ophthalm. **37**, 18 (1937).

— Die Operation der durch Makulaloch verursachten Netzhautablösung. Klin. Mbl. Augenhk. **106**, 234 (1941). Ref. Zbl. Ophthalm. **47**, 381 (1942). 33. J.-Vers. Schweiz. Ophthalm. Ges., Neuchâtel, 21. IX. 1940.

— Buphthalmus und Ablatio retinae. (Holl.) Ndld. Tschr. Geneesk. **1938**, 4393. Ref. Zbl. Ophthalm. **42**, 315 (1939).

WALKER, C. B.: Retinal detachment. Technical observations and new devices for treatment with specially arranged diathermy unit for general ophthalmic service. Amer. J. Ophthalm. III, **17**, 1 (1934). Ref. Zbl. Ophthalm. **31**, 184 (1934).

— A short-stop bident electrode for diathermic treatment of separated retina. Designed for rapid performance with minimal loss of fluid. Arch. Ophthalm. **13**, 1056 (1935). Ref. Zbl. Ophthalm. **34**, 707 (1935).

— Concerning the technic of multiple micropuncture for the treatment of separated retina. Additional devices. Amer. J. Ophthalm. III, **18**, 246 (1935). Ref. Zbl. Ophthalm. **34**, 124 (1935).

— Treatment of the flat type of separated retina and a macular hole with special devices and modifications. Amer. J. Ophthalm. III, **19**, 392 (1936). Ref. Zbl. Ophthalm. **37**, 186 (1937).

— Surgical treatment of separated retina by the galvanic method. Amer. J. Ophthalm. III, **19**, 558 (1936). Ref. Zbl. Ophthalm. **37**, 503 (1937).

WALSER, E.: Zur Frage der Hitzeschädigung der Netzhaut bei der Ablatiooperation. 55. T. Dtsch. Ophthalm. Ges. 1949. Ref. Zbl. Ophthalm. **51**, 152 (1950).

WEBER, E.: Das symptomlose Netzhautloch in der augenärztlichen Praxis. Ophthalm. Basel **114**, 304 (1947). Ref. Zbl. Ophthalm. **50**, 460 (1949).

WEEKERS, L.: Enseignements de laboratoire concernant le traitement opératoire du décollement rétinien. Arch. Ophtalm. **52**, 636 (1935). Ref. Zbl. Ophthalm. **35**, 157 (1935). Bull. Soc. franç. Ophtalm. **48**, 326 (1935). Ref. Zbl. Ophthalm. **36**, 700 (1936).

WEEKERS, L.: Neue experimentelle Untersuchungen über die Rolle der Sklera bei der operativen Behandlung der Netzhautablösung. (Span.) Ophthalmica Valencia **I**, 233 (1935). Ref. Zbl. Ophthalm. **35**, 535 (1936).

WEIGELIN: Iridocyclitis nach Netzhautablösungsoperation mit Ausgang in Heilung. Klin. Mbl. Augenhk. **102**, 141 (1939). Ref. Zbl. Ophthalm. **43**, 246 (1939).

WEILL, G.: Le traitement non-opératoire du décollement rétinien est-il encore justifié? Bull. Soc. Ophtalm. Par. **4**, 293 (1935). Ref. Zbl. Ophthalm. **34**, 619 (1935).

WERNER, L. E.: Detachment treated by diathermy, recurrence, further treatments unimproved. Trans. ophthalm. Soc. U. Kingd. **55**, 626 (1935). Ref. Zbl. Ophthalm. **35**, 703 (1936).

WERNER, S.: Über die Behandlung der Netzhautablösung nebst Beschreibung eines mit Elektrolyse geheilten Falles. (Schwed.) Nord. med. Stockh. **27**, 29 (1939). Ref. Zbl. Ophthalm. **43**, 136 (1939).

WEVE, H.: Over Netvliessloslating etc. Ndld. Tschr. Geneesk., 10. V. 1930, 2354.

— Lokalistatia en behandling van Netvliesscheuren III, 4733. Vers. Niederl. Ophthalm. Ges., 1. VI. 1930.

— Die Behandlung von Netzhautrissen. (Holl.) Niederl. Ges. Augenhk., 12. VI. 1932. Ndld. Tschr. Geneesk. **1932**, 5512. Ref. Zbl. Ophthalm. **28**, 747 (1933).

— Diathermieverfahren zur Behandlung der Netzhautablösung. Dtsch. Ophthalm. Ges., Mai 1932. Ref. Zbl. Ophthalm. **27**, 190 (1932).

— Zur Behandlung der Netzhautablösung mit Diathermie. Z. Augenhk., Beiheft 14. Berlin: Karger, 1932. Ref. Zbl. Ophthalm. **27**, 651 (1932).

— Quelques remarques sur le traitement diathermique des décollements rétiniens. Congr. Soc. franç. Ophtalm., VII. 1932. Ref. Zbl. Ophthalm. **29**, 492 (1933).

— Über Behandlung der Netzhautablösung. Klin. Mbl. Augenhk. **89**, 822 (1932). Ref. Zbl. Ophthalm. **29**, 190 (1933).

— Die Diathermie bei Behandlung der Netzhautablösung und im Buphthalmus. Verh. 14. internat. Ophthalm. Kongr., Madrid, 1933, **4**, 156 (1934). Ref. Zbl. Ophthalm. **32**, 61 (1935).

— Technique de la méthode diathermique pour le traitement du décollement de la rétine. Ann. Ocul. **171**, 1 (1934). Ref. Zbl. Ophthalm. **31**, 469 (1934).

— Die diathermische Behandlung der Netzhautablösung. (Holl.) Ndld. Tschr. Geneesk. **1935**, 2002. Ref. Zbl. Ophthalm. **34**, 252 (1935).

— Contribution à la clinique et thérapie de décollement rétinien. Bull. Soc. Ophtalm. Par. **6**, 567 (1935). Ref. Zbl. Ophthalm. **36**, 58 (1936).

— Die Heilung durch Fovealöcher verursachter Netzhautablösung mittels Diathermie. Arch. Augenhk. **109**, 534 (1936). Ref. Zbl. Ophthalm. **36**, 703 (1936).

— Diathermic treatment of giant holes in the retina. Arch. Ophthalm. **16**, 173 (1936). Ref. Zbl. Ophthalm. **37**, 502 (1937).

— Zur Entstehung und Behandlung der Netzhautablösung. Klin. Mbl. Augenhk. **102**, 609 (1939). Ref. Zbl. Ophthalm. **44**, 238 (1940).

— Heilung von Netzhautabhebung. (Holl.) Niederl. Ges. Augenhk., Utrecht, 16. XII. 1939. Ndld. Tschr. Geneesk. **1940**, 2493. Ref. Zbl. Ophthalm. **46**, 278 (1941).

— The treatment of certain forms of detachment of the retina. 116. Congr. Nederl. Ophthalm. Soc., Utrecht, Mai 1949. Ophthalm. Basel **120**, 245 (1950). Ref. Zbl. Ophthalm. **56**, 330 (1951/52).

— Reefing of the sclerotic. XVI. Conc. Ophthalm., 1950, Vol. II, 1179.

— et J. VAN MANEN: Technique et résultats du traitement diathermique du décollement de la rétine en 1935. Bull. Soc. franç. Ophtalm. **49**, 281 (1936). Ref. Zbl. Ophthalm. **38**, 709 (1937).

ZAMENHOF, A.: Über die operative Behandlung der Netzhautablösung. (Poln.) Klin. oczna **12**, 38, dtsch. Zus.-Fass. 64 (1934). Ref. Zbl. Ophthalm. **31**, 469 (1934).

ZEEMAN, W. P.: Statistik der Operationen bei Netzhautablösung von 1931 bis 1933. (Holl.) Ndld. Tschr. Geneesk. **1935**, 1998. Ref. Zbl. Ophthalm. **34**, 349 (1935).

ZEISS: Über den Einfluß von Krisenzeiten auf die Ergebnisse bei der Diathermieoperation der Netzhautablösung. Klin. Mbl. Augenhk. **114**, 570 (1949). Ref. Zbl. Ophthalm. **52**, 341 (1950).

ZENKER, Z.: Operativ geheilte Netzhautablösung bei Nystagmus und Aphakie. Klin. Mbl. Augenhk. **103** (1935). Ref. Zbl. Ophthalm. **34**, 58 (1935).

ZETHELIUS, M.: Moderne Behandlung der Netzhautablösung. (Schwed.) Sv. Läkartidn. **1932**, 1378. Ref. Zbl. Ophthalm. **31**, 126 (1934).

Namenverzeichnis.

Sachverzeichnis.